Stimmen zu *Geborgen in der Ewigkeit*

„Eine fesselnde Lektüre, die alles Wesentliche über die positiven Auswirkungen von Nahtod-Erfahrungen auf die Betroffenen und die breitere Öffentlichkeit enthält. Die Arbeit von Dr. Penny Sartori und Kelly Walsh untermauert die wichtige Botschaft, dass wir alle eins und untereinander verbunden sind sowie dass Liebe die stärkste Kraft im Universum ist und die Welt heilen kann. Ich empfehle dieses gut geschriebene und zum Nachdenken anregende Buch sehr. Die Tantiemen aus dem Buchverkauf werden zur Verbesserung des Lebens von Kindern eingesetzt, doch mehr noch: Das Buch birgt auf seinen Seiten die Macht, allen, die es lesen, Herz, Geist und Seele zu öffnen."

Anita Moorjani
New-York-Times-Bestseller-Autorin, u. a. von *Heilung im Licht: Wie ich durch eine Nahtod-Erfahrung den Krebs besiegte und neu geboren wurde*

„Außergewöhnliche Veränderung folgt aus einer Nahtod-Erfahrung für das Leben der Betroffenen, und dieses Buch erforscht in aufschlussreicher Weise viele solche lebensverändernden Geschichten. Eines seiner größten Geschenke ist die tröstliche Darstellung der heilsamen Kraft der Liebe und des Gefühls der Verbundenheit mit dem Universum, das durch ein derart tiefgreifendes Erlebnis entsteht. Die Wissenschaft steht am Rande eines großen Aufbruchs, denn Nahtod-Erfahrungen und ähnliche spirituell transformierende Erlebnisse verlangen eine umfassendere Erklärung, öffnen sie doch das Tor zu einem sinnvolleren Verständnis der Natur des Bewusstseins und allen Seins."

Dr. med. Eben Alexander
Neurochirurg und Autor von *Blick in die Ewigkeit* sowie *Vermessung der Ewigkeit*

„Die persönlichen und sehr intimen Berichte über die verwandelnde Kraft einer Nahtod-Erfahrung haben mich tief berührt. Dieses Buch trägt dazu bei, das Tabu über Nahtod-Erfahrungen und ihre Nachwirkungen zu brechen, und es macht deutlich, welche Folgen ein derart überwältigendes Erlebnis für die Betroffenen hat. Doch vor allem kann es uns auch lehren, unser Leben voll auszukosten. Sehr zu empfehlen."

Pim van Lommel
Kardiologe, Autor von *Endloses Bewusstsein*

„*Geborgen in der Ewigkeit* geht mitten ins Herz und lässt einen nicht mehr los. Zugegeben, inzwischen gibt es eine ganze Reihe von Büchern über dieses Thema, aber keines – ich wiederhole: keines – hat es so sehr in sich wie dieses."

P. M. H. Atwater

Autorin von 15 Büchern über das Nahtod-Phänomen.
Mit ihrem dritten, *A Manual for Developing Humans*,
erfüllt sie ein Versprechen, das sie bei ihrer
dritten Nahtod-Erfahrung gegeben hat.

„Wenige Erlebnisse verwandeln das Leben der Betroffenen so tiefgreifend wie eine Nahtod-Erfahrung. Dieses Buch hilft uns begreifen, was diese Erfahrung ausmacht und warum die Menschen sich daraufhin verändern. Außerdem sorgt es dafür, dass sich unter denjenigen, die eine Nahtod-Erfahrung hatten, herumspricht, dass ihr Erlebnis echt ist und dass sie nicht allein sind. Uns übrige, die wir keine Nahtod-Erfahrung hatten, regen die Autorinnen dazu an, Veränderungen in unserem Leben vorzunehmen, ohne dass wir deshalb beinahe sterben müssten. Dass einem einzigen Buch dies alles gelingt, ist außergewöhnlich. Ich kann *Geborgen in der Ewigkeit* nur sehr empfehlen."

Bob Olson

Autor von *Answers About The Afterlife*
und Moderator bei AfterlifeTV.com

„*Geborgen in der Ewigkeit* ist eine beeindruckende Lektüre, die einen verwandelt. Die vielen unterschiedlichen Berichte laufen alle auf Kernthemen wie Selbstliebe, Akzeptanz, Vergebung und Erneuerung hinaus. Alledem liegt die Erkenntnis der Einheit und deren Konsequenz zugrunde, dass wir alle zutiefst miteinander verbunden sind und dass das Wesen dieser Verbindung die Liebe ist. Sehr zu empfehlen."

David Lorimer

Vizepräsident a.D. der International Association for
Near-Death Studies (UK) und Programmdirektor des Scientific
and Medical Network, Autor von *Die Ethik der Nah-Todeserfahrung*

„Nahtod-Erfahrene aus der ganzen Welt lassen erkennbar werden, dass ihre Nahtod-Erfahrung zu übereinstimmenden Botschaften des Friedens und der Liebe sowie zur Anerkennung der Wahrheit geführt hat, dass wir alle miteinander verbunden sind. Genau wie eine Nahtod-Erfahrung das Leben der Betroffenen für immer verändern kann, kann dieses Buch Ihr Leben verändern."

Dr. med. Bruce Greyson
Carlson Prof. em. für Psychiatrie und Verhaltensneurologie, Abteilung für Wahrnehmungsforschung am University of Virginia Health System

„Die Autorinnen zeigen, dass das Thema Transformation heute noch genauso relevant ist wie 1998, als Kenneth Ring und Evelyn Elsaesser-Valarino erstmals ihr einschlägiges Werk *Im Angesicht des Lichts: Was wir aus Nahtod-Erfahrungen für das Leben gewinnen* veröffentlicht haben. Das Phänomen verdient sehr viel mehr Forschung über spezifische Prozesse und mögliche Anwendungen, die von Medizin bis zu Trauerbewältigung und Psychotherapie reichen."

Titus Rivas M. A., M. Sc.
Coautor von *The Self Does Not Die*

„Auf jeder neuen Seite entdecken Sie eine Fundgrube an Erkenntnissen und Inspiration. Dieses außergewöhnliche Buch ist meisterhaft geschrieben, bemerkenswert leicht zu lesen und mit Begeisterung zu empfehlen."

Dr. med. Jeffrey Long
Autor des New-York-Times-Bestsellers *Evidence of the Afterlife*, deutsch: *Beweise für ein Leben nach dem Tod*

„Schon beim Lesen des ersten Kapitels von Dr. Penny Sartoris und Kelly Walshs gehaltvollem Buch hatte ich Tränen der Dankbarkeit in den Augen; dies ist ein Anzeichen für ein beeindruckendes Werk, das Herz und Seele berührt.
In den Botschaften, die Kelly und andere Nahtod-Erfahrene bei ihrer Begegnung mit einem veränderten Bewusstseinszustand erhalten haben, erkannte ich sofort eine Überschneidung mit meiner eigenen Erfahrung; wir sind alle wesenhaft miteinander verbunden, gleichwertige Teile desselben Ganzen; und die Erkenntnis ebendieser Verbundenheit wird die Menschheit und die Welt retten."

Katie Mottram
Autorin und Gründungsdirektorin des International Spiritual Emergence Network

„Dieses außergewöhnliche Buch ist ein inspirierender, atemberaubender Durchbruch auf dem dynamischen Gebiet der Berichte über Nahtod-Erfahrungen. Es ist ein zutiefst persönliches Buch und hat damit etwas, was anderen Werken zum selben Thema eigentlich fehlt. *Geborgen in der Ewigkeit* ist uns ein liebevoller und furchtloser Türöffner, ein hochgeschätzter Führer zur Macht der Liebe. Mit großem Mut erklärt es, ‚Wir sind Liebe', und dafür bin ich zutiefst dankbar."

Pietro de la Luna
Autor des zweibändigen Werks *Yeshu'a: The Story of the Hidden Life of Jesus*

„In diesem dringend notwendigen Buch haben Dr. Penny Sartori und Kelly Walsh eine Reihe faszinierender persönlicher Erlebnisse zusammengestellt, die weitere Untersuchung verlangen. Unser modernes wissenschaftliches Modell fußt auf dem sogenannten Empirismus. Dies bedeutet, dass ein Verständnis der Welt um uns durch unser Erleben ebendieser Welt erlangt werden soll. Wenn dies wörtlich zu nehmen ist, dann dürfen subjektive Erlebnisse wie etwa die Nahtod-Erfahrung nicht als Halluzinationen eines sterbenden Gehirns abgetan werden. Die kulturellen und historischen Übereinstimmungen lassen darauf schließen, dass dieses Erleben ein universelles ist und dass – wie die Berichte in diesem Buch darlegen – damit auf die unmittelbar Betroffenen eine stark transformierende Wirkung einhergeht."

Anthony Peake
Autor von *Tore zum kosmischen Bewusstsein*

„Schon die Lektüre dieses erhebenden Buches wirkt verwandelnd, und seine Kraft liegt in den authentischen Stimmen der Mitwirkenden. Ihr Lebensweg und ihre Nahtod-Erfahrung sind zwar jeweils unterschiedlich, bemerkenswert sind jedoch die Verwandlung, die bei allen nach ihrer Nahtod-Erfahrung eingetreten ist, und die Handlungsaufforderung, die an alle erging, universelle Botschaften über bedingungslose Liebe, Einheit und die Existenz einer außergewöhnlichen anderen Welt engagiert an die Öffentlichkeit weiterzugeben. Dieses Buch klärt Angehörige, Freunde und medizinische Fachkräfte darüber auf, welche Herausforderung Menschen mit einer solchen Erfahrung zu bewältigen haben und welche Veränderungen daraufhin eintreten können. Es betont die Notwendigkeit von Verständnis, Anerkennung und Unterstützung. Ein transformierendes Buch!"

Maggie La Tournelle
Psychotherapeutin, Energieheilerin und Autorin von *The Gift of Alzheimer's*

„*Geborgen in der Ewigkeit* zeigt uns, dass jeder einen individuellen spirituellen Weg hat und doch alle Wege demselben Zweck dienen – sie sollen uns helfen, Liebe zu werden, der höchstmögliche Bewusstseinszustand. In diesem Buch geht es weniger um die Schönheit und das Geheimnis des Himmels als vielmehr um die Weisheit der himmlischen Welt, die nämlich jedes Unglück dazu nutzen kann, unsere Verwandlung zu fördern."

Reverend David Maginley M. Div.
Autor von *Beyond Surviving: Cancer and Your Spiritual Journey*

„Dieses schöne Buch ist das Licht am Ende eines Tunnels. Es sollte zur Pflichtlektüre für jeden werden, der schon einmal am Sinn des Lebens gezweifelt und sich gefragt hat, ob es ein Leben nach dem Tod gibt. Sie werden weinen und lächeln, wenn Sie es lesen – meiner Meinung nach immer ein Anzeichen dafür, dass es der Himmel geschickt hat."

Theresa Cheung
Autorin des Sunday-Times-Bestsellers *The Afterlife is Real*

„Eine wunderbar inspirierende Geschichtensammlung über Transformation, die auf ihre Leserinnen und Leser selbst wiederum transformierend wirkt und auf eine breitere und tiefere Sicht der Wirklichkeit verweist, in der Liebe und Verbundenheit grundlegende Eigenschaften der Welt sind."

Dr. Steve Taylor
Autor von Stille: *Inspirationen für inneren Frieden und Freude*, *Waking From Sleep* und *The Leap*

„Dieses bemerkenswerte Buch von Dr. Penny Sartori und Kelly Walsh ist eine außergewöhnliche Sammlung von Zeugnissen über Nahtod-Erfahrungen. Die Konzentration auf die lebensverändernden Wirkungen von Nahtod-Erfahrungen macht *Geborgen in der Ewigkeit* zu einem der faszinierendsten und bewegendsten Bücher, die ich je gelesen habe.

Nahtod-Erfahrene haben verstanden, dass alles Leben miteinander verbunden ist, und sie sind sich der wesenhaften Einheit von allem bewusst, was sie zu ihrer äußerst tiefsinnigen Botschaft führt. Es ist eine Botschaft der Liebe – zu sich selbst, zu anderen und zu allem Leben. Diese alles umfassende Liebe, die sie überwältigt hat und dann von ihnen an andere weitergegeben wird, liegt im Kern ihrer inneren Verwandlung. Dieses wichtige Buch enthält profunde, bereichernde Erkenntnisse über den Sinn des Lebens und des Todes, vor allem aber schenkt es Liebe."

Marianne Rankin

Kommunikationsleiterin des Alistair Hardy Trust,
Autorin von *An Introduction to Religious and Spiritual Experience*

Deutsche Ausgabe:
1. Auflage 2018

Voglherd 1 • D-85567 Grafing
www.aquamarin-verlag.de

Originaltitel: *The Transformative Power of Near-Death Experiences – How the Messages of NDE Positively Impact the World*

Watkins (Imprint Watkins Media Limited), 19 Cecil Court, London WC2N 4EZ
Übersetzung aus dem Englischen: Astrid Ogbeiwi
Umschlaggestaltung: Annette Wagner
Druck: CPI • Birkach

ISBN 978-3-89427-830-4

Dr. Penny Sartori | Kelly Walsh

GEBORGEN IN DER EWIGKEIT

Wie Nahtod-Erfahrungen das Bewusstsein verändern

Aus dem Englischen von Astrid Ogbeiwi

Aquamarin Verlag

Dr. Penny Sartori ist eine weltbekannte Expertin für die Erforschung von Nahtod-Erfahrungen. Sie war siebzehn Jahre lang Intensiv-Krankenschwester und führte die erste prospektive Langzeitstudie zu Nahtod-Erfahrungen in Großbritannien durch, wofür ihr die Doktorwürde zuerkannt wurde. Sie schrieb den Bestseller *Nahtod-Erfahrungen als Neuanfang*, der im englischen Original auch als Serie in der Tageszeitung *Daily Mail* erschien, sowie *What is a Near-Death Experience?* Über ihre Arbeit wurde in der englischen und internationalen Presse sowie im Rundfunk in Reportagen und Interviews ausführlich berichtet. Sie hält Vorträge auf der ganzen Welt und lehrt momentan an der Swansea University.

Kelly Walsh ist Gründerin der Positivity-Power-Bewegung sowie der gemeinnützigen Stiftung *Love Care Share*. Den Anstoß zu ihrem Lebenswerk gaben eine Nahtod-Erfahrung, die sie im Jahr 2009 nach einem Suizidversuch hatte, sowie spirituelle Erfahrungen, die sie seither erlebt. „Gleichgesinnte Seelen würden zusammenarbeiten, um die Welt zu verändern" – die Worte, die sie nach ihrer Erfahrung ausrief, sind die treibende Kraft hinter diesem Buch und hinter der Arbeit, die sie heute leistet. Aktuell entwickelt sie eine Zeichentrickfigur als Maskottchen für Kinder. Die von ihrer Nahtod-Erfahrung inspirierte Geschichte dreht sich um die Abenteuer der Prinzessin Positivity vom Planeten Positavia auf ihrer Mission, die Erde von Negativität zu befreien und eine liebevollere Welt zu erschaffen, in der alle füreinander da sind und miteinander teilen. Diese Figur wird zur Finanzierung der weiteren Arbeit der gemeinnützigen Stiftung beitragen, die sie zusammen mit Dr. Penny Sartori eingerichtet hat und die das Ziel verfolgt, weltweit im Leben von Kindern, die von Armut und Leiden betroffen sind, positive Veränderungen zu bewirken.

Inhalt

Penny: Dieses Buch widme ich meinem Sohn Sol,
dem größten Geschenk, das ich je erhalten habe.

Kelly: Dieses Buch widme ich meinem verstorbenen Vater
David Walsh. Dad, ich habe dich lieb bis zum Mond,
bis zu den Sternen, bis zum Planeten Positavia
und darüber hinaus.

Geleitwort

von Sue Stone,
Gründerin der Sue-Stone-Stiftung.
Sue ist Coach für Glück, Stärkung und Selbstvertrauen und gilt als einer der glücklichsten und positivsten Menschen Großbritanniens.

In meinem „früheren Leben“ hatte ich keine Ahnung von Bewusstsein und „Realitätserschaffung“, ganz zu schweigen davon, wie mächtig unsere Gedanken und Gefühle sind und dass es Möglichkeiten gibt, unsere Lebenserfahrung *gezielt* zu gestalten.

Wenn ich „mein früheres Leben“ sage, dann meine ich mein Leben vor meinem „annus horribilis“, meinem schrecklichen Jahr 1999. Es war eine Zeit, in der ich mich sehr stark zum Spielball des Lebens machen ließ, in der das Leben für mich aus lauter Problemen bestand, die ich überwinden musste; es war die Zeit einer unglücklichen Ehe, steigender Schulden und zunehmender Sorgen. Auf jeden Fall hatte ich vergessen, wie es sich anfühlt, wenn man glücklich ist, und ich sehnte mich nach der kindlichen Unbeschwertheit, mit der man ohne alle Erwachsenengefühle und Verantwortung durchs Leben hüpft.

Kurz davor, 1997, hatten mein Mann und ich uns getrennt, und damals glaubte ich, wenn erst einmal *eine* Sache schiefginge, ginge bald auch noch mehr schief … was sich als durchschlagende selbsterfüllende Prophezeiung erweisen sollte!

Ich geriet vom Regen in die Traufe und hatte damals keine Ahnung, dass ich meine Erlebnisse *unbewusst* selbst erschuf. Der Wendepunkt kam, als ich (ich erinnere mich noch lebhaft daran) gerade noch zehn englische Pfund im Geldbeutel hatte, Kreditkarte und Girokonto bis zum Anschlag überzogen waren und die Enteignung meiner Wohnung drohte. Ich hatte drei kleine Kinder zu versorgen und fühlte mich von aller Welt verlassen.

Angst und Verzweiflung hatten mich fest im Griff, aber auf irgendeiner Ebene *wusste* ich, dass ich etwas tun musste. Um die volle Verantwortung wieder selbst zu übernehmen, las ich Selbsthilfe-Ratgeber und spirituelle Bücher, recherchierte über Quantenphysik und „erwachte" daher allmählich zum Blick für das große Ganze. Dabei wurde mir sehr schnell klar, dass ich „alles falsch machte"; ich sah ständig vor mir, was auf keinen Fall passieren sollte, und dachte an nichts anderes mehr – was wiederum meine Angst noch verstärkte und mehr von dem erschuf, was ich nicht wollte!

Kurzum, ich machte es mir zur Aufgabe, an mir zu „arbeiten" sowie mein Denken und meine Lebenseinstellung zu verändern. Der Rest ist bekannt, und heute widme ich mein Leben der Hilfe für andere, damit sie ihr Leben bestmöglich ausschöpfen und die Veränderung „sein" können, die wir auf der Welt sehen möchten. Die Botschaft, die ich weitergebe, ist die des Friedens, der Liebe und des Respekts, damit wir „andere so behandeln, wie wir selbst behandelt werden möchten".

Es ist mir eine Ehre, ein Geleitwort zu diesem erhellenden Buch schreiben zu dürfen, das diese Botschaft in vollem Umfang verkörpert. Darüber hinaus verrate ich gerne, dass ich auch selbst im Jahr 2002 eine Nahtod-Erfahrung hatte. Für mich war es eher eine außerkörperliche Erfahrung. Mein Blutdruck befindet sich immer in einem gesunden niedrigen Bereich, aber nach einer Routine-Operation unter Vollnarkose sackte er auf ein gefährliches Niveau ab. Für meine damals sechzehnjährige Tochter Natalie war es ein traumatisches Erlebnis, denn die Gute glaubte, dass ich tatsächlich gestorben sei. Was mich selbst anbelangt, so erinnere ich mich an ein ganz erstaunliches Gefühl; an das unglaubliche Gefühl der – wie ich heute weiß – bedingungslosen Liebe.

Betroffene erzählen, ihr Leben sei blitzartig noch einmal vor ihrem inneren Auge abgelaufen, und genauso war es auch bei mir. Ich schaute auf das Chaos unter mir herunter, und vor meinem inneren Auge zog buchstäblich mein ganzes Leben vorüber. Ich hatte keinerlei Zeitgefühl; mir war, als seien Jahre vergangen, aber in Wirklichkeit hatte es nur wenige Minuten gedauert. Die stärkste Veränderung nach meiner außerkörperlichen Erfahrung war für mich, dass ich plötzlich anfing, spirituellen Rat und uralte Weisheit zu channeln – was ich als unglaublich empfinde und was mich wahrhaft demütig macht.

Besonders schön finde ich, dass die Wissenschaft heute die uralte Weisheit „bestätigt", die die Meister und Weisen seit Jahrhunderten lehren. Auch die Naturwissenschaften erkennen an, dass *alles* im Universum Energie ist; und sie haben mathematisch bewiesen, dass jede Zelle, jedes Photon in unserem Universum, mit allen anderen verbunden ist. Dies hat doch ungeheure Bedeutung! Denn wenn man sagt: „Wir sind alle miteinander verbunden, wir sind alle EINS", dann ist dem tatsächlich so.

Jeder Gedanke, den wir hegen, jedes Wort, das wir sprechen, berührt uns auf der Quanten-(Energie-)Ebene, wird in den umgebenden Äther projiziert und dann wieder an unsere Wirklichkeit abgegeben. Wenn eine kollektive Realität projiziert wird, wird sie zu einer mächtigen Kraft, entweder zum Positiven oder zum „Negativen".

Wie oben, so unten; wie innen, so außen.

In jeder Situation, vor die wir gestellt werden, haben wir zugleich auch die Wahl, ob wir darauf mit Liebe oder mit Angst reagieren. Angst erzeugt noch mehr Angst, und Liebe erzeugt noch mehr Liebe. Liebe ist sehr viel mächtiger als Angst; sie ist unsere wesenhafte Essenz und die stärkste Kraft im Universum. Denken Sie immer daran, denn Ihr Herz kann Berge versetzen.

Geborgen in der Ewigkeit ist eine starke und erhellende Lektüre. Freuen Sie sich darüber und nehmen Sie sie an!

Vorwort: Ein Liebesbrief von Gott

Von Dr. Mick Collins,
Autor von ***The Unselfish Spirit: Human Evolution in a Time of Global Crisis***

Synchronizität hat die Tendenz, in wichtigen Momenten im Leben mit geradezu unheimlicher Regelmäßigkeit aufzutreten. Sie stellt sinnvolle Verbindungen her oder eröffnet neue Möglichkeiten, die uns aufrütteln und zum Hinschauen zwingen. Durch so ein synchrones Ereignis erreichte mich die Einladung, das Vorwort zu diesem wunderbaren Buch zu schreiben. Ich hatte gerade Monate mit der Arbeit an einem neuen Buch über Transformation zugebracht, welches auch das Thema Nahtod-Erfahrungen streift. Kaum eine Stunde nachdem ich das Manuskript an meinen Verleger übergeben hatte, erhielt ich eine E-Mail von Penny Sartori, in der sie mir mitteilte, dass sie zusammen mit Kelly Walsh ein Buch über Nahtod-Erfahrungen schriebe, und fragte, ob ich mir vorstellen könnte, das Vorwort dazu zu verfassen. Das Timing hätte besser nicht sein können, und ich sagte ohne Zögern zu. Synchronizität offenbart einen feinstofflichen Bereich gegenseitiger Verbundenheit, in dem wir in einer Welt der Quantenmöglichkeiten miteinander verflochten sind.

Geborgen in der Ewigkeit ist ein wahrhaft inspirierendes Buch, ein Buch, das Herz und Seele einer heiligen Realität öffnen kann. Es ist ein Buch, das uns einlädt, im Einklang mit unserer höheren Bestimmung zu leben. Das Offenbarungswissen, das in diesem Buch weitergegeben wird, ist gerade so, als befragte man ein antikes Orakel, welches Weisheiten und Erkenntnisse übermittelt, die es aus anderen Dimensionen erlangt hat. Die Erzählungen sind nicht unähnlich den

Jenseitsreisen von Schamanen, die hinter den Schleier des Erdendaseins geführt werden und dann mit lebenswichtigen, spirituell nährenden und stärkenden Informationen in die Alltagswelt zurückkehren. In indigenen Kulturen wird dieses Wissen zum Wohl des Kollektivs weitergegeben; und genauso ist es auch bei diesem Buch, wenn wir von den Reisen der Menschen durch ihre Nahtod-Erfahrungen hören. Wir erfahren von den eindringlichen Erlebnissen der Betroffenen: Sie werden eingeflochten in eine Realität, die in sich verbunden ist, und dadurch verändert sich ihr Verständnis vom Leben grundlegend. Ja, die Geschichten in diesem Buch sind starke Musterbeispiele dafür, wie wichtig der Wandel in der spirituellen Evolution der Menschheit heute ist.

Wir leben in einer außergewöhnlichen Zeit der globalen Krise, und es zeigt sich überdeutlich, dass die westliche Lebensweise, die im Übermaß auf Individualismus, Materialismus, Konsumismus und Hyper-Rationalität ausgerichtet ist, sich im Hinblick darauf, wie sehr sie der Menschheit helfen kann, die heutigen Herausforderungen des kollektiven Wandels zu bestehen, überholt hat. Die gängigen westlichen Einstellungen und Verhaltensweisen müssen sich über die ernüchternde Realität erst noch klarwerden, dass unser Lebensstil für die Seele der Menschen verheerend und für die Erde eine Katastrophe ist. Kollektive Transformation, gemeinschaftlicher Wandel, kann nicht eintreten in einer von Egoismen beherrschten Welt, die unsere Beziehungen zu unseren Mitmenschen, anderen Lebewesen und der Natur fortwährend bricht. Daraus ergibt sich die Frage, wohin wir uns heute wenden sollen, wenn wir Inspiration für eine stärkere kollektive Transformation erhalten wollen. Wenn wir diese Frage ignorieren, tun wir dies auf eigene Gefahr, insbesondere da wir uns ziellos in ein Zeitalter treiben lassen, das beherrscht wird von den immer gravierender werdenden Auswirkungen des Klimawandels, des zunehmenden Artensterbens, der Bevölkerungsexplosion und der Gefahr schwindender natürlicher Ressourcen durch die fortschreitende Versteppung des Landes und die Übersäuerung der Meere. Ganz zu schweigen von der politischen und gesellschaftlichen Instabilität, die weiteres Chaos in der Welt auslöst. Im Kern geht es in diesem Buch um einen seelenvollen Wandel und beseeltes Handeln, was wiederum das Potenzial hat, die Menschheit zum gemeinschaftlichen Gestalten einer besseren Zukunft zu inspirieren.

Es gibt keine einfachen Lösungen für die kollektiven Probleme, denen wir uns heute gegenübersehen, doch wie ich in meinem Buch *The Unselfish Spirit: Human Evolution in a Time of Global Crisis* ausführe, ist die Menschheit sehr wohl zu großartiger Kooperation und vorbehaltloser Zusammenarbeit fähig. Aus diesem Grund ist *Geborgen in der Ewigkeit* wie ein heiliger Funke, der neue Möglichkeiten zu innerer und äußerer Seelenarbeit entfacht und erhellt. Dieses Buch ist ein Weckruf an unser psychospirituelles Potenzial, das uns in unserer Beziehung zum Leben zu Dankbarkeit, Harmonie, Ganzheit und Liebe befähigt. Die Forschung hat uns gezeigt, dass lebensverändernde transpersonale Begegnungen – etwa durch Nahtod-Erfahrungen oder spirituelle Notlagen – oft als Katalysator für ein neues Sinnempfinden und Lebensziel wirken. Dieses Buch zeigt, inwiefern durch die Nahtod-Erfahrung das Transformations-Potenzial der Betroffenen aktiviert und sie dadurch ermutigt wurden, neue Lebensweisen auszuloten. Vertrauen zum Prozess der spirituellen Entfaltung erfordert Mut, doch so wird der Wandel gesät, der dann wiederum durch die Kultivierung neuer Seins- und Handlungsweisen gedeiht.

Wir wissen, dass Erfahrungen eines tiefen Bewusstseinswandels häufig im Widerspruch zur herkömmlichen konsensuellen Realität stehen. Aus diesem Grund können, insbesondere in den Anfangsphasen eines Transformationsprozesses, wenn die Betroffenen sich sehr verletzlich fühlen, familiäre Spannungen oder das Gefühl sozialer Entfremdung eintreten. Doch was uns zur Ganzheit zieht, ist wie das Navigationssystem der Zugvögel, die instinktiv wissen, in welche Richtung sie fliegen müssen. Ähnlich ist auch der Imperativ der Transformation dann, wenn Menschen auf der Seelenebene geöffnet worden sind, so stark, dass die Betroffenen intuitiv „wissen", dass es kein Zurück mehr gibt. Dieses Buch ist voller anschaulicher Beispiele, in denen Menschen uns an ihrer, manchmal jahrelangen, Reise zu Heilung und Integration teilhaben lassen. Wir lesen herzergreifende Geschichten über Transformation im Angesicht eines großen Verlustes und schweren Traumas. Eine Betroffene hatte eine Nahtod-Erfahrung und sprach anschließend mit einem Arzt darüber, was zu ihrer Einlieferung in die Psychiatrie führte. Doch trotz aller auftretenden Schwierigkeiten zieht es sich wie ein roter Faden durch sämtliche Geschichten in diesem Buch, dass die Menschen inspiriert und entschlossen waren, ihre spirituellen Offenbarungen in eine neue Lebensweise voller Dankbarkeit, Liebe und Dienst am Nächsten zu übersetzen.

Nach der Lektüre ist für mich überdeutlich, dass es auf dem Weg der Transformation nach einer Nahtod-Erfahrung darum geht, eine heilige Verbindung zum Leben herzustellen. Zum Beispiel ist eines der stärksten Elemente in allen Nahtod-Erfahrungen, dass die Macht der bedingungslosen Liebe gespürt wird. Dies regt die Betroffenen dazu an, nach ihrer Rückkehr ins Erdendasein liebevoller zu sein. Ein weiteres regelmäßig auftretendes Element ist der Lebensrückblick, bei dem den Mitwirkenden die Früchte ihres irdischen Verhaltens vor Augen geführt wurden, im Guten wie im Schlechten. Interessanterweise kamen etwaige Urteile, die sie dabei wahrnahmen, ausschließlich von ihnen selbst. Sie erlebten am eigenen Leib die Folgen allen Denkens, Wollens und Handelns, das sie im Laufe ihres Lebens auf andere gerichtet hatten. Dieser ungeschminkte Lebensrückblick konfrontierte die Betroffenen mit der Realität ihrer Lebensführung und mit den Auswirkungen ihres Denkens, Wollens und Handelns auf andere, zum Guten wie zum Schlechten. Ich kann ohne Vorbehalte sagen, dass *Geborgen in der Ewigkeit* eine wesentliche spirituelle Lehre für diese unruhigen Zeiten ist. Der Lebensrückblick ist ein Weckruf an die Menschheit, damit sie die profunde Lektion begreift: „Was wir anderen auf der Welt tun, das tun wir auch uns selbst."

Ich beschäftige mich seit vierzig Jahren sowohl auf der persönlichen als auch auf der beruflichen Ebene mit psychospiritueller Transformationsarbeit und betrachte mich seit jeher in erster Linie als Schüler des Lebens. Aus dieser Sicht ist mir *Geborgen in der Ewigkeit* zu einer wichtigen Ressource für meine Lehre geworden. Die Lektüre dieses Buches hat noch einmal unterstrichen, wie wichtig es ist, sich auf tiefe Reflexionsprozesse einzulassen, die wiederum mit der Kunst verbunden sind, in der Ganzheit zu leben. Schon bevor ich dieses Buch gelesen hatte, habe ich regelmäßig eine kleine Rückschau auf mein Leben gehalten, und oft habe ich darüber nachgedacht, was ich in diesem Leben Gutes und Schlechtes getan habe. So wird der Lebensrückblick für uns zur Chance, unser Herz zu öffnen sowie gegenüber uns selbst und anderen eine Haltung der Vergebung für unsere Fehler zu kultivieren, aber auch das Gute, das wir getan haben, wirklich wertzuschätzen. Dieses Buch hat mir noch einmal bestätigt, wie wichtig es ist, regelmäßig Lebensrückschau zu halten, denn dies kann uns bei der Orientierung an heiligen Lebensweisen als spiritueller Kompass dienen. Durch eine solche aufrichtige Selbstreflexion können wir unser Denken, Wollen und Handeln in einen Weg des Dienens und der Liebe verwandeln. Ich frage mich oft: Warum soll ich warten, bis ich sterbe, bis ich eine große Lebensrückschau halte? Wenn wir uns der Weisheit in *Geborgen in der Ewigkeit* öffnen, könnte dies uns alle dazu ermutigen, nicht erst beinahe zu sterben, sondern schon jetzt voll und ganz zu leben und mit unserer neuen Seins- und Handlungsweise zu der evolutionären spirituellen Veränderung beizutragen, die gerade in Gang kommt.

Während die Menschheit von einer Krise in die nächste stolpert, hege ich die Hoffnung, dass sich immer mehr Menschen von den heiligen Botschaften, die in diesem Buch offenbart werden, inspirieren lassen. Jeder Mensch kann darin bestärkt und befähigt werden, seine Lebensweise radikal zu verändern, und wenn wir uns auf eine derartige Transformationsreise begeben, tritt auf geheimnisvolle Weise und in vielerlei Gestalt die Vorsehung auf den Plan. Wenn wir den Mut aufbringen, im Dienst am übergeordneten Wohl aller ein Leben des Wandels zu führen, wie es die Mitwirkenden an diesem Buch getan haben, zieht dies in der Welt starke Kreise. Unser aktives Eintreten für eine Lebensweise, die das Gegenüber heiligt, bringt uns in synchronistische Verbindung mit Gleichgesinnten, woraus lokale und nichtlokale Transformations-Netzwerke entstehen können, wie es etwa durch dieses Buch geschieht.

Es ist schlichtweg unmöglich, alle Erkenntnisse aufzuführen, welche die Lektüre dieses Buches bei mir in Herz und Seele ausgelöst hat, doch ein paar weitere Motive, die für mich herausgehobene Bedeutung haben, möchte ich nennen. Mit Freuden habe ich von der energetischen Lebenskraft gelesen, die ein Betroffener nach seiner Nahtod-Erfahrung um Pflanzen herum wahrgenommen hat. Dies erinnerte mich an die weisen Worte von Stammesältesten, die uns seit Jahrhunderten zu sagen versuchen, dass Mineralien-, Pflanzen- und Tierreich lebendig und von heiliger Energie erfüllt sind. Bei anderen Elementen in diesem Buch, die eher Ausreißer darstellen, ist von der Begegnung mit Schattengestalten die Rede, die unsere kostbare Lebensenergie stehlen können. Diese Schattengestalten erinnerten mich an das ungeliebte Schattenmaterial, das in allen unseren unbewussten Prozessen lauert, wo unsere negativen Projektionen und Gegenprojektionen uns unsere Lebensenergie rauben und zugleich noch mehr Chaos in der Welt anrichten. Wir sollten bei unserem irdischen Lebensrückblick den Schatten nicht fürchten, denn wie wir von dem großen Psychoanalytiker Carl Gustav Jung erfahren, ist der Schatten zu achtzig Prozent reines Gold. Er ist schlichtweg Teil des Transformationsprozesses.

Geborgen in der Ewigkeit inspiriert uns dazu, in Liebe und nicht in Angst zu leben. Die Transformation unserer Beziehung zum Schatten ist daher wesentlicher Bestandteil unserer heutigen evolutionären spirituellen Entwicklung. Dies führt uns zu einem weiteren Ausreißer-Element in diesem Buch, bei dem jemand während seiner Nahtod-Erfahrung kurz Einblick in die Schrecken der Hölle erhält. Dies hat mich ebenso sehr interessiert wie die Erfahrungen von Licht und Liebe, von denen häufiger berichtet wird. Meine Überlegung ist, dass uns diese starken Erfahrungen (die guten wie die schlechten) die Realität unseres Denkens, Wollens und Handelns vor Augen führen, die Himmel oder Hölle auf Erden schaffen kann. So betrachtet, ist *Geborgen in der Ewigkeit* ein prophetisches Buch, weil es uns eine Ahnung davon vermittelt, welch unterschiedliche Realitäten wir mit unserer kostbaren Lebensenergie auf der Erde erschaffen können. Es unterstreicht, dass wir alle über den freien Willen und freie Entscheidungsmöglichkeiten verfügen, die wir auf die gemeinsame Erschaffung einer besseren Welt richten können – wenn wir uns dafür begeistern lassen. Was nun Menschen in Lebensumständen anbelangt, in denen sie ihrer Freiheiten beraubt sind, so liegt es an uns, dass unser beseeltes Handeln und unsere kollektive Transformation auch das Hinarbeiten auf eine gerechte und faire Welt für alle einschließt.

Ich fühlte mich dazu inspiriert, dieses Vorwort mit „Ein Liebesbrief von Gott" zu überschreiben, und zwar einfach deshalb, weil alle Kapitel in diesem Buch göttliche Offenbarungen sind. Wenn Sie dieses Buch lesen, dann bitte ich Sie dringend, sich den heiligen Kräften zu öffnen, die in Ihrer Seele wirken. Achten Sie darauf, inwiefern die Worte oder Elemente in jedem Kapitel mit Ihrer tieferen Berufung und Ihrer Bestimmung im Leben im Einklang stehen. Für alle, die sich Zeit zum Nachdenken über das „innere Drehbuch" nehmen, das ihr Denken, Wollen und Handeln im Alltag lenkt, ist dies ein tiefschürfendes und lebensveränderndes Buch. Sich auf ein Leben der Transformation einzulassen, bedeutet auch, ein „Lebens-Drehbuch" zu erstellen, das beschreibt, wie wir leben wollen. Wir können diese Reise damit beginnen, dass wir unser Wollen neu formulieren und einen „Liebesbrief an Gott" schreiben. Dies ist eine einfache Reaktionsmöglichkeit auf die heiligen Botschaften, die uns auf jeder Seite dieses inspirierenden Buches ins Auge springen. Zugleich ist es eine Möglichkeit, zum Ausdruck zu bringen, dass wir uns zu einem Leben im Einklang mit einer Göttlichen Verbindung verpflichtet haben. Wenn wir *Geborgen in der Ewigkeit* als „Liebesbrief von Gott" lesen, kündet es davon, dass in jedem Menschen ein Leben neu erwacht, welches das Heilige in allem achtet. Dies bedeutet, dass wir aufgefordert sind, seelenvoll zu denken, zu fühlen und zu handeln.

Es gibt viel zu tun in dieser Zeit der globalen Krise, doch wie wir durch dieses wunderbare Buch erfahren, beginnt der beseelte Aktivismus bereits, wenn wir auf unserer Reise zu spirituellem Erwachen und Ganzheit wirklich annehmen, „wer wir in der Tiefe sind". Dies ist das lebendige Herz des gemeinschaftlichen Wandels, bei dem jeder Mensch dazu beiträgt, eine Welt der Vergebung und der Liebe entstehen zu lassen, in der unser aufscheinendes heiliges Potenzial aufblühen und gedeihen kann. Trotz der zahlreichen komplexen Herausforderungen, die mit tiefen Wandlungsprozessen einhergehen und in diesem Buch sehr deutlich werden, stärkt es den Entwicklungsverlauf unserer persönlichen Transformation, wenn wir uns in mitfühlenden Gemeinschaften miteinander verbinden. Durch den Aufbau von Netzwerken und Drehscheiben liebender Güte kann eine Bewegung seelenvoller und kollektiver Transformation wachsen. Dieses Buch ist ein glänzendes Beispiel für den Wunsch, Wandel zu bewirken. Alle Tantiemen aus dem Verkauf fließen in eine gemeinnützige Stiftung, die Kinder fördert. So dient das Buch zugleich als Beispiel für die zentralen Werte der Stiftung, die es unterstützt und deren Motto lautet: *Love*

Care Share (lieben, füreinander da sein, miteinander teilen). Dies ist die Essenz transformierenden Lebens und Dienens, das mit unserem Denken, Wollen und Handeln beginnt – hier und jetzt.

Prolog

von Neale Donald Walsch
Autor der internationalen Bestseller-Reihe
Gespräche mit Gott

Es kann kein Zufall sein … absolut nicht … dass die Datei des Manuskripts, das Sie nun lesen, gerade zu einer bestimmten Zeit bei mir eintraf. Sie wurde mir von meinem Literaturagenten in den USA weitergeleitet, der vom englischen Original-Verlag Watkins Publishing gebeten worden war, sie mir zu schicken und anzufragen, ob ich bereit wäre, ein Nachwort dazu zu schreiben.

Ebenso wenig war es Zufall, dass ich angesichts des Themas den Drang verspürte, das Manuskript sofort herunterzuladen – was ich auch tat – und dass ich mich sofort ins Lesen vertiefte … und dass ich es verteilt auf vier Etappen an zwei Tagen las … und dass unerklärlicherweise genau in dem Moment, in dem ich das bemerkenswerte Buch von Penny Sartori und Kelly Walsh ausgelesen hatte, die Belegexemplare meines eigenen Buches eintrafen. Dass mein Buch genau in dem Moment in meine Hände gelangte, als die Lektüre von neun Worten aus Pennys und Kellys Manuskript in meinem Innersten etwas zum Klingen brachte und dass zwischen diesen beiden Ereignissen ein Zusammenhang bestand – das konnte ich gar nicht übersehen. Von welchen neun Worten spreche ich?

> „… gleichgesinnte Seelen würden zusammenarbeiten, um die Welt zu verändern.“

Weil ich den Verlag wissen lassen wollte, dass ich einen sehr persönlichen Bezug zu dem Buch hatte, sandte ich die folgende Geschichte mit ein. Eigentlich wollte ich nur in dem Nachwort, um das ich gebeten worden war, kurz darauf eingehen. Doch Penny und Kelly schlugen vor, den ganzen Bericht Wort für Wort in das Buch aufzunehmen. Ich freute mich über die Aufnahme ins Buch, denn ich bin mit den beiden Autorinnen der Meinung, dass immer mehr Menschen öffentlich bekunden sollten, was wir bei unseren heiligsten und spirituellsten Begegnungen erlebt haben. Nur durch solche vermehrten persönlichen Zeugnisse wird das, was einst als „paranormal" galt, endlich als Fenster zum eigentlichen Wesen der Dinge und – vor allem – zum wahren Wesen Gottes verstanden.

Ich weiß nicht, ob ein außerkörperliches Erlebnis und eine Nahtod-Erfahrung verwandte oder gar Zwillings-Phänomene sind, doch ich habe ganz deutlich das Gefühl, dass ich vor annähernd dreißig Jahren nach einem außergewöhnlichen Vorfall in meinem Leben in vielerlei Hinsicht dem, der ich war, „gestorben bin" und als neue Ausgabe meiner selbst „wieder lebendig" wurde. Im Folgenden meine Erinnerung daran …

Am Abend des 8. Januar 1980 hatten meine Frau und ich eine Auseinandersetzung. Es war ein alberner Streit, wie ihn viele Paare häufig haben. Ich weiß noch nicht einmal mehr, worum es ging, bin mir aber sicher, dass es absolut nichts Wichtiges war. An das, was dann geschah, erinnere ich mich allerdings sehr gut. Das vergesse ich nie!

Mitten im Streit stürmte ich aus dem Fernsehzimmer im unteren Stockwerk unseres Hauses mit verteilten Wohnebenen und ließ meine Frau einfach stehen. Mit einer Handbewegung wies ich sie ab und verschwand unter Türenknallen im Schlafzimmer.

Zutiefst frustriert warf ich mich aufs Bett, starrte an die Decke und fing an zu weinen. *Mein Gott*, dachte ich, *warum kommen wir einfach nicht miteinander klar? Was ist denn nötig, damit zwei Menschen miteinander auskommen können? Wie soll die Welt je in Frieden leben, wenn die Menschen das nicht einmal zu Hause fertigbringen?*

Tiefe Traurigkeit bemächtigte sich meiner. Es war nicht nur der Ehekrach mit meiner Frau, sondern wie ich da so lag, lastete mein ganzes Leben auf mir. Ich weiß noch, dass ich dachte; *Wie können Menschen, die behaupten, dass sie einander lieben, sich manchmal gefühlsmäßig so völlig fern sein?*

In dem Moment ging ich ganz in dieser Frage auf – und dann in der Erkenntnis, dass ich keine Antwort darauf hatte; dass ich das Leben einfach nicht begriff. Ich verstand es einfach nicht.

Das Gesicht ins Kissen gedrückt, wimmerte ich: „Gott, bitte hilf mir. Ich will nicht, dass das Leben so ist. Und ich will auch nicht, dass *ich* so bin … ein Mann, der sich wegen nichts streitet. Hilf mir. Hilf mir …"

Plötzlich fühlte ich mich zutiefst erschöpft. Ich lag vollständig bekleidet auf dem Bett und beobachtete – obwohl es kaum acht Uhr abends war – wie ich in einen tiefen Schlaf fiel. Irgendwie spürte ich, dass dies der tiefste Schlaf meines Lebens werden sollte. Ich glaube, ich habe das sogar vor mich hingemurmelt. Ich weiß noch, dass ich mir in Gedanken sagte: *Das wird … der … tiefste … Schlaf … deines Lebens.*

Und weg war ich.

Aber nicht lange. Plötzlich wachte ich durch das erschreckende Gefühl auf, aus dem Bett gehoben zu werden. Mir war, als sei ich mit einem Schlag nach oben versetzt worden. Es war ein Gefühl wie … Nun ja, ich beschreibe es seither immer folgendermaßen: Stellen Sie sich vor, auf dem Tisch sei eine Fliege. Stellen Sie sich weiter vor, ich hätte einen Staubsaugerschlauch, könnte diesen über die Fliege halten und dann sagen: „Also gut, einschalten bitte", und jemand würde den Staubsauger einschalten. Stellen Sie sich jetzt vor, wie sich die Fliege fühlt, wenn sie vom Staubsauger angesaugt wird … rittlings nach oben. Sie wird einfach rittlings hochgesaugt. Genauso habe ich mich gefühlt. Mir war, als wäre ich hinaufgesaugt worden, mein ganzer Körper, mein ganzes Wesen – und jetzt schwebte ich unter der Decke.

Ich schaute hinunter und sah meinen Körper unten auf dem Bett liegen. Er sah unheimlich aus, unbeweglich, wie aus Ton. Ich weiß noch, dass ich dachte, *bin ich das? Mein Gott, bin ich gestorben?*

In diesem Moment hatte ich ein unvergessliches, intensives und unmittelbares Erlebnis. Ich erfasste nicht mit dem Verstand, sondern ich erlebte ganz direkt: *Oh mein Gott, das bin ich nicht. „Das" ist dort und „ich" bin hier.*

Angespannt grübelte ich daher darüber nach: Wer ist das „Ich", das auf das herunterschaut, was ich für mich gehalten habe? Noch einmal schaute ich zu der Gestalt auf dem Bett hinunter und sah sie mir genau an. Wie komisch, dachte ich. Wie komisch, dass ich mal gedacht habe, das wäre ich.

Ich fragte mich weiter, inzwischen sogar noch angespannter: Nun gut, und wer ist dann der, der schaut? Wer bin ich?

Ich sah an mir herunter, dorthin, wo ich meinen übrigen Körper zu finden hoffte. Etwa so, wie man auf seine Schuhe schaut. Ich schaute nicht meinen Körper auf dem Bett an, ich blickte von meiner Taille bis zu meinen Zehen. Aber … da war kein „*Ich*". Da war … nichts. Ich war nur … Bewusstsein. Mir war, als sei ich lediglich ein Augenpaar, das ganz alleine unter der Decke schwebt.

Ich weiß nicht, wie ich es anders beschreiben soll. Ich weiß noch nicht einmal, aus was ich herausgeschaut habe. Ich schaute nicht aus körperlichen Augen. Mir war, als hielte einfach das *Bewusstsein* Ausschau. Ich hatte keinen Körper, nichts. Und ich erinnere mich, dass ich mir mittlerweile ernste Gedanken machte: *Wer bin ich? Was ist da los?*

In diesem Moment wurde ich von einer unsichtbaren Kraft umgedreht und schoss wie der Blitz aus dem Zimmer. Postwendend befand ich mich an einem dunklen Ort, der wirkte wie ein – ich weiß, das klingt jetzt unglaublich berechenbar, aber er sah wirklich aus wie ein – Tunnel, und dann spürte ich, wie ich in einem irren Tempo durch diesen Durchgang geschoben oder gezogen wurde. Ich hatte dabei keinerlei Angst, lediglich das Gefühl unglaublicher Geschwindigkeit.

Schon bald sah ich vor mir einen winzigen Lichtfleck, und ich wusste, dass ich auf dieses Licht zuraste. Der Fleck wurde immer größer, bis ich das Gefühl hatte, dass ich sozusagen mit einem Plopp aus dem Tunnel heraus und direkt ins Licht hineinschoss.

Jetzt wurde es erst richtig interessant, denn ich war im Licht und doch war es, als befände ich mich zugleich außerhalb des Lichts und schaute es an. Ich erinnere mich (wobei mich immer noch ein starkes Gefühl überkommt), dass man es fast nicht anschauen konnte, weil es so schön war.

Ich weiß nicht, wie ich erklären soll, inwiefern ein Licht schön sein kann, schließlich ist ein Licht einfach ein Licht, nicht wahr? Außer dass dieses Licht eben schön war. Vielleicht hatte es etwas damit zu tun, wie es sich *anfühlte*. Ich weiß es nicht. Ich weiß nur, dass seine Schönheit so groß war, dass ich sie kaum schauen konnte. Es war, als sei sie zu groß, zu herrlich, zu warm und zu liebevoll, zu allumfassend *wunderbar*, als dass ein menschliches Bewusstsein sie fassen könnte. Ich kam mir klein vor … verlegen.

Ich weiß noch, dass ich mir wünschte, ich könnte mich verbergen, mich irgendwie verstecken. Am liebsten hätte ich gesagt: *Nein, nicht ich. Schau mich nicht an. Ich bin nicht würdig, in diesem Licht zu sein. Ich bin nicht würdig, dies zu sehen. Bei allem, was ich getan habe, bei all den schwarzen Flecken auf meiner Seele, wo ich doch so oft andere verletzt habe und mir selber untreu geworden bin … ich bin nicht würdig.* Ich zitterte und die Tränen liefen. Warum hatte ich es nicht besser gemacht? Warum hatte ich mich so oft für die schlechtere Lösung entschieden? Es tat mir zutiefst leid. Ich war reuiger denn je.

Gerade als die Scham mich zu überwältigen drohte, spürte ich, wie ich mit einer Energie erfüllt wurde, die ich nicht beschreiben kann. Immer wieder suche ich nach Worten, doch nie scheint es die passenden zu geben.

Wenn ich jetzt daran denke, dann möchte ich sagen, dass es war, als ob die Strahlen dieses Lichtes sich bis in mich hinein erstreckten – als ob es Arme hätte. Aber die hatte es natürlich nicht. Ich meine, es war kein körperliches Wesen. Aber das Licht umhüllte mich, reichte in mich hinein und öffnete mich. Sanft zog es meine Arme auseinander und weckte in mir die Empfindung … ich möchte sagen: Dass ich *umarmt* wurde, auch wenn kein anderes körperliches Wesen da war.

Dabei empfand ich, wie ich es später nennen sollte, ein Gefühl *totaler Vergebung*. Doch im selben Moment wusste ich in der Tiefe meines Wesens, dass das, was da geschah, weit über bloße Vergebung hinausging. Es war ein Gefühl, für das es keine Worte gibt … aber ich will dennoch versuchen, ihm welche zu verleihen. Es war das Gefühl zu *wissen*, dass „Vergebung" *noch nicht einmal notwendig* war.

Es war die Gewissheit, dass ich mich in einem Raum so großer Liebe befand, dass von Vergebung oder Verzeihen noch nicht einmal die Rede sein konnte; sie gehörte einfach nicht zu dieser Wirklichkeit. „Vergebung" ist gar nicht erst Bestandteil von völliger Akzeptanz und unbegrenzter Liebe, von absoluter Sicherheit und vollständigem Schutz, von erhabenster Gleichmut und tiefster Seelenruhe. Das Gefühl ist eines, das ich nur als tiefgreifenden Verlust von Einsamkeit beschreiben kann.

Mir wurde Friede geschenkt – wahrer Friede, der Friede, der in der Gewissheit liegt, dass ich nicht auf mich allein gestellt bin, dass es nichts gibt, worüber ich mir Sorgen zu machen brauche, dass alles gut und alles in vollkommener Ordnung ist. Dann war es fast, als hebe ein riesiger Finger durch eine sanfte Berührung am Kinn meinen Kopf. Und dann spürte (nicht „hörte“, sondern „spürte“) ich, wie die folgenden Worte in mein Herz flossen …

Du bist vollkommen.
Du bist schöner, als man mit Worten sagen kann.
Ich liebe dich ohne jede Bedingung.
Du bist meine Göttliche Schöpfung,
an der ich große Freude habe.

Ich fühlte mich voll und ganz … angenommen, einfach so, wie ich war. Ich fühlte mich gewiegt, in den Arm genommen; das Licht umgab mich vollständig und ließ mich sanft in seine Mitte schweben. Ich war jetzt *eins* mit ihm, irgendwie *in* ihm. Alle Traurigkeit fiel von mir ab. Sogar die Reue verschwand. Ich fühlte mich geheilt. Nicht in dem Sinne, dass mir „vergeben“ worden wäre, sondern dass ich „ganz gemacht“ worden war. Und ich erinnere mich, dass sich meine Seele mit Dankbarkeit erfüllte und mein Herz schier platzte vor Liebe.

Mit einem Mal überkam mich ein *intellektuelles Bewusstsein* für das, was ich empfunden hatte. Es war, als hätte mein Verstand plötzlich verarbeitet, was mein ganzes Wesen – wie soll ich sagen? – *in sich aufgenommen* hatte: Dass mir nichts, was ich tue, je vergeben wird. Ganz gleich, wie traurig ich über ein Verhalten oder eine Entscheidung bin, ganz gleich, wie sehr ich es bereue, mir wird nicht vergeben. *Weil Vergebung gar nicht nötig ist.*

Da wusste ich, dass ich ein Kind Gottes bin, ein Spross des Göttlichen, und dass ich das Göttliche nicht verletzen oder beschädigen kann, weil das Göttliche im höchsten Maße unbeschädigbar und unverletzlich ist. In Herz und Heim Gottes bin ich immer angenommen. Durch das, was ich als meine Fehler bezeichne, darf ich wachsen, und durch den Prozess, auf den ich mich einlasse, darf ich immer mehr zu dem werden, Der Ich Wirklich Bin. Wie bei einem Kind, das über dem Einmaleins brütet, oder bei einem Erwachsenen, der eine völlig neue Sprache lernt, gelten meine „Fehler" stets als Schritte auf dem Weg zum Erfolg.

Die Wirkung dieser Offenbarung war immens, denn sie war nicht bloß eine Idee oder Theorie, sie war eine *Erfahrung* – ich hatte sie *durch eigenes Erleben erfahren* – hier und jetzt.

Kaum dass ich diese Erkenntnis angenommen hatte, befand ich mich in einer anderen Realität, postwendend umgeben von einer Million, nein hundert Millionen winzigen … Energieteilchen, nur so kann ich sie bezeichnen. Sie waren überall. Vor mir, zu meiner Linken, hinter mir, zu meiner Rechten. Sie kamen mir vor wie winzige formbare Zellen oder weiche Kügelchen, und jedes hatte eine eigene Form.

Und erst die Farben! Meine Güte, die Farben waren verblüffend, erstaunlich, atemberaubend schön. Das blaueste Blau, das grünste Grün und das roteste Rot, das ich je gesehen hatte. Bei mir will das etwas heißen, denn ich habe eine gravierende Farbschwäche. Deshalb war dies für mich ein spektakulärer Anblick.

Jetzt vibrierten diese Zellen vor mir und überall um mich herum, so dass sie eine schimmernde Decke aus Schönheit bildeten. Ich spürte, dass das, was ich da sah, die *Essenz allen Lebens* war. Es war das Leben in seiner sub-sub-sub-molekularen Form. In seinen allerkleinsten Teilchen. An seiner Grundlage. An seiner Wurzel.

Dann beobachtete ich etwas Faszinierendes: Noch während ich zusah, wie diese Zellen in prächtigen Farben vor mir tanzten und schimmerten, fiel mir auf, dass sie sich veränderten. Es war, als verschluckten sie sich selbst und tauchten dann in anderer Form und Farbe wieder auf. Sobald einige Zellen Form und Farbe veränderten, wechselten die Zellen in ihrer Umgebung ebenfalls Form und Farbe, um sich ihnen anzugleichen und sie zu ergänzen.

Die Zellen in der Umgebung dieser Zellen taten wiederum dasselbe, wie auch die Zellen in deren Umgebung, und immer so weiter … und mir wurde klar, dass das Ganze ein sich ständig veränderndes, sich kontinuierlich anpassendes, stets miteinander verbundenes Puzzle war. Ein pulsierendes, vibrierendes Mosaik aus reiner Energie.

Je länger ich dem zuschaute, desto stärker wurde in mir der Wunsch, diese unaussprechlich schönen Teilchen zu berühren, eins mit ihnen zu werden. Ich wollte mit ihnen verschmelzen. Ich wollte in sie hineinfließen. Mir war nicht klar, warum. Es war ein inneres Verlangen, das tief aus meiner Wurzel kam.

Ich versuchte, vorwärts zu gehen, um näher an sie heranzukommen, doch mit jeder Bewegung wich das Mosaik zurück. Ich überlegte mir, mich „anzuschleichen", so zu tun, als wollte ich eine Bewegung nach vorne machen, um dann plötzlich zur Seite zu schnellen. Es klappte nicht. Der Matrix konnte ich nichts vormachen. Anscheinend kannte sie alle meine Bewegungen bereits im Voraus. Ich kam einfach nicht näher heran und fing an zu weinen. Die Traurigkeit über diese Ablehnung war mehr, als ich glaubte, ertragen zu können.

Doch ganz plötzlich verschwand die Traurigkeit, weil eine sanfte, wohlklingende Stimme sagte:

Siehst du nicht, dass du
nicht näher heran kannst
als du deine Augen
an deine Nase führen könntest?
Du kannst deine Nasenspitze sehen,
aber du kannst nicht näher an sie heran.
Überlege dir einmal, warum.

Da wurde mir klar, dass ich nicht näher an die Energie herankonnte, weil ich die Energie *war*! Wenn *ich* mich bewegte, bewegte *sie* sich. Ich *war schon* mit ihr verschmolzen! Ich erkannte, dass ich eins war mit der gesamten Energie.

Und die Stimme sagte:

Jetzt schaue deine Schönheit.

In diesem Augenblick wusste ich: *Meine Güte, es gibt keine Trennung; nichts ist von etwas anderem getrennt. Was habe ich mir nur gedacht? Wie konnte mir das entgehen?*

Wie die vorherigen Offenbarungen hatte auch diese ungeheure Wirkung, weil sie ja nicht bloß eine Idee oder Theorie war, sondern weil ich sie hier und jetzt *aus eigener Erfahrung erlebte.* Anscheinend wurde ich weitergeführt, sobald ich etwas durch vollständiges Erleben vollständig begriffen hatte. Fast war es, als folge ich einer Art *Lehrplan.* Außer dass ich weniger das Gefühl hatte, etwas zu lernen, sondern mich vielmehr daran zu *erinnern.*

Nun befand ich mich vor einem riesigen Buch. Es wirkte so groß wie das größte Buch, das ich je gesehen hatte. Nein, doppelt so groß. Dreimal so groß. Es sah so groß aus wie hundert zusammengeleimte Bände oder Verzeichnisse. Und jede Seite – wirklich *jede Seite* – war in winziger Schrift so dicht bedruckt, dass man damit tausend Enzyklopädien hätte füllen können.

Als ich nun vor diesem berghohen Band stand, kam wieder die Stimme zu mir, die ich „gehört" hatte (ein Klang, den ich „gespürt" hatte, wäre eine zutreffendere Beschreibung), als mich das Licht in seine Arme nahm. Auf denkbar sanfteste Art sagte sie:

Also gut, Neale, also gut.
Du hast dein Leben lang
Antworten gesucht.
Du hast gesucht und gesucht,
und deine Suche war aufrichtig.
Sie war rein und lauter.
Es war eine ehrliche Suche nach Wahrheit.
Hier also.
Hier sind die Antworten.

Mit diesen Worten wurde das Buch aufgeschlagen, und seine Seiten flogen vor meinen Augen vorbei, als würden sie von einem riesigen Daumen aufgefächert oder von einem heiligen und mächtigen Atem gepustet. In Windeseile zogen sie an mir vorüber; in einer Nanosekunde wurde das ganze Dokument Seite um Seite vor mir aufgeblättert. Und doch konnte ich *jedes Wort auf jeder Seite* lesen und in mich aufnehmen.

Und dann wusste ich. Ich wusste alles, was es je zu wissen gab, heute zu wissen gibt und je zu wissen geben wird. Ich begriff die Kosmologie des Universums und das Geheimnis allen Lebens.

Die Wirkung dieser Offenbarung war immens, denn sie war nicht bloß eine Idee oder Theorie, sie war eine *Erfahrung* – ich hatte sie *durch eigenes Erleben erfahren* – hier und jetzt.

Dies war meine vierte Erkenntnis.

Als erste Erkenntnis war mir wieder bewusst geworden, dass ich nicht mein Körper bin. Als zweite, dass ich vollkommen geliebt und so, wie ich bin, absolut perfekt bin. Als dritte, dass ich eins bin mit allem; und als vierte, dass alles in Wirklichkeit ganz einfach ist.

Als die letzte Seite des Buches an mir vorübergeweht war und der schwere Einband sich schloss, sagte ich, wie ich mich erinnere …

Natürlich.

Wie einfach.

Wie elegant einfach.

Mitten im Erleben der ganzen Fülle dieses Wissens befand ich mich wieder auf dem Bett. Wie immer war ich nach der letzten Erkenntnis prompt versetzt worden.

Jetzt kam ich mir so schwer und so dicht vor. Ich weiß noch, dass ich kaum in der Lage war, meinen Kopf ein wenig zur Seite zu drehen. Es gelang mir, die Augen aufzuschlagen. (Es war nicht leicht. Meine Augenlider waren sehr schwer. Ich erinnere mich, dass ich sehr erschrak, wie viel Mühe es mich kostete, einfach nur die Augen zu öffnen.) Und ich konnte meine Hand nicht heben. Ich war erschrocken, dass sie so schwer war, dass ich sie nicht anheben konnte. Einen Moment lang glaubte ich, ich sei gelähmt; ich hätte einen Schlaganfall erlitten und könne mich nicht mehr bewegen. Ich brachte meine ganze Willenskraft auf, um wenigstens einen Finger zu bewegen – um mir zu beweisen, dass mit mir alles in Ordnung war.

Damals stellte ich mir vor, dass ich geträumt hatte. Doch im nächsten Moment begriff ich, was wirklich geschehen sein musste. Ich war in einer anderen Dimension gewesen, ich hatte eine andere Daseinsebene besucht und war gerade erst in die Körperlichkeit zurückgekehrt. In dem Moment wurde mir klar, wie dicht und schwer die Körperlichkeit ist; und ich erinnere mich, dass ich mich darüber wunderte, wie anders es dort gewesen war, wo ich gerade herkam. Ich war so *frei* gewesen, so *leicht*, so vollkommen – was ist das richtige Wort dafür? – *unbelastet.*

Als mir klar wurde, dass ich mich wieder in meiner menschlichen Gestalt befand, blieb ich einfach eine Zeit lang liegen. Dann dachte ich: „Es muss bestimmt schon Morgen sein." Ich warf einen Blick auf die Uhr und stellte fest, dass ich erst vor etwa zwei Stunden eingeschlafen war. Ich weiß noch, dass ich dachte: *Treibt da irgendwer seine Spielchen mit mir? Führt mich jemand an der Nase herum?* Man hätte mir sagen können, ich hätte einen *Monat* im Koma gelegen, und ich hätte es geglaubt.

Dann dachte ich, ich müsste alles aufschreiben. Ich gab mir Mühe, meinen Arm auszustrecken – Sie können sich nicht vorstellen, welche Mühe es mich kostete, einfach nur nach dem Stift auf dem Nachttisch zu greifen. Als ich danach fasste, kam meine Stimme wieder zu mir und sagte:

Das ist nicht nötig.
Deine Wahrheit wird nie vergessen sein.
Sie ist weder zu beweisen noch zu widerlegen.
Sie ist einfach.

Dann sprach die Stimme mit einer gelassenen und ruhigen Endgültigkeit zwei Worte, die ich nie vergessen werde:

Nichts zählt.

Jetzt lag ich da und grübelte. Nichts *zählt.* Wie kann das sein? *Nichts zählt?*

Dann betrachtete ich diese Botschaft in Bezug auf den kleinen Streit, den ich mit meiner Frau ausgefochten hatte. *Was hatte ich mir dabei eigentlich gedacht?* Was war so wichtig, dass ich so ein Aufhebens darum machen musste, dass wir uns deswegen stritten, dass ich es sogar so weit kommen lassen konnte, dass ich aus dem Zimmer stürmte und ihr die Tür vor der Nase zuknallte? *Was?*

Ich meine, ich kam mir so ... unelegant vor. Unfähig. Emotional, spirituell, evolutionär ... in jeder Hinsicht peinlich.

Zugleich aber erhob ich Gegenanklage; ich betrachtete mich mit der Weisheit eines Teils von mir, der mich aus einigem Abstand sah und dachte: *Angesichts der Illusion, in der du gelebt hast, ist das völlig nachvollziehbar.*

Damit … mit diesem Gefühl der Erleichterung … schlief ich wieder ein. Dieses Mal schlief ich die ganze Nacht durch.

Ich erinnere mich, dass ich am nächsten Morgen aufwachte und mich so erholt fühlte wie nie zuvor und nie wieder in meinem ganzen Leben. Ich schwebte förmlich ins Badezimmer und unter die Dusche.

Als ich das Wasser anstellte, erlebte ich alles wie in Zeitlupe, als befände ich mich in einem veränderten Bewusstseinszustand, weil ich Drogen genommen hätte. Ich sah, wie das Wasser *Tropfen für Tropfen* aus dem Duschkopf kam.

Dann warf ich einen Blick auf die Fliesen in der Duschkabine und sah die Wand in ihrer *submolekularen Form*. Ich sah sie als Energiemuster. In dem Moment wurde mir klar, dass alles zu neunzig Prozent aus Raum und zu zehn Prozent aus Materie besteht.

Da wusste ich, dass sogar der *Raum physisch* war und aus Energie-Elementen bestand, deren Schwingungen und Bewegungen so schnell sind, dass man sie nicht sehen kann. Sogar die Luft ist Energie. Sogar der „Raum" ist ein Energiefeld. Es ist die „hauchfeinste" Energie im Universum. Die dünnste, leichteste – ich weiß nicht, wie ich sie anders beschreiben sollte – die am wenigsten feste, durchlässigste Essenz von allen. Dieses Feld ist so durchlässig, dass schwerere, dichtere Energieteilchen hindurchdringen können – wie Sonnenstrahlen durch eine Wolke dringen, um ein stark vereinfachendes Beispiel zu nennen.

Als ich mir die Duschkabinenwand näher besah, erkannte ich, dass nichts „fest" ist, wie wir sagen, sondern dass sich Energie so schnell von hier nach da bewegt, dass sie den *Anschein* von Festigkeit erweckt.

So stand ich also in der Duschkabine und beobachtete diesen Effekt in der Wand. Ich konnte jederzeit sehen, wo sich in dem Feld aus leichterer Energie gerade die schwerere Materie befand. Dasselbe konnte ich bei meiner Hand sehen. Dann konnte ich sehen, wie ich meine Hand halten musste, damit ihre dichteren Energieteilchen da waren, wo die dichtere Energie der Wand nicht war.

So konnte ich – wie Sonnenlicht, das durch eine Wolke dringt – die Hand *durch die Wand* hindurchführen. Ich war selbst schockiert darüber, dass ich dies konnte. Ich sagte: „Jetzt schau dir das an!“ Ganz einfach, dachte ich. Was für ein simpler Trick. Das muss ich unbedingt allen erzählen. Es ist ziemlich leicht. Man muss nur so machen. Dann tat ich es gleich noch einmal. Ich steckte meine Hand direkt in die Wand! Schließlich zog ich sie wieder heraus, lächelte und duschte weiter, voller Verwunderung über das alles und schwer damit beschäftigt, mir einen Reim darauf zu machen.

Während ich darüber nachdachte, versuchte ich mich daran zu erinnern, was ich in dem riesigen Buch gelesen hatte. Bei meiner Rückkehr in die Körperlichkeit hatte ich noch alles gewusst; es war mir so erklärt worden, dass sogar mein beschränkter menschlicher Verstand es begreifen konnte. Jetzt wollte ich mir wieder ins Gedächtnis rufen, was ich erfahren hatte. Doch wie ich da so in der Duschkabine stand, konnte ich mich nicht an die kleinste Kleinigkeit erinnern. Ich wusste noch, dass ich die Erfahrung des *Wissens* gemacht hatte, aber mir war nicht mehr klar, was ich *wusste*!

Daher fing ich wieder an zu weinen und schrie innerlich: *Warum kann ich mich nicht erinnern? Ich will mich doch erinnern! Ich will es allen sagen! Warum kann ich mich nicht daran erinnern, was ich in dem Buch gelesen habe? Komm schon!*

Ich war wütend auf meinen Verstand, dass ich es nicht mehr abrufen konnte. Mit tränenüberströmtem Gesicht blieb ich einfach in der Duschkabine stehen. Verbittert dachte ich: Wozu soll es gut sein, dass mir das alles gezeigt wird, wenn ich es nicht behalten kann? Da sprach die Stimme ganz sanft zu mir:

Du sollst es nicht wissen.
Wisse einfach, dass du weißt.

Dann empfing ich eine Reihe von Eindrücken, die ich nur verbal wiedergeben kann, obwohl sie mir nicht verbal eingegeben wurden. Es waren eben Eindrücke. Der größte Eindruck war folgender: Wenn dir dies alles jetzt eingegeben und deinem endlichen Geist eingetrichtert würde, dann wäre dies gerade so, als wolle man das Meer mit einem Schwamm aufsaugen. Dir würden sämtliche Stecker im Hirn durchbrennen. Weil man das Unendliche nicht in einen endlichen Behälter füllen kann. Das ist gerade so, als wenn man zu viele Geräte an einer einzigen Steckdose anschließt. Tut uns leid. *Überlastung.* Sicherung raus. Schutzschalter aus.

Daher sagte die Stimme: „Wisse einfach, dass du, wenn du etwas Bestimmtes wissen musst, immer Zugang dazu hast. Du kannst auf die Akasha-Chronik zugreifen, auf die Ewigkeit, auf das Alles. Du kannst, wie alle anderen Menschen auch, auf alle Weisheit zugreifen, auf alles Wissen, alle Wahrheit, alle Erkenntnis, alle Einsichten, die du brauchst, wenn du sie brauchst. Lade dazu deinen Geist ein, sich auf die Seelenebene zu begeben. Die Seele greift dann auf die Allheit von Allem zu und überbringt dir eine bestimmte Information in der Form, wie sie dir dienlich ist. Wenn du sie siehst, wirst du sie klar erkennen. Es wird keinerlei Wiedererkennungsprobleme geben."

Also beendete ich meine Dusche, trat aus der Duschkabine und griff nach einem Handtuch. Da geschah plötzlich noch etwas Erstaunliches: Mein Bewusstsein befand sich in einem Zustand, in dem ich die Fadenzahl des Handtuchs spüren konnte.

Ich zog mich an, kämmte mir das Haar und schwebte förmlich in die Küche im oberen Stockwerk. Dort sah meine Frau – Gott segne sie, Gott schenke ihrer Seele Frieden (sie feiert inzwischen ihren Weiterlebenstag) – mich an und lächelte, als hätte es am Vorabend überhaupt keinen Streit gegeben. Ein neuer Tag war angebrochen, und sie bemerkte meinen Gesichtsausdruck.

„Was ist denn mit dir passiert?", fragte sie. „Du siehst zehn Jahre jünger aus." Und dann erzählte ich ihr, was ich soeben hier erzählt habe. Auch den Kollegen bei der Arbeit fiel etwas auf, und sie sagten dasselbe. Mindestens einer sagte: „Wow, du musst heute Nacht richtig gut geschlafen haben. Du siehst echt jünger aus."

Als meine Frau fragte: „Und wie geht es dir jetzt?", sagte ich, ich käme mir vor, als sei ich irgendwo an einer Straßenecke abgestellt worden … an einer stark befahrenen Durchgangsstraße im Universum. Mir war wirklich, als hätte mich soeben jemand mit dem Auto abgesetzt. Der Wagen fuhr weiter, und ich stand da wie bestellt und nicht abgeholt. Da fährt es hin, Gottes Auto, dachte ich. Tschüss Gott. Danke. Tolle Fahrt. Aber jetzt bin ich wieder auf dieser Welt, abgeladen mitten im Niemandsland, ohne Landkarte, ohne Orientierung und ohne einen blassen Schimmer, wie ich von hier aus irgendwo hinkommen soll.

In dem Moment fiel mir wieder ein, dass mir gesagt worden war, ich würde jederzeit wissen, was ich wissen müsste – aber das reichte nicht, damit ich mich sicher fühlte. *Ich wollte eine Straßenkarte.* Wenn ich mich auf diese Reise begeben soll, *will ich eine Karte.*

Wie bewältige ich mein Leben? Wie meistere ich meinen Alltag? Wie überstehe ich allein das Frühstück mit meiner Frau, gar nicht davon zu reden, wie ich heute bei der Arbeit irgendetwas zustande bringen soll? Wie soll ich etwas Sinnvolles oder Lohnendes tun, wenn nichts zählt?

Als ich später noch einmal eingehend darüber nachdachte, erhielt ich einen weiteren Eindruck: „Gerade *weil* nichts zählt, kommst du durch dieses Leben. Da nichts aus sich selbst heraus, an und für sich genommen, zählt, kannst *du entscheiden*, was *für dich* zählt. Durch die Entscheidungen, die du triffst, gibst du dem, Was Du Sein Willst, Form und Gestalt. Ist das nicht das größte Geschenk?"

Unmittelbar danach befand ich mich wieder in dieser Welt. Ich funktionierte, wobei sich ein Teil von mir immer noch in einer anderen Dimension herumtrieb. Schließlich zog ich mich vollständig daraus zurück und kehrte in die sogenannte „reale" Welt zurück. Ich hatte meinen Aktenkoffer und meine schnittige Kombination aus blauem Sakko und grauer Hose; ich traf Entscheidungen, führte Telefonate, schob Papiere hin und her und machte, machte, *machte.*

Ich war wieder an meinem Kraftplatz. Das ging so weiter, bis mein Leben über mir zusammenbrach. Es war, als ob Gott gesagt hätte: „In Ordnung, so hast du's nicht kapiert, wie wäre es daher damit? Wie wäre es mit einem Autounfall mit Genickbruch, bei dem du aber nicht stirbst, sondern vielmehr alles verlierst, wofür du deiner Meinung nach arbeitest? Wie wäre es, wenn du dein Haus verlierst, dein Auto, jeden Cent, den du besitzt, wenn du deine Ehe und den Kontakt zu deinen Kindern verlierst? Wie wäre es, wenn du dich im Park bei den Obdachlosen herumtriebst – nicht nur eine Woche oder einen Monat, sondern ein geschlagenes Jahr lang – und so zur Vernunft kämst?"

Also wurde mir alles genommen. Alles. Ich hatte noch zwei Jeans, zwei Hemden, ein Paar Schuhe, drei Paar Socken und einen Rucksack.

Das war alles. Nicht einmal einen Dollar, um durch den Tag zu kommen. Nichts. Ich war darauf angewiesen, Leute anzubetteln, ob sie mir nicht vielleicht mit etwas Kleingeld aushelfen könnten.

Erst als ich gesundheitlich so weit wiederhergestellt war, dass ich Arbeit für mich fand, und als ich mich schließlich so weit hochgearbeitet hatte, dass ich eine kleine Hütte hinter jemandes Haus bewohnte, erlebte ich meine *Gespräche mit Gott*. Heute ist mir klar, dass dies mein Rückweg dahin war, wo ich mich am 8. Januar 1980 befunden hatte, zumindest zu etwas Ähnlichem.

Ich schuf mir eine Möglichkeit, Zugang zu einer Ebene der Verbindung mit dem Göttlichen zu finden, auf die wir alle zugreifen können. Es ist meine bleibende Hoffnung, dass Gottes Segen von jedem lebenden Menschen erfahren wird, und zwar dadurch, dass jeder lebende Mensch ihn mit jedem anderen lebenden Menschen teilt. Deshalb spreche ich so öffentlich über mein außerkörperliches Erlebnis, und deshalb habe ich vor der ganzen Welt über meine *Gespräche mit Gott* gesprochen.

Einführung

Dr. Penny Sartori und Kelly Walsh

Nahtod-Erfahrungen faszinieren mich seit über zwanzig Jahren. Ich habe einundzwanzig Jahre lang als Krankenschwester gearbeitet, und bei der Pflege eines sterbenden Mannes auf der Intensivstation zum ersten Mal den Tod und das, was geschieht, wenn wir sterben, hinterfragt. Mein Beruf als Krankenschwester brachte mich oft in Situationen, von denen ich sonst nie erfahren hätte. Verbunden mit meiner wachsenden Faszination für Nahtod-Erfahrungen konnte ich daher sterbenden Patienten besondere Aufmerksamkeit schenken und ihr Verhalten sowie den gesamten Prozess der Annäherung an den Tod beobachten. 1997 begann ich auf der Intensivstation, auf der ich arbeitete, mit meiner klinischen Forschung über Nahtod-Erfahrungen. Fünf Jahre lang habe ich Patientinnen und Patienten befragt und Daten gesammelt. Weitere drei Jahre dauerte es, bis die gesammelten Daten analysiert und die daraus gewonnenen Erkenntnisse niedergeschrieben waren. Im Jahr 2005 wurde ich für meine Forschung promoviert.

Meine Forschung hat bei mir jeden Zweifel ausgeräumt, dass Nahtod-Erfahrungen vorkommen. Außerdem hat sie mich zu dem Schluss gebracht, dass unser heutiges Verständnis des Bewusstseins unvollständig ist und wir es aus einer anderen Perspektive betrachten müssen, nicht als bloßes Nebenprodukt des Gehirns.

Seither habe ich weitere Fälle von Nahtod-Erfahrungen, außerkörperlichen Erfahrungen, Visionen auf dem Sterbebett, empathischen Erlebnissen mit Sterbenden, spirituell transformierenden Erlebnissen und anderen anomalen Erfahrungen zusammengetragen, die nicht vollständig zu erklären sind. Ich habe erlebt, dass sich die Einstellung gegenüber Nahtod-Erfahrungen grundlegend gewandelt hat; sie ist von einem Extrem ins andere übergegangen. Als ich 1995 mit meiner Forschung begann, war es noch sehr schwierig, Menschen zu finden, die bereit waren, mit mir über ihre Nahtod-Erfahrung zu sprechen; man begegnete mir stets mit Zurückhaltung. Oft berichteten mir Freunde von Bekannten, die sich an eine Nahtod-Erfahrung erinnerten. Doch wenn ich die Betroffenen dann fragte, ob sie mit mir darüber sprechen wollten, waren sie häufig nicht dazu bereit.

Dafür gibt es viele Gründe. Oft ist den Betroffenen gar nicht klar, dass auch andere Menschen so etwas erlebt haben. In den folgenden Kapiteln gibt es mehrere Beispiele dafür, dass Menschen erst nachdem sie einen Film über Nahtod-Erfahrungen gesehen oder einen Zeitungsartikel darüber gelesen haben, freudig überrascht feststellen, dass andere dasselbe erlebt haben wie sie. Manche zweifeln nach einer Nahtod-Erfahrung an ihrer geistigen Gesundheit und scheuen sich aus Angst, womöglich als psychisch krank zu gelten, darüber zu sprechen. Manchmal kann die Erfahrung so tiefgreifend sein, dass sie den Betroffenen zutiefst heilig ist und sie einfach nicht darüber sprechen möchten. Viele wissen, dass ihnen etwas Profundes widerfahren ist, haben aber kein Bezugssystem dafür, und wenn sie dann auf der Suche nach Verständnis versuchen, mit jemandem darüber zu sprechen, der nichts über Nahtod-Erfahrungen weiß, kann dies zu noch größerer Verwirrung führen. Außerdem kursieren sehr viele falsche Vorstellungen über Nahtod-Erfahrungen, und wer falsch informiert ist, verwirft sie oft als Halluzinationen oder „Sinnestäuschung", weil er sich von populären Fernsehsendungen hat beeinflussen lassen, die häufig einseitig sind und kein vollständiges Bild vermitteln.

Glücklicherweise hat sich das Verständnis von Nahtod-Erfahrungen inzwischen gewandelt, und sie werden heute wesentlich eher ernst genommen. Daher fällt es Betroffenen heute leichter, öffentlich über ihre Erlebnisse zu sprechen. Dies hat enorme Vorteile. Die Betroffenen müssen nicht mehr still vor sich hin leiden, womit gesagt sein soll, dass sie leichter an Informationen über ihre tiefgreifenden Erfahrungen kommen. Die Anzahl der E-Mails, die ich erhalte, hat sich in letzter

Zeit dramatisch erhöht. Sie zu beantworten, hat sich in den letzten vier Jahren zur Vollzeitbeschäftigung ausgewachsen, und im Moment habe ich noch über 14.000 Nachrichten, die auf eine Antwort warten. Dies macht deutlich, dass es den Betroffenen heute leichter fällt, über ihre Erlebnisse zu sprechen, und es zeigt, wie wichtig es ist, dass wir diese Erlebnisse besser verstehen und von den beteiligten Menschen lernen.

Anders als diejenigen meinen, die Nahtod-Erfahrungen als Fehlleistung eines dysfunktionalen Gehirns abtun, endet das Erlebnis nicht mit dem Wiedererlangen des Bewusstseins. Nahtod-Erfahrungen bringen viele Veränderungen mit sich, die in zahlreichen Fällen das ganze weitere Leben über anhalten. Es ist buchstäblich so, als sei der Mensch, der die Betroffenen vor der Nahtod-Erfahrung waren, gestorben und durch jemanden ersetzt worden, der zwar genau gleich aussieht, aber völlig andere Werte hat. Ich möchte betonen, dass diese Veränderungen für die Betroffenen nicht immer angenehm und ihnen keineswegs durchweg willkommen sind, und dass die neue Sicht des Lebens ihre Beziehungen sowie ihr Arbeits- und Privatleben vor eine Zerreißprobe stellen kann. Viele berichten von verheerenden Folgen ihrer veränderten Ansichten; sie haben das Gefühl, nicht mehr „dazu zu gehören"; sie haben keinen Bezug mehr zu Freunden und Familie und fühlen sich der Gesellschaft entfremdet.

Andererseits erleben viele Betroffene die Veränderungen auch als positiven Wandel. Es kann aber einige Zeit dauern, bis sie die Erfahrung vollständig integriert und verstanden sowie sich an die neue Sicht des Lebens gewöhnt haben. Dieser transformierende Aspekt von Nahtod-Erfahrungen ist das Thema dieses Buches, und er interessiert mich deshalb so sehr, weil er potenziell sehr vielen Menschen von Nutzen sein könnte.

Im Mai 2014 erhielt ich eine E-Mail von einer Frau namens Kelly Walsh. Ich war damals gerade in einer besonders umtriebigen Lebensphase, denn im Februar 2014 war mein Buch *The Wisdom of Near-Death Experiences* erschienen (deutsch: *Nahtod-Erfahrungen als Neuanfang*, Aquamarin 2015), und seither wollte anscheinend jeder mit mir über meine Forschung zu Nahtod-Erfahrungen sprechen. In den Monaten vor meinem Kontakt zu Kelly hatte ich in ganz Großbritannien und Nordirland Vorträge gehalten, hatte Hunderte Fernseh- und

Radio-Interviews gegeben und tausende E-Mails aus aller Welt erhalten. Um dem Ganzen noch die Krone aufzusetzen, war ich schwanger mit meinem Sohn. Im Mai stellte sich eine gewisse Erschöpfung ein, deshalb hatte ich beschlossen, mir in Vorbereitung auf seine unmittelbar bevorstehende Geburt eine Auszeit vom Beantworten der E-Mails zu nehmen.

Doch als Kellys E-Mail eintraf, verspürte ich aus irgendeinem Grund den Drang, sie ein zweites Mal zu lesen und sofort zu antworten – obwohl sie nur kurz und nicht sehr viel daraus zu entnehmen war. Sie lautete:

Hallo Penny,
2009 hatte ich eine Nahtod-Erfahrung, und seither sind mein Lebenswerk und meine Vision, auf die ich hinarbeite, mit diesem Erlebnis verbunden. Ich wohne in Manchester in England und würde zu gerne mit Ihnen über meine Nahtod-Erfahrung sprechen.
Wäre es möglich, über Skype zu telefonieren?
Love Care Share – Lieben, für einander da sein, miteinander teilen

Kelly x

Ich spürte, dass Kellys Erlebnis tiefgreifende Auswirkungen auf sie gehabt hatte, und dass ihrer Bitte, auch wenn dies nicht unmittelbar ersichtlich war, etwas Dringliches anhaftete. Wir vereinbarten eine Skype-Sitzung, und Kelly berichtete eingehend von ihrem Erlebnis und dessen Folgen für ihr Leben. Fachlich gesehen, handelt es sich bei Kellys Erfahrung um ein spirituell transformierendes Erlebnis, weil es in der Rekonvaleszenzzeit im Krankenhaus nach einem Suizidversuch eingetreten ist. Akut lebensbedrohliche Umstände waren damals (soweit ich weiß) nicht mehr gegeben, wenngleich ihre Biochemie schwer geschädigt war. Nahtod-Erfahrungen sind die am besten untersuchte Form spirituell transformierender Erlebnisse und treten in akut lebensbedrohlichen Situationen auf. Es können auch ganz ähnliche Erlebnisse mit fast identischen Nachwirkungen eintreten, wobei der wesentliche Unterschied darin besteht, dass in diesem Moment keine unmittelbaren, akut lebensbedrohlichen Umstände gegeben sind. Von diesem Typus eines spirituell transformierenden Erlebnisses berichtete Kelly.

Was mich an Kelly während unseres Gespräches am meisten beeindruckte, war die stark veränderte Wahrnehmung ihrer selbst und des Lebens. Sie hatte sich drastisch gewandelt, von einem suizidalen, ängstlichen und depressiven zu einem unglaublich positiven und liebevollen Menschen. Als unmittelbare Folge ihres Erlebnisses liebte und akzeptierte sie sich selbst offenbar nun zum ersten Mal im Leben so, wie sie war. Diese Liebe erstreckte sich auch auf andere, und sie hatte es sich zur Aufgabe gemacht, weiterzugeben, was sie gelernt hatte, und es zum Wohle anderer in die Praxis umzusetzen.

Kelly erklärte, sie baue eine Online-Community auf, die *Positivity-Power*-Bewegung. Diese solle wiederum die Aktivitäten der gemeinnützigen Stiftung *Love Care Share* fördern, die sie einrichtete, um Familien, die von Armut und Leid betroffen sind, ein besseres Leben zu ermöglichen. Außerdem erzählte sie mir, sie entwickle eine von ihrem Erlebnis inspirierte Zeichentrickfigur für Kinder. Eines Tages, so hoffe sie, würde Prinzessin Positivity vom Planeten Positavia weltweit zum Markenzeichen werden, das vielen Kindern Kraft gibt und dazu beiträgt, die wichtige Botschaft von Liebe und Respekt füreinander weiterzugeben. Sie beschrieb mir eine lange Liste von Ideen rund um diese Figur, darunter ein Kinderbuch, eine Zeichentrick-Fernsehserie und ein Spielfilm. Ich war beeindruckt von ihrer Zielstrebigkeit und von den ersten Schritten, die sie bereits unternommen hatte, um ihre Vision von der *Positivity-Power*-Bewegung und der gemeinnützigen Stiftung in die Realität umzusetzen. Sie schob nicht vor sich her, was sie tun wollte – sie tat es bereits! Sie leistete alles aus eigener Kraft und mit eigenen Mitteln. Sie hatte den Namen ihrer Organisation schützen lassen, hatte Kostüme, Logos und Websites entworfen und baute ein Netzwerk mit Menschen aus aller Welt auf. Offensichtlich stößt Kellys Botschaft auf große Resonanz, denn sie hat bereits mehrere tausend Follower auf Twitter, und ihre Facebook-Gruppe *Positivity Power Movement* wächst täglich.

Eine der wichtigsten Fragen, die wir uns zu Nahtod-Erfahrungen und spirituell transformierenden Erlebnissen stellen können, lautet: Was macht sie so wirkungsvoll, dass die Betroffenen danach ihre Lebensauffassung und ihre Lebensführung verändern? Wie kann ein solches Erlebnis Suizidgedanken buchstäblich in ihr völliges Gegenteil verkehren? Wie konnte Kelly ihre Lebenseinstellung so drastisch verändern? Ich kann mir keine Therapie und kein Medikament vorstellen, die eine derart radikale und anhaltende Wirkung haben sollten.

Es ist sehr schwer begreiflich, inwiefern ein veränderter Bewusstseinszustand, wie er bei spirituell transformierenden Erlebnissen und Nahtod-Erfahrungen auftritt, eine derart schwerwiegende Veränderung bewirken soll. Dies erscheint so unglaublich, dass es für manche einfacher ist, diesen entscheidenden Punkt zu übersehen und das Erlebnis insgesamt einer Anomalität eines sterbenden Gehirns zuzuschreiben. Ich bin der festen Überzeugung, dass die Ablehnung alternativer Sichtweisen bloß deshalb, weil sie nicht zur heutigen materialistischen Sicht des Bewusstseins passen, der Entwicklung einer therapeutischen Intervention, von der auf lange Sicht Millionen Menschen profitieren könnten, abträglich ist – was zugleich einen der Gründe dafür darstellt, warum wir dieses Buch geschrieben haben.

Als Kelly sich mit der Idee zu diesem Buch an mich wandte, war ich zunächst unsicher, ob ich mich aufgrund meiner beruflichen Verpflichtungen und allem, was in meinem Leben gerade los war, überhaupt auf das Projekt einlassen konnte. Doch Kellys Vision in Verbindung mit ihrer charmanten Hartnäckigkeit konnten mich schließlich überzeugen.

Kelly sagt:

Die Vision zu diesem Buch ist durch mein Erlebnis inspiriert, und ich handele heute nach dem, was ich als meinen Seelenauftrag empfinde. Das war allerdings nicht immer so. Wie viele Menschen, die eine Nahtod-Erfahrung gehabt haben, habe ich mich zunächst psychisch nicht stark genug gefühlt, offen darüber zu sprechen, was mir geschehen ist, weil ich Angst vor Ablehnung und möglicherweise Spott hatte. Ich versuchte verzweifelt zu vergessen, was passiert war, und mich darauf zu konzentrieren, mein Leben wiederaufzubauen.

Einige Jahre später wurde mir klar, dass ich das, was mit mir geschehen war, nicht mehr verdrängen konnte. Es war passiert, es gehörte zu meiner Lebensreise, und ich musste mit der emotionalen

Achterbahn, die mit meinem Erlebnis verbunden war, bestmöglich zurechtkommen. Mein Leben sollte nie wieder dasselbe sein. In erster Linie kümmerte ich mich darum, das Erlebnis in meinen Alltag zu integrieren; zugleich suchte ich nach Möglichkeiten, die Botschaft weiterzugeben, die ich erhalten hatte.

Während meines Erlebnisses wurde mir gezeigt, dass wir alle eins sind, miteinander verbunden, eine große globale Familie. Ungeachtet unserer Hautfarbe, unseres Glaubens, unseres Geschlechts, unserer Sexualität, unserer religiösen Überzeugung und aller anderen vermeintlichen Unterschiede werden wir alle gleichermaßen und bedingungslos geliebt.

Ob jemand Gott sagt, das Universum, die Quelle oder einen anderen Begriff verwendet, ist irrelevant; Tatsache ist, dass das Licht uns alle weit über jegliche Liebe, die man in Worte fassen könnte, hinaus liebt und es sein einziger Wunsch ist, dass wir einander eines Tages alle als wahre Spiegelung unserer Seele erkennen, die wiederum reine Göttliche Liebe ist. Dann wird alle menschengemachte Angst von uns abfallen, wir werden uns über die Realität freuen, dass der Himmel bereits hier ist, und endlich Frieden auf Erden schaffen.

Am meisten fasziniert mich, seit ich im Kontakt mit anderen Betroffenen aus der ganzen Welt bin, dass zwar das Erlebnis jedes Menschen einzigartig ist, das spirituelle Verständnis, das Wissen und die Weisheit, die sie bei ihrem Aufenthalt in einer anderen Dimension erlangen, jedoch relativ gleich sind und die schlichte Tatsache bestätigen, dass wir in Wirklichkeit alle Teil desselben Ganzen und von Natur aus miteinander verbunden sind.

Ich freue mich, dass Penny sich bereiterklärt hat, dieses Buch mit mir zusammen zu schreiben. Seit meiner Nahtod-Erfahrung ist sie ein großer Segen in meinem Leben. Sie war der erste Mensch, der mich dazu ermutigt hat, auf meinem spirituellen Weg zu bleiben und die Ohren vor der Kritik anderer zu verschließen, die überhaupt nicht an dieses wichtige Phänomen glauben und es als Sinnestäuschung abtun.

Studien über Nahtod-Erfahrungen und verwandte Phänomene zeigen übereinstimmend, dass wir Teil eines in sich verbundenen

Universums sind und das Bewusstsein über die irdische Existenz hinaus Bestand hat. Diese Erkenntnis hat die Macht, in unserer Vorstellung vom Sinn des Lebens einen Wandel herbeizuführen. Aus ihr ergeben sich Denkanstöße und Fragen, ob wir tatsächlich sterben oder nicht. Mein eigenes Erlebnis und die Erfahrungen derer, die mit zu diesem Buch beigetragen haben, lassen mich fragen, ob wir es hier nicht mit Nahtod-, sondern vielmehr mit Kein-Tod-Erfahrungen zu tun haben. Damit will ich sagen, dass unser physischer Körper am Ende unseres Lebens selbstverständlich stirbt, unsere Lebensreise jedoch in Form eines feinstofflicheren Bewusstseins, das sich anscheinend mit einer ewigen Seele verbindet, weitergeht. Diese Erkenntnis könnte bewirken, dass sich die Auffassung der Menschen vom Sinn ihres Erdenlebens zum Positiven verändert. Kurzum, die Botschaft der Kein-Tod-Erfahrungen lautet, dass unser spirituelles Leben zählt, jetzt und im Jenseits.

Ob Sie nun daran glauben oder nicht oder unentschieden sind, es ist meine Hoffnung, mein Traum und mein Wunsch, dass die Erlebnisse in diesem Buch Ihnen Herz, Verstand und Seele für die stark transformierenden Aspekte von Nahtod-Erfahrungen und dafür öffnen, inwiefern die darin enthaltenen Botschaften positive Veränderungen auf der Welt in Gang setzen können.

Wir sind beide mit zahlreichen Menschen in Verbindung gekommen, deren Leben sich infolge ihrer Nahtod-Erfahrung in vielfacher Hinsicht gewandelt hat. In diesem Buch kommen nur einige wenige, mit denen wir Kontakt aufgenommen haben, zu Wort, und es gibt hoffentlich schnappschussartig Einblick, wie transformierend Nahtod-Erfahrungen sein können. Ich muss noch einmal betonen, dass die Transformation nicht unbedingt in großem Maßstab stattfinden muss.

Transformation kann subtil und individuell geschehen, doch sie schenkt dem fraglichen Menschen Ziel und Sinn. Dieses Buch ist eine Sammlung von Fällen, in denen Menschen durch ihr Erlebnis verwandelt worden sind. Jedes Kapitel wurde von einzelnen Betroffenen in ihrem persönlichen Stil geschrieben. Die einzige Ausnahme bilden drei Kapitel, die ich aufgrund einer Sprachbarriere und wegen zeitlicher Engpässe selbst verfasst habe. Alle Betroffenen waren mir eine Inspiration. Ihre Geschichten sprechen für sich, und jeder war völlig frei in seinem Ausdruck; die jeweiligen Kapitel wurden also kaum redaktionell bearbeitet. Allerdings habe ich einen kurzen Kommentar angefügt, um hervorstechende Aspekte zu betonen. Nach ihrer Nahtod-Erfahrung absolvierte Kelly eine Ausbildung bei Sue Stone; daher bat sie sie um ein Geleitwort. Als Kelly erklärte, worum es in dem Buch geht, bemerkte Sue synchronistisch: „Ach, ich hatte auch ein derartiges Erlebnis, aber ich spreche im Allgemeinen nicht darüber."

Ähnlich habe ich letztes Jahr eines der tollsten Bücher meines Lebens gelesen, und es hat bei mir bleibenden Eindruck hinterlassen. Ich erinnere mich, dass mich immer, wenn ich es zur Hand nahm, beim Lesen ein tiefes Gefühl überkam, weil es nicht nur aus dem Herzen geschrieben, sondern auch aus wissenschaftlicher und empirischer Sicht gründlich recherchiert war. Auch sein Verfasser war durch ein spirituelles Erwachen vor vielen Jahren verwandelt worden. Das Buch von Dr. Mick Collins heißt *The Unselfish Spirit: Human Evolution in a Time of Global Crisis*. Als wir das Manuskript für dieses Buch fertiggestellt hatten, wusste ich einfach, dass Mick genau der Richtige für ein Vorwort dazu wäre. Weder Kelly noch ich kannten Mick persönlich, doch als ich ihn per E-Mail fragte, ob er uns unterstützen würde, sagte er auf der Stelle zu. Er sprach vom perfekten Timing; denn er habe buchstäblich gerade eben das Manuskript seines zweiten Buches beim Verlag eingereicht, und das Lektorat würde etwa drei Wochen dauern, daher habe er Zeit, unserem Buch die verdiente Aufmerksamkeit zu widmen. Intuitiv hatte er das Gefühl, dass wir durch Göttliche Fügung aus einem bestimmten Grund zusammengebracht worden waren und unsere kollektive Arbeit zu diesem kritischen Zeitpunkt in der Evolution der Menschheitsgeschichte von entscheidender Bedeutung war. Kelly und ich freuen uns sehr über die Unterstützung eines so herzzentrierten und liebevollen Mannes, und wir meinen, dass dies erst der Anfang einer sehr spannenden künftigen Entwicklung ist.

Kelly machte außerdem den Vorschlag, Kontakt zu Neale Donald Walsch aufzunehmen und anzufragen, ob er sich vorstellen könne, unsere Arbeit zu unterstützen. Seine Lehren aus der Buchreihe *Gespräche mit Gott* haben Kelly stark beeinflusst. Als sie sich zum ersten Mal wegen des Buchprojektes an mich wandte, bekam sie in synchronistischer Weise zugleich eine E-Mail von Walschs Organisation *Humanity's Team*, in der es darum ging, wie das Wissen und die Weisheit, die in Nahtod-Erfahrungen erlangt werden, die Welt verändern. Kelly hatte intuitiv das Gefühl, dass Walsch in irgendeiner Funktion an unserem Projekt beteiligt sein würde. Ich war ganz Kellys Meinung, und mir fiel wieder ein, dass ich kurz nach Beginn meiner Forschung zu einer wunderbaren Konferenz in den Catskill Mountains eingeladen wurde. Veranstalter war die Lifebridge-Stiftung, die während der Arbeit an meiner Promotion meine Studiengebühren finanziert hatte. Bei der Konferenz las David Lorimer vom *Scientific and Medical Network* Auszüge aus einem Buch, das mich sehr ansprach. Es war *Gespräche mit Gott* von Neale Donald Walsch. Auf der Rückreise besuchte ich die Buchhandlung am Flughafen, besorgte mir alle drei Bände aus der Reihe *Gespräche mit Gott* und las sie aufmerksam durch. Diese Bücher haben mir eine andere Sicht des Lebens eröffnet, und ich habe sie seither oft wiedergelesen, insbesondere in schwierigen Zeiten.

Mit Worten lässt sich nicht beschreiben, was in mir vorging, als Kelly mich gegen Ende der Lektoratsarbeiten an diesem Buch anrief und fragte, ob ich die E-Mail von Jo Lal vom Watkins-Verlag (in dem unser Buch erscheinen sollte) schon geöffnet hätte. Kelly war überwältigt und konnte kaum sprechen. Durch ein perfektes synchronistisches Timing hatte Neale Donald Walsch unser Manuskript erhalten, sofort heruntergeladen, in vier Etappen gelesen und war offenbar ganz begeistert. Er war gerne bereit, das Nachwort zu schreiben, schickte uns aber darüber hinaus auch das Kapitel, das Sie gerade gelesen haben, in dem er seine eigene Erfahrung beschreibt. Wir fühlen uns beide geehrt und privilegiert, dass Neale hier sein eigenes Erlebnis erzählt und das gesamte Ethos dieses Buches völlig versteht. Es ist sehr interessant, dass Neales Erlebnis im Vorfeld seiner *Gespräche mit Gott* eintrat, weil diese Bücher das Leben von Millionen Menschen positiv beeinflusst haben. Es ist, als ob sich der Kreis wunderbar geschlossen habe, da Neales vierter Band der Reihe *Gespräche mit Gott, Das Erwachen der Menschheit*, das im Original bei Rainbow Ridge Books in den USA erschienen ist, in Großbritannien vom selben Verlag herausgegeben und vertrieben wird wie das vorliegende Buch, und noch dazu zu einem Zeitpunkt, zu dem meine Forschungen mich zu dem Schluss bringen, dass die Botschaft aus diesen Erfahrungen ausschlaggebend ist für unsere Evolution als Menschheit. Über solche Erfahrungen zu sprechen, ist entscheidend für die Verbreitung dieser Botschaft, damit die Welt erwacht. Und noch eine Synchronizität: Eine der ersten positiven Besprechungen von Neales *Gespräche mit Gott* stammt von Dr. Bernie Siegel, der auch in diesem Buch über seine Erfahrungen berichtet.

Dieses Buch beginnt mit Kellys Beschreibung ihres Erlebnisses, worauf Kapitel von verschiedenen Betroffenen folgen. Gigi Strehler schildert, wie ihre Nahtod-Erfahrung sie dazu gebracht hat, in Großbritannien eine Selbsthilfegruppe für Nahtod-Erfahrene zu gründen, die 2014 an den Start ging. Krista Gormans Nahtod-Erfahrung bei der Geburt ihrer Tochter führte dazu, dass sie heute als Arzthelferin anders mit den Patientinnen und Patienten umgeht. Ainsley Threadgolds ausgegrabene Erinnerungen ermöglichten die vollständige Integration seiner Nahtod-Erfahrung, an die er sich bisher nicht bewusst hatte erinnern können. Tibor Putnokis Herzstillstand führte zur Gründung der Stiftung *Licht der Liebe*. Dass David Bennett eine Katstrophe auf See überlebt hat, hatte eine neue Lebensweise und die Überwindung einer Krebserkrankung zur Folge. Penny Wilson brachte ein anaphylaktischer Schock zu der Überzeugung, dass die Botschaft, dass wir alle miteinander verbunden sind, unbedingt weitergegeben werden muss. Mike Moon beschreibt, wie ein Besuch beim Zahnarzt ihn zur ehrenamtlichen Arbeit in einem Hospiz führte. Jeff Olson konnte die Tragödie eines tödlichen Verkehrsunfalls überwinden. Diane Gobles Ferienausflug zu den Stromschnellen endete damit, dass sie einen völlig neuen Lebensweg einschlug und eines der ersten Stressmanagement-Zentren gründete. Barbara Irelands Nahtod-Erfahrung brachte sie dazu, ihr Denken grundlegend zu ändern und ein Buch zu schreiben, damit auch andere ihr Denken ändern können. Deidre DeWitt Maltby schildert, inwiefern ihre Nahtod-Erfahrung dazu geführt hat, dass sie heute ein mitfühlenderes und liebevolleres Leben führt. Erica McKenzies Kampf mit ihrem Gewicht führte dazu, dass sie heute Menschen auf der ganzen Welt hilft und Angehörige von Gesundheitsberufen über Nahtod-Erfahrungen aufklärt. Katherine Baldwins Sturz in einen Swimmingpool als Kind führte dazu, dass sie Heiltechniken entwickelte, von denen Hunderte Menschen profitiert haben. William Peters

Nahtod-Erfahrung brachte ihn dazu, das Shared-Crossing-Projekt zu entwickeln, das Menschen auf der ganzen Welt hilft. Robert Tremblays Nahtod-Erfahrung hat ihm die Kraft gegeben, seit vier Jahren mit einer kräftezehrenden Krankheit zu leben und die Botschaft von Liebe und Frieden zu verbreiten, die sich seiner Psyche bei seiner Nahtod-Erfahrung so tief eingeprägt hat. Paul Ammons nicht diagnostiziertes Blutgerinnsel führte ihn zur Naturschutzarbeit mit Bienen, während Jessica Harpers Erlebnisse sie dazu brachten, sich so, wie sie ist, voll und ganz anzunehmen und leidenschaftlich all jenen eine Stimme zu geben, die unter Transgender- und anderen Problematiken leiden. Dr. Bernie Siegels Nahtod-Erfahrung als Kind hatte großen Einfluss auf seine Berufswahl als Kinderchirurg; sein Ziel ist es, die Medizin in Ausbildung und Praxis menschlicher zu machen. Das abschließende Kapitel von Dr. Barbara Mango beschreibt, wie die Erlebnisse, die sie seit ihrer Kindheit hat, sie dazu gebracht haben, eine Promotion anzustreben und eine Dissertation über die spirituelle und wissenschaftliche Debatte um Nahtod-Erfahrungen zu schreiben.

Als sich die Arbeit an diesem Buch dem Abschluss näherte, erhielt ich am selben Tag zwei E-Mails von Menschen, bei denen ich sofort dachte, dass sie in diesem Buch vorkommen sollten. Die eine kam von Barbara Ireland, die andere von William Peters. Ihre beiden Kapitel sind kürzer als die übrigen, weil bis zum Abgabetermin für das Manuskript nur noch wenig Zeit war; deshalb haben wir sie zwischen die längeren Kapitel geschoben.

Die Mitwirkenden kommen aus der ganzen Welt und haben sich in den letzten Jahren entweder mit Kelly oder mit mir in Verbindung gesetzt, zuweilen mit bemerkenswerter Synchronizität, auf die in den jeweiligen Kapiteln näher eingegangen wird und die unser aller Verbundenheit unterstreicht. Wir danken allen Mitwirkenden für ihre Bereitschaft, sich an diesem Buch zu beteiligen und ihre Geschichte der Welt mitzuteilen. Wir teilen alle dieselbe Vision, Positives in der Welt zu bewirken, und sind übereingekommen, sämtliche Tantiemen der gemeinnützigen Stiftung *Love Care Share* zu spenden, die weltweit kleine Projekte für Kinder unterstützt.

Wie ich bereits in meinen früheren Büchern und in allen meinen Vorträgen gesagt habe, enthalten Nahtod-Erfahrungen eine wunderbare Botschaft für die Welt. Es ist eine Botschaft des Friedens, der Liebe und des Respekts – letzten Endes ist es die Goldene Regel, wie sie alle Weisheitstraditionen der Welt formulieren: „Behandle andere so, wie du selbst behandelt werden möchtest." Von dieser Botschaft können wir alle profitieren, ohne dass wir zuvor beinahe sterben müssten; wir brauchen dazu lediglich wahrzunehmen, was diese Menschen uns zu vermitteln versuchen. Wir laden Sie, die Leserinnen und Leser, dazu ein, sich mit Nahtod-Erfahrungen zu beschäftigen und von der Botschaft inspirieren zu lassen, die sie für uns bereithalten.

1

Die Kraft der göttlichen Liebe

Kelly Walsh ist zweiundvierzig Jahre alt und lebt im englischen Manchester. Ihr Erlebnis und die Botschaft, die sie erhielt – dass gleichgesinnte Seelen zusammenarbeiten würden, um die Welt zu verändern – gehört zu den treibenden Kräften hinter diesem Buch. In den Gesprächen mit mir hat Kelly immer wieder betont, wie wichtig die Zusammenarbeit ist, um die kollektive Kraft der Botschaft hinter den Nahtod-Erfahrungen zu zeigen. Sie handelt ausschließlich den Anweisungen entsprechend, die sie erhalten zu haben glaubt.

An meine frühe Kindheit habe ich so gut wie keine Erinnerung, aber ich weiß, dass ich immer geglaubt habe, ich sei anders als die anderen. Warum, kann ich nicht genau sagen, und vielleicht werde ich es auch nie erfahren. Was ich aber sagen kann, ist, dass ich – wie viele Kinder – mit tiefsitzenden emotionalen Problemen aufgewachsen bin, die meine Fähigkeit, mich selbst aufrichtig zu lieben und zu akzeptieren, beeinträchtigt haben. Nach außen wirkte ich fröhlich und stellte ein strahlendes Lächeln zur Schau; doch dies war eine Maske, die ich oft vorgeschoben habe, um den Schmerz meines brechenden Herzens zu verstecken. Von Unsicherheit und einem tiefen, unerfüllten Bedürfnis nach Liebe und Anerkennung geplagt, entwickelte ich mit sechzehn Jahren eine Essstörung und litt mit Mitte zwanzig unter wiederkehrenden Phasen schwerer Angst und Depression.

Im Alter von dreiunddreißig wurde mir mein seelischer und körperlicher Schmerz endgültig zu viel, und am Montag, den 5. Oktober 2009, beschloss ich, mir durch eine hohe Überdosis das Leben zu nehmen.

Erst nach drei Tagen kam ich ins Krankenhaus; theoretisch hätte ich also tot sein oder schwere Organschäden davongetragen haben sollen, aber Gott hatte andere Pläne mit mir. Um es in den richtigen Kontext einzuordnen: Der Arzt sagte mir, meine Leberenzyme seien so stark erhöht, dass ich eine Lebertransplantation bräuchte. In meinen Entlassungspapieren steht, ich hätte eine Überdosis von 20.000 Milligramm Paracetamol im Körper gehabt, wobei die empfohlene Maximaldosis bei viertausend Milligramm pro vierundzwanzig Stunden liegt.

Es war zu spät, um mir den Magen auszupumpen. Ich wurde auf die Isolierstation gebracht und erhielt eine Infusion mit physiologischer Kochsalzlösung, um die Giftstoffe auszuschwemmen, die allmählich meine Organe zerstörten. Meine Eltern durften nicht bei mir bleiben, und ich weiß noch, dass ich Angst hatte, als ich im Rollstuhl von ihnen weg auf die Beobachtungsstation geschoben wurde. Der Gedanke, dass ich dereinst in der Hölle schmoren würde, ging mir immer wieder durch den Kopf. Ich hatte die Kardinalsünde des versuchten Selbstmords begangen, und jetzt würde ich bestraft werden. Wie kann man sich doch irren!

Auf dem Nachtschränkchen lag eine Bibel des Gideonbundes. Ich holte sie mir ins Bett und fing an, sie in einem geradezu atemberaubenden Tempo zu lesen. Plötzlich erschien eine Dame, gekleidet wie eine Krankenschwester. Sie hatte schönes blondes Haar und ein beruhigendes Lächeln. Sie kam nahe an mein Bett, berührte mich am Arm und flüsterte: „Wenn du hier rauskommst, dann lies das Buch *Gespräche mit Gott*.“ Mit diesen Worten war sie verschwunden. Wenn ich heute darüber nachdenke, glaube ich, dass sie ein Engel war.

Ihre Worte beruhigten mich nicht. Immer noch voller Angst, bat ich um einen Besuch des Klinikpfarrers. Er war freundlich und fürsorglich. Er saß etwa eine Stunde bei mir und betete für mich. Als er ging, schenkte er mir ein geschnitztes hölzernes Kreuz, an dem ich mich zum Schutz verzweifelt festklammerte.

Am darauffolgenden Abend hatte ich ein Erlebnis, das ich nur als Nahtod-Erfahrung bezeichnen kann. Ich lag im Bett, klammerte mich an mein Holzkreuz, und mein Körper pochte vor Schweiß. Es war dunkel, ich hielt die Augen geschlossen und hatte extrem große Angst. Ich spürte, dass Geistwesen um mich herum waren, die versuchten, mich zu beruhigen. Ich konnte sie nicht sehen, doch ich spürte ganz deutlich ihre liebevolle Gegenwart. Sie hatte beruhigende, besänftigende Wirkung, und ich glaube, sie waren da, um mich bei dem, was ich gleich erleben sollte, zu unterstützen. Plötzlich wurde ich auf eine Reiseroute verfrachtet und spürte, wie ich durch etwas hindurchging, was sich wie Beulen im Universum anfühlte. Normalerweise wird es als Dimensionen bezeichnet. Währenddessen zog blitzartig mein ganzes Leben an mir vorüber, und ich konnte die mit meinen bisherigen Lebenserfahrungen verbundenen Gefühle sehen und spüren – die guten, die schlechten und die hässlichen.

Das war kein besonders angenehmes Erlebnis; es fühlte sich wie eine Prüfung oder ein Überlebenskampf an. Ich war mit Überschallgeschwindigkeit unterwegs, so kam es mir vor, und musste mich gut festhalten, während es in Schüben durch verschiedene Dimensionen im Universum ging. Als ich die siebte Dimension passiert hatte, hatte ich den Eindruck, der Kampf sei vorbei, und mich überkam eine Welle der Erleichterung. Endlich hatte ich meinen Frieden gefunden und war umhüllt von bedingungsloser Liebe. Es war ein unglaubliches, frohes, liebevolles Gefühl, und ich wollte ewig in diesem Augenblick verweilen. Eine Liebe, so sehr jenseits von allem, was ich bisher erlebt hatte, dass ich sie unmöglich vollständig mit Worten beschreiben kann.

Plötzlich sprach jemand oder etwas mit mir: „Du bist stark und mächtig. Deine Zeit ist noch nicht gekommen.“ Ich kann nicht sagen, wer oder was das war, da ich mich nicht erinnere. Angesichts dessen, dass ich gerade versucht hatte, mich umzubringen, kam es mir ironisch vor. Dann sagte die Stimme: „Du hast auf Erden noch eine Aufgabe zu erfüllen. Die Menschen besitzen die Fähigkeit, körperlich, seelisch, emotional und spirituell zu heilen … durch Liebe. Selbstliebe ist die wichtigste von allen.“ In diesem Moment wurde mir klar, dass wir alle eins und miteinander verbunden sind und es im Gegensatz zum üblichen Glauben keine höhere Quelle gibt, die ein Urteil über uns spricht. Wenn unsere Seele unseren Körper verlässt, müssen wir ausschließlich das Urteil erdulden, das wir über uns selbst sprechen. Wir bewerten alles, was wir gesagt und getan haben, aus der Angst, statt aus der Liebe heraus. In einem religiösen Zusammenhang würde man sich dies als unsere Zeit in der Hölle vorstellen; ich bezeichne sie lieber als Phase der Reflexion. Dauer und Schmerzhaftigkeit dieser Reflexionsphase hängen davon ab, wie wir gelebt haben. Wir sind schlicht hier, um zu lieben und zu lernen, und jeder Mensch befindet sich auf einer anderen Stufe seines spirituellen Wachstums und seiner Entwicklung. Es lohnt, sich stets vor Augen zu halten, dass kein einziger Mensch für Gottes vollkommene Liebe verloren ist. Dies wird uns erst vollständig klar, wenn wir nach Hause kommen. In Gottes Augen sind wir alle vollkommene Unvollkommenheiten und versuchen unser Bestes, im Einklang mit dem wahren Wesen unserer Seele zu leben, welches Liebe ist.

Am nächsten Morgen erwachte ich aus diesem Erlebnis. Da ich keinerlei Zeitbegriff hatte, war es mir vorgekommen wie eine Ewigkeit. Die Arme hatte ich über der Brust gekreuzt: Nun öffnete ich sie in Zeitlupe, als wäre dies eine Neugeburt. Ich erinnere mich, dass ich dachte: „Warum bin ich nach dem, wo ich gerade war, im Krankenhaus?“ Ich fühlte mich stark, so als könnte ich alles, daher versuchte ich, aus der Station abzuhauen … nackt. Meine Ex-Schwiegermutter, die zu der Zeit dort war, sagte, ich hätte behauptet, ich sei Gott und den Engeln begegnet. An jenem Abend hatte ich eine Vision, dass die Welt sich verändern und gleichgesinnte Seelen zusammenarbeiten würden, damit dies geschehe. Ich war so euphorisch, dass ich dieses Erlebnis jedem erzählte, der mir zuhörte. Ich glaube nicht, dass man mich allzu ernst genommen hat, schließlich war ich auf einer psychiatrischen Station. Wie durch ein Wunder verließ ich das Krankenhaus eine Woche später ohne einen entsprechenden Vermerk in den Akten.

Mein Körper war durch die Göttliche Liebe geheilt worden, doch emotional lag noch ein langer Weg vor mir. Ich musste wieder in der realen Welt Fuß fassen und zugleich versuchen, das, was mir widerfahren war, zu integrieren. Ich sprach mit ein paar Menschen über mein Erlebnis und beschloss daraufhin, es zu verdrängen. Ich zweifelte an mir selbst und fragte mich, ob ich mir das Ganze wohl nur eingebildet hatte. Aber tief in meinem Inneren kannte ich die Wahrheit. Ich verfiel wieder in meine alten Muster, machte mir Gedanken, was andere wohl über mich dachten, und ließ mich von diesen Sorgen leiten. Damals gab es wenig Unterstützung für Menschen, die eine Nahtod-Erfahrung gehabt hatten, deshalb musste ich es mit mir alleine ausmachen. Ich vermute, ich habe mich emotional nicht so stark gefühlt, dass ich damit fertig werden konnte, und ich habe mir Sorgen gemacht, was andere wohl von mir hielten. Ich hatte Angst vor negativen Reaktionen, weil die Menschen nur allzu oft fürchten oder ins Lächerliche ziehen, was sie nicht verstehen.

Nach meinem Erlebnis war mein Leben eine Mischung aus Freude und Phasen dunkler Depression. Heute weiß ich, dass mich diese dunklen Phasen wegen tief verwurzelter und ungelöster Kindheitstraumata weiterhin eingeholt haben. Ein halbes Jahr später begegnete ich auf einer Partnervermittlungs-Plattform meinem Seelenpartner. In dem Moment, in dem ich in seine umwerfenden blauen Augen sah, spürte ich ganz tief in mir, dass er der Richtige war. Mir war, als würde ich ihn bereits kennen, und tatsächlich kenne ich ihn wahrscheinlich auch aus früheren Leben. Drei Wochen nach dem Kennenlernen erzählte ich ihm von meinem Suizidversuch. Ich zitterte und weinte, als ich ihm mein Herz ausschüttete. Am Ende meiner Geschichte erwartete ich, dass er die Beziehung beenden würde. Doch er lächelte nur, nahm mich in den Arm und sagte: „Das gehört zu deiner Vergangenheit; lass uns nach vorne schauen." Ich glaube wirklich, dass er mir als Geschenk des Himmels geschickt wurde, um mir bei der Genesung zu helfen. Wir konnten nicht ahnen, dass der schwierigste Teil unserer Lebensreise erst noch kommen und uns beiden eine Zeit intensiver Gewissenerforschung und Heilung abverlangen sollte.

Verliebt zu sein, war wunderbar, aber mein übriges Leben gestaltete sich nicht ganz so leicht. Ich empfand meine Arbeit nicht als erfüllend. Egal, welche Aufgaben ich übernahm, immer beschlich mich das Gefühl, dass ich nicht im Einklang mit meiner Seelenaufgabe lebte … was immer diese auch sei. Wie sollten sich mir Herz und Seele mit Freude füllen, wenn ich noch nicht einmal wusste, was ich mit meinem Leben anfangen sollte? Ich befand mich auf einer emotionalen Achterbahn, stellte alles infrage und ging in Gedanken immer wieder mein Erlebnis im Krankenhaus durch. Warum sollte Gott mir sagen, dass ich eine Aufgabe auf Erden habe, und nicht verraten, wie ich sie erfüllen soll?

Es sollte sozusagen „Göttliches Eingreifen“ erfordern, damit ich anfangen konnte, meiner Aufgabe entsprechend zu handeln. Ich war zwar als Methodistin aufgewachsen, aber schon als Jugendliche nicht mehr zur Kirche gegangen. Aus heiterem Himmel wurde ich eingeladen, mit einer neuen Freundin eine Pfingstkirche zu besuchen. Am Eingang begrüßte uns eine Gruppe junger Frauen, die mich fragten, ob ich an Gott glaubte. Ich erwiderte, ich hätte einen starken Glauben an die Liebe des Göttlichen, könne aber bestimmte Aspekte, die in verschiedenen religiösen Organisationen immer noch gelehrt werden, nicht akzeptieren, zum Beispiel, dass man Gott fürchten müsse und Homosexualität Sünde sei. Der Gottesdienst war schön, und am Ende war mir, als wäre ich vom Blitz getroffen worden, und ich fing an zu zittern und zu weinen.

Ich beschloss, mich näher mit dem Christentum zu beschäftigen. In den folgenden drei Monaten war ich häufig mit einer Gruppe frommer Christen zusammen, die sehr feste Überzeugungen hatten, wer in den Himmel käme und wer nicht. Mir kam das nicht richtig vor. Wie konnte Gott bedingungslos lieben und Menschen doch bestrafen? In dieser Zeit besuchte ich Gebetsabende und redete schließlich in Zungen, wie man sagt. Es klang wie Arabisch. Ich konnte es nicht steuern.

Bei genauerer Überlegung wurde mir klar, dass Gott mit mir kommunizierte und noch einmal meinen wahren Weg und die Botschaft bekräftigte, die einer breiteren Öffentlichkeit nahegebracht werden musste. Die Kirche war der Weckruf, den ich gebraucht hatte. Es wurde über Liebe und Vergebung gepredigt, und zugleich sagte man mir, jeder, der nicht den christlichen Glauben praktiziere, würde in der Hölle enden. Das stand in direktem Widerspruch zu dem Gott, den ich erlebt hatte.

Wir müssen uns klarmachen, dass einige der größten spirituellen Lehrer aller Zeiten – Jesus, Moses, Mohammed und Buddha – Liebe zur Menschheit gelehrt haben, unabhängig von Hautfarbe, Glaube, Geschlecht, Sexualität, religiöser Überzeugung oder anderen Unterschieden. Ich glaube, dass es die Macht dieser Göttlichen Liebe ist, die unserem schönen Planeten Frieden und Harmonie bringen und letzten Endes die Welt heilen wird.

Die Lösung von den Zwängen kirchlichen Lebens und die Rückkehr zu meiner spirituellen Lebensreise sollten sich als wichtiger Schritt zu meiner Genesung erweisen – insofern nämlich, als sie mir halfen, vollständig zu akzeptieren, was mir im Krankenhaus geschehen war. Emotional war ich nicht geheilt und hatte noch nicht die Kraft, die Botschaft weiterzugeben, für die ich wieder zurück ins Leben geschickt worden war. Es sollte weitere vier Jahre dauern sowie jede Menge göttlicher Synchronizität (zu oft, um alle Vorfälle in einem Kapitel erwähnen zu können) und die größte Tragödie meines Lebens erfordern, bis ich endlich stark genug war, meiner Seelenaufgabe entsprechend zu handeln.

Ein Jahr später wurde ich zu einem spirituellen Wochenende in Glasgow eingeladen, das zufällig auf den dritten Jahrestag meiner Überdosis fiel. Unter den Rednern war auch Neale Donald Walsch. Sie können sich also vorstellen, wie über alle Maßen aufgeregt ich war. Seine Worte trafen mich in tiefster Seele und brachten mich zum Weinen. Ein Freund, der mit mir dorthin gefahren war, schaute mich an und sagte: „Kelly, er sagt dasselbe, was du auf dem Weg hierher auch gesagt hast." Ich erwiderte: „Ja, das weiß ich, aber woher weiß ich solche Sachen?"

Im weiteren Verlauf des Tages sprach Doreen Virtue. Sie fragte, ob jemand irgendetwas habe, was er oder sie gerne mitteilen wolle. Vorsichtig hob ich die Hand und sprach zum allerersten Mal über mein Erlebnis. Die Reaktion des Publikums war unglaublich. In diesem Moment wusste ich mit ganzem Herzen und ganzer Seele, dass ich eines Tages vor der ganzen Welt über meine Erfahrung und das, was ich daraus gelernt hatte, sprechen würde. Dies bestätigte sich später, als ich einen kleinen Anschub vom Universum erhielt. Eine Dame mit einer Tasche voller Engelkarten kam auf mich zu. Sie bat mich, eine zu ziehen. Ich fasste in den Beutel und zog eine lilafarbene Karte auf der stand: „Lebensaufgabe / Meister Lehrer." Mein Freund schaute mich an und sagte: „Schau, Kelly, das ist deine Aufgabe." Fünf Minuten später – Gott ist mein Zeuge – fiel eine zweite Engelkarte von der Rückseite der lilafarbenen Karte. Sie war golden und trug die aufgedruckten Worte „Gnade und Heiliger Geist". Ich hatte keine Ahnung, wie bedeutungsvoll die Farben Lila und Gold auf meiner weiteren Lebensreise noch werden sollten.

Anfang 2014 kämpfte ich mit dem Gefühl der Isolation und zweifelte an meinem Weg; daher beschloss ich, im Internet nach anderen Menschen zu suchen, die ein ähnliches Erlebnis gehabt hatten wie ich. Ich stieß auf – oder sollte ich besser sagen, ich wurde göttlich geführt zu – Dr. Penny Sartori. Ich schickte ihr eine zweizeilige E-Mail, auf die sie prompt antwortete, und wir vereinbarten, am nächsten Tag zu skypen. Penny war damals hochschwanger und beantwortete eigentlich keine E-Mails mehr, hatte aber intuitiv das Gefühl, dass wir uns unterhalten sollten. Ich berichtete von meinem Erlebnis und meinem Herzens- und Seelenwunsch, eine Bewegung zu schaffen, die die Menschheit weltweit in Freundschaft zusammenführen sollte. Die Idee, die dahinterstehen sollte, lautete *love, care, share* – lieben, füreinander da sein, miteinander teilen. Außerdem machte ich Penny auf ein Maskottchen für Kinder aufmerksam, an dem ich gerade arbeitete, und das, wie ich hoffte, eines Tages die weitere Arbeit meiner gemeinnützigen Stiftung finanzieren sollte. Die Stiftung hat zum Ziel, weltweit das Leben von Kindern zu verbessern, die von Armut und Leiden betroffen sind. Es war eine Erlösung, endlich mit jemandem zu sprechen, der mir meine Wahrheit glaubte und nicht dachte, ich sei verrückt geworden. Penny gefiel meine Vision, und sie glaubte daran, und seither entwickelt sich alles wie von Zauberhand.

Einige Monate nach unserer Kontaktaufnahme vereinbarte ich einen Termin mit einer Rückführungstherapeutin. Vor der Sitzung sagte sie mir, sie erhalte während und nach den Sitzungen oft gechannelte Botschaften. Ich wurde in einen meditativen Zustand versetzt, doch statt einer Rückführung sah ich die Farbe Lila und offenbar ein goldenes Herz, das in meinem Bewusstsein aufstieg. Ich weinte Freudentränen. Die Therapeutin holte mich aus dem meditativen Zustand und sagte, was mir passiert sei, sei sehr ungewöhnlich. Ihrer Meinung nach war ich wohl deshalb nicht in frühere Leben zurückgeführt worden, weil diese Inkarnation so wichtig war.

Sie hatte eine Krone auf ein Blatt Papier gezeichnet und fragte mich, ob mir die Farben Lila und Gold etwas bedeuteten. Ich antwortete, vor meinem Erlebnis nicht, seither schon. Die Krone, die sie gezeichnet hatte, war ein exaktes Abbild des Logos, das ich zuvor für die Bewegung entworfen hatte: Lila und Gold mit einem Liebesherz. Sie schlug vor, mich mit meinem Geistführer zu verbinden, und sagte, ich solle den ersten Namen, den ich hörte, laut aussprechen. Es war Petrus. Um ganz ehrlich zu sein, ich war ein wenig enttäuscht von der Sitzung und traute dem, was sich gerade abgespielt hatte, nicht ganz. Ich war nicht überzeugt, dass Petrus mein Geistführer war; vielleicht hatte ja mein bewusstes Gehirn diesen Namen ausgesucht.

Am selben Abend sandte mir die Therapeutin eine SMS, ich solle über „Petrus, der Fels“, einem von Jesu Jüngern, nachschlagen. Ich lachte und antwortete, in der Bibel kenne ich mich nicht gut aus, aber ich würde nachsehen. Am nächsten Tag traf ich mich mit einer Frau, die seit Kurzem meine Mentorin war. Sie fragte, was sich bei mir so getan habe. Ich erzählte ihr von der Rückführung und von dem Hinweis auf Petrus. Die Frau sah mich schockiert an und sagte: „Wusste ich's doch, dass ich mir das Buch für die Zugfahrt aus einem bestimmten Grund ausgesucht habe. Es ist für dich gedacht.“ Sie überreichte mir das Buch *Die Christus-Matrix: 13 Schlüssel zur Erweckung des Christus-Bewusstseins* von Padma Aon Prakasha. Es enthielt ein Kapitel mit der Überschrift: „Der Anker: Petrus, der Fels.“

In einem Abschnitt dieses Kapitels ist von einer auf Christus ausgerichteten Kultur die Rede, die auf einem einfachen Herzen aufbaut, die Liebe anerkennt, ihr Bestes gibt und ein gutes Leben führt, jedoch zu kämpfen hat und Fehler macht. Ich lächelte, als ich diese Worte las; sie erinnerten mich an mich selbst, und jetzt begriff ich, warum Petrus der perfekte Geistführer ist, nicht nur für mich, sondern zweifellos auch für viele andere. Er hatte seine Schwächen, wie wir alle, aber Gott kann über unsere Fehler hinaus auf das sehen, was wirklich in allen Herzen und Seelen ist.

Die Worte aus jenem Abschnitt sollten mir eine große Hilfe sein, denn mir stand schon bald die erschütterndste und schwierigste Zeit meines Lebens bevor. Seit meiner Nahtod-Erfahrung war ich auf meinem Heilungsweg schon weit vorangeschritten. Es gab allerdings immer noch tiefsitzende verdrängte Themen aus meiner Kindheit, die Heilung suchten.

Im Juni 2015 sprach ich mit einer Freundin über ihre Erziehung und über Dinge, die ihr und ihrer Schwester in ihrer Kindheit widerfahren waren und sich negativ auf die beiden ausgewirkt hatten. Beim Zuhören stiegen mir Tränen in die Augen. Der Schmerz meiner Freundin fühlte sich an, als sei es mein eigener. Mir wurde klar, dass ich nicht nur um meine Freundin und ihre Schwester, sondern auch um mich und mein inneres Kind weinte. Es war ein äußerst seltsames Erlebnis, als wüsste ich, dass mich etwas zutiefst berührt hatte, hätte aber keine eindeutigen Erinnerungen, an denen ich dieses Gefühl festmachen konnte. Daher zog ich mich bei meiner Freundin ins Badezimmer zurück und betete laut zu meinen verstorbenen Großeltern: „Ich weiß, dass ich etwas wissen muss, aber ich weiß nicht, was. Bitte helft mir, damit ich verstehen kann, warum ich mich so fühle."

Am nächsten Tag unterhielt ich mich mit einer begabten spirituellen Frau. Wir sprachen zum ersten Mal miteinander, und sie kannte nicht mehr als meinen Vornamen, sagte aber: „Deine Intuition hinsichtlich deiner Kindheit ist richtig. Das Ganze kommt jetzt hoch, weil du endlich stark genug bist, um damit umgehen zu können. Es ist Zeit für die Heilung." Zu diesem Zeitpunkt konnten wir noch nicht ahnen, dass ich am nächsten Tag einen schweren Flashback erleiden und ins Krankenhaus eingeliefert werden sollte. Noch nie hatte ich solche Angst gehabt; sie führte zu einem völligen Zusammenbruch und einer schweren Psychose. Paranoia überkam mich, und ich traute niemandem mehr. Mein Partner und meine Eltern blieben bei mir, bis sie zum Gehen aufgefordert wurden. Mein Partner beugte sich übers Bett, um mir einen Gutenachtkuss zu geben, und ich griff mir das Jesus-Kruzifix, das er um den Hals trug, und riss es ab. Ich hatte entsetzliche Angst, und das Kruzifix erschien mir als der einzig mögliche Schutz. Im weiteren Verlauf des Abends versetzte ich dem gesamten Pflegepersonal auf der Station den Schock ihres Lebens, als ich aus dem Bett sprang und anfing, über Jesus und diverse Erzengel zu singen und zu predigen, die die Dunkelheit von der Erde vertreiben würden. Ich sang und predigte über Stunden. Später sagten mir die Krankenschwestern, ich hätte eine schöne Singstimme. Weil ich aber stundenlang ununterbrochen weitergemacht hatte, wiesen sie mich schließlich in die Geschlossene ein und gaben mir eine Spritze, damit ich aufhörte zu singen und mich beruhigte. Als mein Partner ins Krankenhaus kam, nahmen ihn die Schwestern beiseite: „Ist Kelly religiös? Singt sie in einem Chor?" Er antwortete: „Nein, normalerweise ist sie völlig unmusikalisch." Zum

Glück wurde ich nur wenige Tage später vom psychiatrischen Team untersucht, meine Zwangseinweisung wurde aufgehoben, und ich durfte nach Hause. Im Krankenhaus stellte sich etwas heraus, was kaum zu verstehen ist, und wir ringen immer noch darum zu begreifen, warum es passiert ist. Eines ist jedoch sicher: Ich befand mich in einem erweiterten Bewusstseinszustand, ausgelöst durch ein verdrängtes Trauma. Anscheinend war ich endlich so weit, dass ich mich diesen Schmerzen stellen, sie verarbeiten, heilen und loslassen konnte. Außerdem bin ich mir sicher, dass es ein wichtiger Teil meines fortwährenden spirituellen Erwachens war, das sich mit dem Schreiben dieses Buches und der damit verbundenen gemeinnützigen Arbeit fortsetzt.

Ich hatte das Glück, von freundlichen und mitfühlenden Ärzten und Pflegekräften unterstützt zu werden. Sie blickten über mein scheinbar merkwürdiges Verhalten hinaus und erkannten, dass ich Unterstützung benötigte, um potenzielle posttraumatische Stresssymptome überwinden zu können.

Leider ist dies nicht bei allen Patientinnen und Patienten der Fall, die Anzeichen einer Verbindung zum Spirituellen zeigen. Viele werden in die Psychiatrie eingewiesen und zur Einnahme einer wilden Mischung bewusstseinsverändernder Medikamente gezwungen, die ihre wahren Gefühle und ihre Identität unterdrücken.

Ich finde, in der Medizin sollte deutlich mehr für das Verständnis von Symptomen des spirituellen Erwachens getan werden. Aufmerksamkeit und Behandlungsziel sollten sich darauf richten, dass die möglicherweise tiefsitzenden Ursachen und Wirkungen der angeblichen psychischen Erkrankung der Betroffenen erkannt werden. Aus meiner persönlichen Erfahrung habe ich mitgenommen, dass man sich im Gesundheitswesen um einen personenzentrierten ganzheitlichen Ansatz bemühen sollte, der sich auf die gemeinschaftliche Heilung von Geist, Körper und Seele ausrichtet.

Aus Liebe und Respekt für meine Familie habe ich mich entschieden, an dieser Stelle stärker ins Persönliche gehende Einzelheiten rund um meine Einweisung in die Psychiatrie und unsere anhaltenden Beziehungsprobleme wegzulassen. Berichten will ich jedoch, dass mein Vater leider im September 2015 verstorben ist. Tragischerweise hat er seinem Leben durch Suizid ein Ende gesetzt. Als der Anruf kam und wir erfuhren, dass er sich erhängt hatte, trafen uns der Schock und das Verlustgefühl mit unerträglicher Wucht. Die Konsequenzen seines Todes zerrissen mir das Herz. Die Verwandtschaft meiner Mutter gab mir die Schuld am Suizid meines Vaters. Sie mieden mich und zweifelten an meinem Charakter; meine Erlebnisse und Überzeugungen zogen sie ins Lächerliche.

Ich kann nicht behaupten, dass mir das nicht wehgetan hätte; das hat es sehr wohl. Doch das Wissen und die Weisheit, die ich bei meiner Nahtod-Erfahrung erlangt habe, sowie der spirituelle und heilsame Weg, auf dem ich mich seither befinde, haben mir geholfen, ruhiger und würdiger mit dieser Tragödie umzugehen, als es mir früher möglich gewesen wäre. Verstehen Sie mich nicht falsch, von Zeit zu Zeit fällt es mir immer noch schwer, mit der Tragweite und dem Schmerz des Ganzen umzugehen, und ich habe mir alternativmedizinische Begleitung gesucht, um das Trauma verarbeiten und heilen zu können. Doch für mich ist es ein Segen zu wissen, dass das Leben weitergeht und ich eines Tages wieder mit meinem Vater zusammen sein werde. Ich weiß, dass ich seit meiner Kindheit Liebe und Anerkennung außerhalb von mir gesucht habe, wo ich beides eigentlich in mir selbst hätte suchen müssen. Meine Lebenserfahrungen haben mich zu der gemacht, die ich bin, und ich möchte nichts daran ändern. Ich glaube, dass ich mich für diesen Weg entschieden habe, dafür, auf diese Welt zu kommen, damit ich eines Tages in der Lage bin, andere auf ihrem Heilungsweg zu Selbstliebe und Akzeptanz zu unterstützen. Letzten Endes sind wir spirituelle Wesen, die Erfahrungen auf Erden sammeln. Zuweilen kann unser Leben sehr schmerzlich sein, aber ich glaube aufrichtig, dass alle unsere Erfahrungen, auch Schmerz und Leid, so eingerichtet sind, dass wir lernen, wachsen und uns weiterentwickeln können. Erst wenn wir nach Hause kommen, ergibt endlich alles Sinn. Es lohnt sich, immer daran zu denken, dass wir Liebe sind, egal, vor welchen Herausforderungen wir stehen. Wir werden bedingungslos geliebt – und zwar alle.

Ich setze mich leidenschaftlich dafür ein, ein Bewusstsein für den Suizid zu wecken; deshalb spreche ich offen und ehrlich über meine Erfahrungen an beiden Enden des Spektrums. Ich glaube, wenn die Menschen wüssten, dass es unmöglich ist, sein Leben zu beenden, könnten mehr Selbsttötungen verhindert werden. Seele und Geist leben nach dem Tod des Körpers weiter und stehen vor denselben Problemen, mit denen wir schon auf der Erdenebene Schwierigkeiten hatten. Irgendwann muss man sich mit allem auseinandersetzen; entweder durch ständige Heilung in den verschiedenen Dimensionen oder in unserer nächsten Inkarnation. Es ist ganz gewiss besser, im physischen Körper zu bleiben, wo man Familie und Freunde um sich hat, und hier seine Probleme zu bearbeiten, damit man heilen kann, was Heilung braucht, statt seinem physischen Leben ein Ende zu setzen. Vielleicht wäre mein Vater heute noch bei uns, wenn ich eingehender mit ihm darüber gesprochen hätte. Natürlich kann man es nie genau wissen; aber ich bin mir hundertprozentig sicher, dass Gott uns bedingungslos liebt und mein Vater im Geiste weiterhin wächst und heilt. Von Hazel Angini, einem begabten spirituellen Medium, wurde mir bestätigt, dass es meinem Vater gut geht. Er hatte seinen Lebensrückblick und versteht nun das ganze Zeug, über das ich spreche. Darüber musste ich lächeln.

Ich hoffe, dass meine Worte den Schmerz und das Leid derer lindern können, die jemanden durch Suizid verloren haben; ich hoffe, sie können ihnen klarmachen, dass ihre Lieben nicht zu einem Leben im Fegefeuer verdammt sind und sie einander eines Tages wiedersehen werden. Es ist an der Zeit, das mit psychischen Erkrankungen und Selbsttötung verbundene Stigma aufzuheben. Wir müssen die Menschen dazu ermutigen, offen und ehrlich über ihre Gefühle zu sprechen, statt sie, wie es sehr viele tun, als düsteres, schuldbehaftetes Geheimnis zu verstecken.

Ich glaube, die Probleme der meisten Menschen rühren von einem geringen Selbstwertgefühl her, das im Allgemeinen auf Kindheitserlebnisse zurückgeht. Gebrochene Erwachsene haben oft gebrochene Kinder, und so setzt sich der Kreislauf fort. Es muss mehr dafür getan werden, dass alle Kinder erkennen können, wie wahrhaft besonders, schön und bewundernswert sie sind. Wir haben gegenüber unseren Kindern die Fürsorgepflicht, sie darin zu unterstützen, dass sie einen frohen, gesunden Geist und eine positive Lebenseinstellung entwickeln können. Bildung sollte sich nicht nur auf Schulfächer konzentrieren. Sie sollte ganzheitlicher sein, Lebenskompetenzen und Kreativität ansprechen und uns beibringen, wie wir unserem authentischen Ich treu bleiben.

Seit meinem Erlebnis im Jahr 2009 beschäftige ich mich mit der Macht der Positivität und hatte das Privileg, eine Ausbildung bei der Sue-Stone-Stiftung machen zu dürfen. Im Kurs sprachen wir über die starke Ausbreitung der Negativität auf der Welt und deren Auswirkungen auf die Zukunft unserer kostbaren Kinder. In Sekundenschnelle stand mir wieder vor Augen, was mir bei meiner Nahtod-Erfahrung gezeigt worden war, und mein Alter Ego, Prinzessin Positivity vom Planeten Positavia, war geboren. Positavia ist im Grunde die Welt, in der ich bei meiner Nahtod-Erfahrung war, und durch die Figur möchte ich Kinder dazu befähigen, ihre Positivitätskräfte zu wecken und die positive Veränderung zu sein, die wir auf der Welt erleben möchten.

Mein größter Traum ist der Entwurf eines Maskottchens für Kinder, das die weitere Arbeit der gemeinnützigen Stiftung *Love Care Share*, die ich gegründet habe, finanziert. Ich stelle mir vor, dass ganze Familien ins Kino gehen und sich einen Zeichentrickfilm über die Abenteuer von Prinzessin Positivity vom Planeten Positavia ansehen. Am Ende des Films wird eine kurze Dokumentation über die Arbeit der Stiftung gezeigt, und die Gesichter der Menschen im Publikum strahlen, wenn sie sehen, wie sehr die Gewinne aus dem Film und dem Verkauf der Werbeartikel weniger privilegierten Kindern auf der ganzen Welt helfen können. Gibt es eine bessere Möglichkeit, dafür zu sorgen, dass die Macht der Positivität – Freundlichkeit, Mitgefühl und Akzeptanz aller – cool wird? Ob Sie ein oder hundertundein Jahre alt sind, es ist nie zu spät, ein Positivity-Prinz oder eine Positivity-Prinzessin zu werden, der oder die wahrhaft liebt, für andere sorgt und mit ihnen teilt.

Meine Nahtod-Erfahrung und meine nachfolgenden spirituellen Erlebnisse hatten Auswirkungen auf mein Leben, die ich mir nie hätte vorstellen können. Sie haben es mit sehr viel Liebe und Schönheit erfüllt und mich auf einen Weg geführt, der mir Verbindungen zu wahrhaft unglaublichen Menschen eingetragen hat. Es gab allerdings auch flüchtige Momente, in denen ich mir gewünscht hätte, dies alles wäre nie passiert, und ich könnte ein verhältnismäßig normales Leben führen … was immer normal ist. Wenn man einmal ans Jenseits gerührt hat, fällt es zuweilen schwer, sich wieder an ein irdisches Leben zu gewöhnen. Ich lerne, mich völlig zu ergeben sowie Gott, dem Universum und den Engeln die Führung zu überlassen. Ich weiß, dass die Vision, die ich in Herz und Seele trage, unter Göttlicher Führung steht, und dass meine Gebete erhört werden.

Eine Synchronizität, die geradezu unsagbar maßgeschneidert war, hat mit einem professionellen Video zu tun, das ich für die Website der *Positivity-Power*-Bewegung brauchte. Ich hatte kein Budget für die Kosten. Was ich aber hatte und immer noch habe, ist das Vertrauen darauf und den Glauben daran, dass die Vision irgendwann Wirklichkeit wird. Ich saß da, plauderte, wie so oft, mit Gott und den Engeln und bat sie um Hilfe und Orientierung. Ein, zwei Stunden später war ich auf Facebook unterwegs und entdeckte einen Wettbewerb, bei dem man die Herstellung eines professionellen Videos gewinnen konnte. Rasch bewarb ich mich und erfuhr ein paar Tage später, dass ich gewonnen hatte. Als ich mir ansah, welche Firma das Video erstellen würde, entdeckte ich zu meinem Erstaunen, dass sie *Awakening Media* hieß und ihren Sitz in einer Straße namens *Angel Wings* in Leeds hatte. Da musste ich lächeln. Als ich Alistair Ruane, den liebenswürdigen Mann, der mein Video drehen sollte, schließlich kennenlernte, verriet er mir, dass er außerdem Trickfilmzeichner und Sprecher war. Ich erzählte von meiner Vision des weltweit ersten Maskottchens für Kinder, das zum Ziel hat, jungen Menschen in weniger glücklichen Lebensumständen zu helfen. Was dann geschah, jagt mir immer noch Schauer über den Rücken. Alistair bot mir freundlicherweise an, mehr als ein Video herzustellen; außerdem entwarf er eine Zeichentrickfigur der Prinzessin Positivity. Damit hätte ich ein Produkt, das ich potenziellen Medienpartnern, die an der Produktion interessiert wären, zeigen könnte. Er sei bereit, mir zu helfen, sagte er, weil er am 9. Oktober vor einem Jahr, was zufällig auch der Jahrestag meiner Nahtod-Erfahrung ist, beinahe gestorben wäre. Dies habe seine Lebenseinstellung verändert. Jetzt wollte er anderen dienen. In diesem Moment wusste ich, dass Alistair eine der vielen gleichgesinnten Seelen war, mit denen ich in Zukunft zusammenarbeiten würde.

Während ich an meinem Kapitel schrieb, überkam mich der Drang, Kontakt zu Caz Simms, einer jungen Frau aus Wigan, aufzunehmen. Sie war gleichzeitig mit mir Patientin auf der Station gewesen, auf der ich meine Nahtod-Erfahrung gehabt hatte. Ich schickte ihr eine Nachricht über Facebook und fragte sie, ob sie sich noch an irgendetwas erinnern könne, was ich im Krankenhaus gesagt hätte. Ich rechnete schon damit, dass sie sagen würde: „Ich weiß gar nicht, wovon du sprichst." Aber sie antwortete: „Ja, ich erinnere mich, und ich sehe mit Erstaunen, dass du tatsächlich erreichst, was du dir vorgenommen hast. Du hast gesagt, du wolltest die Negativität auf der Welt verändern und sie bei jüngeren Leuten verhindern. Du hast jedem erzählt, dass wir alle eins sind, miteinander verbunden und gleich. Du warst so voller Liebe, als hättest Du eine Botschaft Gottes weiterzugeben." Das haute mich komplett um, und in diesem Augenblick wusste ich, dass ich durch göttliche Führung dazu gebracht worden war, mich mit Caz in Verbindung zu setzen, damit mein Erlebnis bestätigt und mir vor Augen geführt würde, wie wichtig die Arbeit ist, die ich mittlerweile leiste.

Der Ansporn zu meiner Arbeit für eine transformierende Veränderung auf der Welt ist für mich, dass künftige Kindergenerationen in der Liebe zu sich selbst und anderen aufwachsen. Ich nutze meine persönliche Geschichte als Beispiel für die tiefe Veränderung, die möglich ist. Ich habe über einundvierzig Jahre gebraucht, bis ich gelernt habe, mich selbst zu lieben, und obwohl ich immer noch hin und wieder emotionale Schwankungen erlebe, wenn noch nicht geheilte Themen und Unsicherheiten an die Oberfläche kommen, bin ich doch sehr stolz darauf, wie weit ich gekommen bin. Jahrelang habe ich die Liebe und Schönheit in anderen gesehen, hatte aber Mühe, sie bei mir selbst zu entdecken. Diese fehlende Liebe zu mir selbst hat mich zuweilen auf einen selbstzerstörerischen Weg geführt, und ich habe Dinge gesagt und getan, die ich heute bereue. Doch ich habe auch erkannt, dass es keinen Zweck hat, an alten angeblichen Fehlern festzuhalten. Die Vergangenheit ist vorbei, und alles, was ich in meinem früheren Leben getan habe, hat zu meinem Erwachen dazugehört. Ich habe gelernt, dass wir alle Dinge tun, die unserem übergeordneten Wohl nicht dienlich sind, und dass gerade sie zu Lektionen werden, an denen wir wachsen. Es ist kontraproduktiv, sich selbst und andere zu verurteilen, denn Gottes Liebe ist Realität und bedingungslos.

Stellen Sie sich einmal vor, wie die Welt aussähe, wenn wir uns gegenseitig unterstützen würden. Wenn wir Schuld und Scham aus unserer Vergangenheit loslassen und sowohl uns selbst als auch einander genauso lieben würden wie Gott die ganze Schöpfung liebt. Jeder Augenblick ist eine Chance, unsere Lebensweise neu zu formulieren und neu zu gestalten. Ich benutze dazu zum Beispiel eine einfache Methode, bei der man vor einem Spiegel steht. Ich schaue mein Spiegelbild an und sage: „Weil ich mich selbst wirklich liebe und mir vergebe, kann ich auch andere wahrhaft lieben und ihnen vergeben." Diese einfache Übung kann uns helfen, uns auf den Weg zur Befreiung unseres Herzens, unseres Denkens und unserer Seele zu machen. Wenn wir in Liebe und Vergebung leben, dann lösen die Wellen der Positivität ein starkes Echo in der Welt aus. So beginnt die Reise zu tiefer Heilung, auf der Herz und Seele erlöst werden im Dienst an der Liebe zu uns selbst, zu anderen und zur Welt.

Wer weiß, wohin mein Weg mich als nächstes führt, aber eines ist sicher: Es wird ein Weg sein, der auf Liebe gründet, nicht auf Angst. Ich weiß, dass ich meine Wahrheit weitergeben und mit anderen zusammenarbeiten soll, um schöne und dauerhafte Veränderungen auf unserem Planeten zu bewirken. Ich werde nie die gechannelten Worte einer echten Prinzessin vergessen, die ich gelesen habe. Sie stammen von Ihrer Königlichen Hoheit, Prinzessin Diana, und sie sagte: „Es geht nicht nur darum, einander zu lieben und die Welt zu verändern; es geht darum, alles zu lieben, um die Welt zu verändern." Nicht immer leicht, ich weiß, aber etwas, worauf wir alle hinarbeiten können. Sie war, und ist dies immer noch, eine Inspiration für viele Menschen, auch für mich. Ihr strahlend helles Licht lebt weiter und berührt die Welt weiterhin auf positive und lebensbejahende Weise. Durch die Arbeit unserer gemeinnützigen Stiftung wollen wir Kindern in aller Welt Liebe, Freude, Glück und Positivität bringen und damit, genau wie Diana, ein wunderbares Erbe hinterlassen.

Seit Beginn meiner Forschung haben sich viele Menschen mit ihrer Nahtod-Erfahrung oder ihrem spirituell transformierenden Erlebnis an mich gewandt. Sie haben beschrieben, wie häufig sich seither in ihrem Leben Synchronizität entwickelt. Oft erscheint dies geradezu unglaublich, doch für die Betroffenen hat es große Bedeutung. Kelly ist da keine Ausnahme, und dieses Kapitel hat nur einige der vielen Fälle von Synchronizität in ihrem Leben gestreift. Kelly ist durch ihr Erlebnis völlig verwandelt worden und handelt voller Hingabe nach Maßgabe dessen, was sie dabei gelernt hat. Tatsächlich war sie die treibende Kraft hinter diesem Buch, und ihre Ideen gehen weit über eine bloße Co-Autorinnenschaft hinaus. Sie hat die Prinzessin Positivity, das Maskottchen für Kinder, erschaffen, die *Positivity-Power-*Bewegung gegründet (die die Tätigkeit der gemeinnützigen Stiftung *Love Care Share* unterstützt), und sie knüpft weiterhin Kontakte zu Menschen aus aller Welt, um die Botschaft gegenseitiger Verbundenheit, des Friedens, der Liebe, der Fürsorge und des Dienstes am Nächsten zu verbreiten.

2

Berührung mit der Leere ... und die Rückreise

Mit der siebenunddreißigjährigen Schauspielerin Gigi Strehler kam ich 2001 erstmals in Kontakt. Damals wandte sie sich über meine Website an mich und bat um Hilfe zum Verständnis ihrer Nahtod-Erfahrung. Sie war noch in der Anfangsphase eines Erklärungsversuchs für ihr Erlebnis. Wir tauschten ein paar E-Mails aus, doch bis sie sich wieder meldete, sollte es noch einige Jahre dauern. Das ist nicht ungewöhnlich; es kann viele Jahre dauern, bis jemand in der Lage ist, mir sein Erlebnis in seinem ganzen Ausmaß anzuvertrauen. Wir vereinbarten ein kurzes Skype-Telefonat – das dann etwa drei Stunden dauerte. Fasziniert hörte ich zu, was Gigi zu sagen hatte und wie sie ihr Erlebnis deutete. Durch solche Gespräche mit Nahtod-Erfahrenen vertieft sich mein Verständnis dieses vielseitigen Phänomens. Gleich bei unserem ersten Gespräch fiel mir deutlich auf, dass die Veränderungen in Gigis Leben nach ihrer Nahtod-Erfahrung sich kaum mit ihrem Leben davor in Einklang bringen ließen, da Gigi eine Form der Nahtod-Erfahrung erlebt hatte, über die seltener berichtet wird: Eine Erfahrung der Leere. Später stellte ich für Gigi den Kontakt zu Kelly her, und sie brachte sie wiederum mit anderen Menschen in Verbindung, die in diesem Buch ebenfalls vorkommen.

Der Prozess, mit dem wir auf diese Welt kommen, dauert bedeutend länger als der, mit dem wir sie verlassen. In manchen Fällen endet das Leben in einem Wimpernschlag; bei anderen verläuft der Abgang schleppend und zieht sich in die Länge. Ich gehörte zu den Ersteren; meine flüchtige Begegnung mit dem Tod verlief sehr plötzlich und unerwartet. Es fasziniert mich, dass Menschen oft neugieriger auf die Einzelheiten sind, die zum Tod geführt haben, als auf das tatsächliche Ereignis des Sterbens. Ich hatte einen Freund, der Suizid beging, und ich war völlig verblüfft, wie viele Menschen ganz genau wissen wollten, wie er sich das Leben genommen hatte, statt sich bewusst zu machen, dass dieses Leben nun nicht mehr da war. Wir haben wirklich eine morbide Faszination für Tod und Sterben. Ich werde mich in dieser Hinsicht kurz fassen.

Es war ein ganz normaler Prüfungstag an der Schauspielschule, an der ich unterrichtete. Ich überstand die kräftezehrende Prozedur, mit den Schülerinnen und Schülern zu proben und sie zu ihrer jeweiligen Prüfung zu schicken. Weil ich mich ungewöhnlich schwach und müde fühlte – ich hatte keine Ahnung, dass ich an inneren Blutungen litt – ging ich bei Feierabend auf die Toilette. Dort brach ich zusammen. Später erfuhr ich, dass ich an einem sogenannten Meckel-Divertikel litt und ein durchgebrochenes Magengeschwür hatte, eines mit eigener Blutversorgung – doch in dem Moment wusste ich nur, dass aus jeder erdenklichen Körperöffnung Blut floss. Ich schaffte es, mich am Waschbecken festzuhalten und die Tür aufzuschließen, und zu meinem großen Glück war die Schulleiterin gerade im Flur. Es gelang mir, sie auf mich aufmerksam zu machen. Ich wusste, dass bei mir irgendetwas ganz und gar nicht in Ordnung war, und bat sie, einen Krankenwagen zu rufen. Dann verlor ich das Bewusstsein. Im Krankenwagen kam ich wieder zu mir und wurde in die Notaufnahme gebracht. Ich hatte größtes Vertrauen zu Notarzt, Rettungssanitätern, Krankenhaus und Diagnose (will heißen, ich unterstellte allen das Beste) – und war mir sicher, dass das, was mit mir nicht stimmte, bald wieder in Ordnung käme. Irgendwie brachte ich es fertig, mir verstandesmäßig eine Erklärung dafür zurechtzuschustern, dass das Blut in Strömen aus mir herausfloss und ich Bluttransfusionen erhielt, um meine rasch schwindende Lebenskraft aufrechtzuerhalten. Die Ärzte gaben sich größte Mühe, die Ursache zu finden, doch obwohl aus allen Richtungen Schläuche in mich eingeführt wurden, konnten sie nichts entdecken.

Die Blutung war so stark, dass man auf den Kamerabildern nichts erkennen konnte. Doch ich hatte immer noch Vertrauen; und ich glaubte immer noch ziemlich naiv an mein Glück.

Die Launen des Lebens können sekündlich wechseln, heißt es. Leider, und letztendlich verheerenderweise, spielte sich dies alles unmittelbar vor einem Streik der Krankenschwestern und Rettungssanitäter gegen geplante Gesetzesänderungen bei ihrer Bezahlung und Rente ab. Unter normalen Umständen wäre ich mit ihnen marschiert; doch jetzt sollte ihr Streik mein Untergang sein. Ich empfinde dies heute immer noch ganz neutral so. Allerdings hat sich meine Beziehung zu Wörtern wie Chaos, Zufall, Glück, Schicksal, Bestimmung, Koinzidenz, glückliche Fügung, Unglück und Pech im Laufe der Jahre ständig verändert. Die Krankenschwestern, die auf meiner Station Dienst hatten, waren Ersatzkräfte, die für die Streikenden hatten einspringen müssen. Mittlerweile lag ich seit fast fünf Tagen im Krankenhaus, und die Blutung machte keinerlei Anstalten nachzulassen. Ich erinnere mich, dass meine Mutter meinen krampfenden Körper aufrecht hielt, während sich ein roter Strom aus mir ergoss. Dann ging bei der Übergabe oder in meiner Krankenakte offensichtlich etwas schief, denn an jenem Abend erhielt ich keine Bluttransfusion. Am nächsten Morgen sollte eine Untersuchung mit einem bildgebenden Verfahren gemacht werden, um die Blutungsquelle festzustellen. Das Ganze sollte eine längere Prozedur werden, deshalb wurde ich im Rollstuhl auf die Toilette gefahren, damit ich mich noch einmal erleichtern konnte, bevor es losging. Kaum dass ich im Bad war, wurde ich ohnmächtig, schlug mit dem Kopf gegen die geflieste Wand und entglitt der Welt. Das war's. Der Tod war im Anmarsch.

Es stimmt, was man sagt: Der Sinn, der am längsten erhalten bleibt, ist das Gehör; alle anderen Sinne stellen allmählich ihre Funktion ein, wenn der Tod, beginnend an den Füßen, sich unserer bemächtigt. Doch das Hören verschwindet als Letztes. Das ist ein uraltes Phänomen. Vielleicht haben Sie davon gehört, dass Sokrates gezwungen wurde, als Exekutionsmethode einen Trank aus der hochgiftigen Schierlingspflanze zu sich zu nehmen; sie bewirkt eine aufsteigende Muskellähmung, die schließlich zum Tod führt. Oder vielleicht haben Sie einen Film gesehen, in dem Bilder von einem Sterbenden gezeigt werden, die man mit einer Wärmebildkamera aufgenommen hat: Wenn die Kamera Wärme (Leben) entdeckt, leuchtet zunächst noch der ganze Körper rot, dann gehen die Farben von den Füßen aus über verschiedene Zwischenstufen ins Blau (Tod) über. Im Grunde verlässt man seine körperliche Gestalt durch den Scheitelpunkt des Kopfes, und deshalb bleibt das Gehör am längsten erhalten.

Ich habe während meines Erlebnisses wirklich eine Menge gehört! Ich hörte, wie die Krankenschwestern das Reanimationsteam riefen. Ich hörte, wie sie zugaben, dass sie einen Fehler gemacht hatten, weil die letzte Bluttransfusion nicht gegeben worden war. Ich hörte das Chaos, als sie erfuhren, dass sich das Reanimationsteam gerade auf der anderen Seite des Krankenhauskomplexes befand. Ich hörte die Schreie, als schnelle Notfallentscheidungen getroffen wurden. Ich hörte Angst, Panik, Verwirrung, Entschlossenheit und Adrenalin. Dann wurde alles schwarz.

Der Tod ist ein sehr schöner, einlullender Prozess. Es ist ein köstliches Gefühl – das mich nun absolut nicht mehr beunruhigt. Kein Erlebnis könnte herrlicher sein, ganz egal, wie viele Drogen oder bewusstseinsverändernde Substanzen man sich einverleibt. Außerdem liegt sehr viel *Gnade* und *Barmherzigkeit* in dem Prozess. Wenn ich heute vor irgendeiner Situation stehe, führe ich mir immer vor Augen, dass *alles vergeht* – sogar der Schmerz. Dies ist die wunderbare Erlösung, die der Tod bringt.

Wie ist es, zu sterben? Für mich war es, als lehnte ich mich in einer Hängematte zurück. Es ist, als sei der „Tod" eine Rückwärtsbewegung und das „Leben" als Wille/Absicht/Aufmerksamkeit nach vorne gerichtet. Noch Jahre später gab es in der Therapie Momente, in denen ich mir nicht verzeihen konnte, dass ich dem Tod so leicht nachgegeben hatte. Wir hegen alle das Idealbild, dass wir bis zum bitteren Ende und um jeden Preis um diese Vorwärtsbewegung zum Leben und zum Dasein kämpfen werden. Bei mir war es nicht so. Ich löste mich so leicht von meinem Körper wie ein Blatt von einem Baum fällt. Ich wusste, dass meine körperliche Hülle aufgegeben hatte. Obwohl mir klar war, dass meine einzige Hoffnung darin bestand, meine ganze geistige Kraft, mein Bewusstsein, meine Absicht auf den Kampf nach vorne, wieder zurück ins „Leben", zu konzentrieren, entschied ich mich stattdessen dafür, mich tiefer in diese wunderbare Hängematte aus Barmherzigkeit und Gnade fallen zu lassen. Ich wählte den Tod.

Limbus-Land. Das ist der Begriff, den ich in der Therapie geprägt habe, um den Raum oder Ort zu beschreiben, an den ich kam. Viele Menschen sehen einen Lichttunnel oder begegnen lieben Verstorbenen oder sogar einem Energie-/Quellen-/Licht-Wesen beziehungsweise einer Gottheit. Ich hatte kein Erlebnis, das eine andere Bewusstseinswelt bestätigen würde. Diese ist ein wunderbares und positiv verstärkendes Merkmal einer herkömmlichen Nahtod-Erfahrung. Sogar eine „negative" Nahtod-Erfahrung, bei der man einer dämonischen Präsenz oder zerstörerischen Kräften begegnet beziehungsweise deren Anwesenheit spürt, kann positive Resultate haben. Aus beiden Erfahrungen kommen die Betroffenen mit dem sicheren und tief verwurzelten Gefühl zurück, dass es ein anderes Raum-Zeit-Kontinuum oder Dasein für das Ich gibt. Wer eine positive Nahtod-Erfahrung erlebt hat, kommt zurück und sonnt sich in seinem Himmlischen Erlebnis. Nach einer negativen Nahtod-Erfahrung ändern sich die Betroffenen nach ihrer Rückkehr oft grundlegend. In jedem Fall aber haben sie eine unerschütterliche Vorstellung vom weiteren Dasein des Ich-Bewusstseins. Ich sollte eine unerschütterliche Vorstellung von etwas ganz anderem gewinnen. Von etwas nämlich, über das nur in knapp fünf Prozent aller Nahtod-Erfahrungen berichtet wird. Ich ging „in die Leere". Völlige Dunkelheit, völlige Stille, völliges Nichts. Null. Nichts. Gar nichts. Es war das Nichts als Erfahrung, nicht als Vorstellung, mit der wir hin und wieder spielen, solange wir noch quicklebendig sind. *Ich will das einen Moment wirken lassen, vielleicht kommt dann wirklich an, was ich in Worte zu fassen versuche …* Ich habe wahre Zeitlosigkeit erfahren. Zeit ist nicht linear; sie ist eine vom Menschen entworfene Vorstellung. Sie ist kurvig, gewellt; sie verläuft in Spiralen. In einem einzigen Augenblick erlebt man gleichzeitig alles, was war, ist und sein wird; alles, wovon man ein Teil und womit man eins ist. In den ersten Monaten nach der Rückkehr in die physische Welt sollte mein analytischer Verstand bei dem Versuch, diese *Vorstellung* – von der Erfahrung gar nicht zu reden – sinnvoll zu verarbeiten, einen schweren Zusammenbruch erleiden. Im Ringen darum zu begreifen, was für ein Ort dieses *Limbus-Land* gewesen war, kam ich auf den Gedanken, wenn ich kein Himmlisches oder Höllisches Erlebnis gehabt hatte, dann musste ich wohl irgendwie in einem Zwischenreich oder Zwischenraum gewesen sein. In einem Durchgang zwischen Leben und Tod (oder vielmehr einer fortgesetzten, aber veränderten Existenz oder Daseinsform) – in einer Art Fegefeuer, wenn Sie so wollen. Diese Idee sollte etwas lostreten, was mir seither zur – vielleicht lebenslangen – Obsession geworden ist: Mein Interesse an der Erforschung der menschlichen Jenseits-Vorstellungen. Mit meinen Fragen ging ich zum Rabbi, zum Priester, zum Imam und zum Mönch – keiner hatte konkrete Antworten, und mit konkret meine ich eine Philosophie, Ideologie oder Vorstellung, die sich *hundertprozentig* mit meinem Erlebnis, meiner Realität, meiner Wahrheit deckt. An meiner Verzweiflung zerbrach meine Psyche. Angesichts dessen, dass meine Selbstwahrnehmung sich praktisch von meiner körperlichen Gestalt gelöst hatte, fragte ich mich: Wer bin ich eigentlich? Was *ist* dieses *Limbus-Land*? *Wohin* bin ich gegangen?

In der Therapie gelang es mir, das Bedürfnis allmählich loszulassen, jenen Ort mit anderen Worten oder Begriffen zu definieren. Stattdessen kann ich mir jetzt immer, wenn ich wieder dorthin möchte, einfach das Gefühl und die Ganzheit des Erlebnisses in Erinnerung rufen. Das Gefühl totaler *Liebe*, totaler *Barmherzigkeit* und des völligen *Ausbleibens jeglichen Gerichts* ist meinem Bewusstsein ein ewiger Trost. Es ist mir nicht mehr wichtig, diesen Ort beschreiben oder in Worte fassen zu können – entscheidend ist für mich vielmehr, dass ich die drei krassen Offenbarungen, die ich dort hatte, wirklich verinnerliche.

Offenbarungen sind von Natur aus spontan. Sie sind kein Prozess oder Weg, der zu einem gewissen Erwachen führt – sie sind unmittelbar und vollständig und tiefgreifend. Ich kann das nur so formulieren: Es war, als würden mit einem Mal drei Offenbarungen/Erkenntnisse in mein Gehirn heruntergeladen – obwohl natürlich fraglich ist, ob das Gehirn bei einem Herzstillstand immer noch als „Gehirn“ funktioniert. Egal, mit welchem Begriff man dies belegen mag, im Grunde verband ich mich mit drei einschlägigen Wahrheiten, die mich bei meiner Rückkehr ins Leben schließlich mit jedem Atemzug beeinflussen sollten …

Offenbarung Eins – *die materielle Welt ist nicht die Realität.* Als tote Feststellung (kein Wortspiel) ist das leicht daher gesagt. Wenn man es aber erlebt, bringt es die eigene Welt und Existenz gehörig ins Wanken. Es ist zutiefst schockierend. Urplötzlich verzerrt diese Erkenntnis unsere Auffassung von uns selbst. Wir nehmen nichts mit. Nichts. Nicht einmal unsere körperliche Gestalt. Ich bin weder mein Körper noch mein Verstand. Ich bin nicht meine Organe. Ich bin nicht einmal mein Atem. Was bin ich dann? *Ganz. Einfach. Ich. Bin.* Das ist eine große Vorstellung, und wenn sie eintritt, eine noch größere und schockierende Realität. Deshalb fiel es mir nach meiner Rückkehr in die physische Welt sehr schwer, eine Bindung an Dinge oder Geld oder Besitz zu entwickeln. Ich wurde ungeheuer intensiv in meiner Kommunikation mit Menschen – ich schaute ihnen tief in die Augen, suchte die Verbindung zu ihrem tiefsten und eigentlichsten Ich im Gegensatz zu ihrer physischen Manifestation. Ich konnte Gesichter und Körper nicht mehr auf einer Gleitskala einstufen. Ebenso wenig konnte ich noch zwischen Schönheit und Hässlichkeit unterscheiden. Ich verlor jegliche Objektivität. Ich konnte nur noch subjektiv die helle und dunkle Energie entziffern, die Menschen mit sich herumtragen, sowie das ganze Spektrum dazwischen. Bei all unserem Fortschritt als Menschheit haben wir einen gewissen animalischen Instinkt/sechsten Sinn in uns unterdrückt. Mein animalischer Instinkt war nun hingegen verstärkt worden. Ich konnte nur noch die Schwingungsenergie anderer spüren und meine jeweilige Reaktion darauf registrieren. Ich konnte Menschen in einer Sekunde „erschnuppern" und fast ihre Gedanken lesen, ungeachtet dessen, was ich über ihre äußere Gestalt dachte. Schön oder nicht. Das Ganze wurde sehr aufdringlich, sowohl für die anderen als auch für meine eigene Energie. Ich konnte ihre geheimsten Gedanken, ihre tiefsten Ängste und ihre größte Liebe „schnuppern". Die Wahrheit ist, was sie ist. Man kann ihr nicht entrinnen, ganz gleich, in welches Mäntelchen sie gesteckt und wie sie einem präsentiert wird. Dementsprechend nahm ich in den ersten Jahren nach meinem Erlebnis kein Blatt vor den Mund. Ich sagte den Leuten auf den Kopf zu, was sie wirklich dachten und empfanden. Sie waren darüber entweder erschrocken oder verärgert, oder es überforderte sie. Irgendwann habe ich einfach nichts mehr gesagt. Doch die Fähigkeit, geradewegs durch die physische Gestalt hindurchzusehen, ist nach wie vor Segen und Fluch zugleich.

Offenbarung Zwei – *Das Gericht ist ein innerer Prozess.* Viele Weltreligionen, Philosophien und Ideologien sprechen von einem Jüngsten Gericht, vom Gewogenwerden, von einem karmischen Ausgleich oder von einem Tag der Abrechnung: Von einer Beurteilung des Handelns, Redens und Fühlens des Menschen. Doch diese vollzieht sich *völlig anders*, als man es sich vorstellt. Viele, die eine Nahtod-Erfahrung erlebt haben, sprechen von einem „Lebensrückblick", bei dem ihnen (von einer neutralen Wesenheit, die nicht urteilt) ihr Leben vorgeführt wird oder sie es in Teilen noch einmal nacherleben. Oft aus der umfassenderen Perspektive des höheren Selbst oder mit den „Augen" desjenigen, der von unserem Verhalten oder Handeln betroffen war. Auch bei mir war das Gericht kein äußerer Prozess. Es gab keine einzelne Wesenheit, die verfügte, dass gute Menschen den Aufzug in den Himmel und schlechte den Lift in die Hölle zu nehmen hätten. Diese Sicht ist viel zu vereinfachend. Das Gericht ist ein Prozess, der sich gänzlich im eigenen Inneren abspielt. Er verläuft nicht von außen nach innen, sondern vielmehr von innen nach außen. Mein körperloser Aufenthalt im *Limbus-Land* war für mich, als sei ich völlig durchsichtig. Alles konnte in mich „hineinschauen", und ich war Teil von allem. Vielleicht kommen daher die Vorstellungen vom „allgegenwärtigen" und „allsehenden" Gott. Auf dem Sterbebett kann man nicht vor sich selbst davonlaufen. Man kennt die Wahrheit hinter jeder *Tat*, jedem *Wort* und jedem *Gedanken*. Richtig. Jede Absicht, die man je hatte, ist einem selbst und ebenso *allem, was ist,* bewusst. Und weil die „Zeit" in der physischen Welt endlich ist, kann man, wenn man erst einmal in die Ewige Welt hinübergegangen ist, nicht wieder zurück und die Wellen und Schwingungen glätten oder ändern, die man in seinem physischen Leben ausgelöst hat. Keine Tat, kein Wort, keinen Gedanken und kein Gefühl kann man rückgängig machen. Sie sind einfach, *was ist*, und jetzt im *Limbus-Land* für immer sein wird. *Das* hat für mich meine persönliche Hölle ausgemacht. Jede Begegnung, jedes Ereignis, jedes Wort, jede Tat, jeder energetische Austausch mit jedem anderen Menschen, Tier oder Naturwesen, wird in Rechnung gestellt, weil es *geschehen* ist – diese Dinge sind entstanden, und was einmal in den Stoff des Lebens eingewoben ist, kann man nicht wieder heraustrennen. Das schmerzt. Bei meiner Rückkehr hatte ich das belastende Bedürfnis, jedes frühere Ereignis, das mir oder anderen Unbehagen oder seelischen Schmerz bereitet hat, wiedergutzumachen und aufzulösen.

Offenbarung Drei – *auf unser Handeln kommt es an, nicht auf unseren Glauben.* Wie wir handeln und was wir tun, bestimmt unseren Schwingungszustand in der kommenden Welt. Religion, überlieferte Glaubenssysteme oder Ideologien sind nicht wichtig. Es kommt nicht darauf an, *wie*, sondern *dass* man dorthin gelangt: Zu einem höheren Seins-/Bewusstseinszustand als man ihn am Ausgangspunkt hatte. Mir ist klargeworden, dass der Glaube (oder übrigens auch der Unglaube), zu dem man sich bekennt, für das Resultat völlig unerheblich ist. Was man denkt, sagt und tut, hat unendlich viel mehr Gewicht, als was man „glaubt"! Daher habe ich für Religion zugleich alle Zeit der Welt und überhaupt keine Zeit! Dies hat in mir den Wunsch geweckt, alle großen Weltreligionen in der Tiefe zu erforschen, um herauszufinden, wie verschiedene heilige Schriften, Propheten und weise Menschen, Kulturen und spirituelle Prozesse uns auf unserer Reise und in unserem Streben unterstützen, schrittweise von der Finsternis zum Licht zu gelangen. Ich kann mich lebhaft daran erinnern, dass ich im Alter von acht oder neun Jahren in der Grundschule im Fach Religion ein großes Buch angeschaut habe ... und mir nur eines im Bewusstsein blieb: „Religion ist nur eine bunte Laterne; wir schauen alle durch verschiedenfarbige Fenster, aber drinnen ist immer dieselbe Kerze." Dies fasst exakt zusammen, was ich bei dieser letzten Offenbarung empfinde. Für mich war es fast, sei es Gott/die Quelle/das Licht/Om/Jahwe/das Universum/Alles Was Ist (nach Belieben streichen) viel größer als alle trivialen Komplikationen, die aufgrund des Bedürfnisses entstehen, spirituellen Ausdruck zu definieren. Die Energie von Allem Was Ist hat weder die Zeit noch, so stelle ich mir vor, den Wunsch, sich mit dem Eingemachten des menschlichen Strebens nach Erleuchtung durch feststehende Lehren, vom Menschen gemachte und vom Menschen überwachte Regeln, Vorschriften für Rituale oder Vervollkommnung bestimmter Praktiken zu befassen. Man entwickelt sich weiter und höher oder nicht. Ganz einfach.

Der Wiedereintritt in meine körperliche Gestalt kam eher einer harten Bruchlandung gleich. Ich vermute, dies lag am aggressiven ärztlichen Eingreifen, auf jeden Fall verspürte ich mit einem plötzlichen Schock, dass meine Sinne wiedererwacht waren. Ich nahm den überwältigenden Geruch der Desinfektionsmittel in der sterilen Umgebung wahr. Mich blendete das helle künstliche Licht. Ich schmeckte meinen staubtrockenen Mund. Ich hörte, wie der Assistenzarzt einen tiefen Seufzer der Erleichterung ausstieß und sich den Schweiß von der angstzerfurchten Stirn wischte. Der Schmerz durch die Nadeln, die mir in die Adern gejagt worden waren, schoss mir durch den ganzen Körper. Es war tatsächlich eine Bruchlandung, aber ich war angekommen. Ich war jetzt. Ich war wieder da.

Die ersten Worte, die ich zu meiner Mutter sagte, als sie hastig in den Raum gerufen wurde, waren: *„J'étais près de Dieu"* – „Ich war Gott nahe." Ich sollte betonen, dass meine Muttersprache zu hundert Prozent Englisch ist. Obwohl meine Mutter vier Sprachen spricht, Französisch ist ihre dritte, und ich in der Schule Französisch als Fremdsprache hatte, kommt es mir bis heute ziemlich merkwürdig und abgefahren vor, dass ich das so sagte. Auf jeden Fall ist mir bewusst, dass ich, egal wie und in welcher Sprache es herauskam, irgendwie auf einer sehr tiefen Ebene die Realität des Geschehens begriffen hatte. Ich hatte an die Leere gerührt – und war wieder zurückgekommen. Ich wusste, dass ich in nächster Zeit nicht wieder fortgehen würde. Als mich die Ärzte dann schnurstracks zu einer Notoperation in den OP beorderten (sie hatten beschlossen, einfach aufzumachen und zu schauen, was sie vorfinden würden) und die Deckenlichter an mir vorbeirasten, während ich im Eiltempo durch die Flure geschoben wurde, lief meine Mutter neben mir her und sagte einfach nur: „Bitte um Vergebung", was ich ihr als sehr hoffnungsvollen und praktischen Rat inmitten der ganzen Hysterie und des Chaos hoch anrechne.

Vergebung beschreibt das überwältigende Gefühl am besten, das ich im *Limbus-Land* hatte. Eine nahtlose Verschmelzung von *Barmherzigkeit*, *Mitgefühl* und *Liebe*. Ich erinnere mich allerdings, dass ich als Reaktion auf das Gebet oder die Hoffnung, die meine Mutter in bester Absicht äußerte, gedacht habe, „Vergebung, wofür?" Hatte ich wirklich ein so schlechtes Leben geführt? Ja und nein. Aber in dem Moment war ich vielleicht bereits durch die völlige innere Ruhe getröstet, die ich in der anderen Welt verspürt hatte und die nun wie funkelnde

Taureste noch an mir haftete. Ich hatte keine Angst. Und mir wurde vergeben.

Als ich nach der Operation aus der Narkose erwachte, riefen die Krankenschwestern meine Mutter, obwohl Angehörige im Aufwachraum normalerweise nicht zugelassen sind. Dieses Mal waren meine ersten Worte: „Mami, ich bin wegen dir wiedergekommen ...“ Später erfuhr ich, dass sie meinen Bauch aufgeschnitten, das Meckel-Divertikel und das durchgebrochene Magengeschwür entdeckt und diese sowie ein Stück von meinem Darm entfernt hatten. Außerdem erfuhr ich im Nachhinein, dass sie meiner Mutter gesagt hatten, sie seien von meinen Überlebenschancen nicht sonderlich überzeugt. Was wiederum ihre Bemerkung „Bitte um Vergebung“ als letzten Rat zum Abschied und Hinweis auf ein potenzielles Ende erklärt. Tatsächlich jedoch sollte dies der Beginn einer langen und beschwerlichen Genesungszeit sein – körperlich, geistig und emotional. Einer Zeit, die damit anfing, dass meine Mutter mich buchstäblich fütterte und wusch, während ich allmählich meine wichtigsten Muskeln wiederaufbaute und von Neuem gehen lernte. Es war, als machte ich die verschiedenen Lebenserfahrungen seit der Kindheit noch einmal im Schnelldurchlauf. Als wäre an meinem Leben ein Reset-Knopf gedrückt worden. Als ich ein paar Tage später das Krankenhaus endlich verließ, staunte ich, wie leuchtend bunt die Blumen und Bäume waren. Geräusche überforderten mich völlig. Wie zum ersten Mal lernte ich wieder, es mir in meinem Körper bequem zu machen und mich von ihm beherbergen zu lassen.

Mir passierten die ungewöhnlichsten Dinge. In meiner elektromagnetischen Struktur musste sich etwas verändert haben, denn ich merkte, dass ich mich dieses Mal in einem etwas anderen physischen Körper befand. Lampen brummten oder flackerten, wenn ich in ihre Nähe kam – und ich habe ein paar Sicherungen durchbrennen lassen! Außerdem wurde ich extrem lichtempfindlich und musste noch lange, auch nachts, beim Autofahren eine Sonnenbrille tragen. Fernseher, Computer und Telefone machen mir in unserem technisierten Zeitalter immer noch zu schaffen – das künstliche Licht versengt mir die Netzhaut, und offenbar löse ich bei den Geräten mehr Störungen aus als andere. Auch in meiner Energie musste sich etwas verändert haben; das merkte ich. Ich war ohne Haustiere aufgewachsen und hatte keine besondere Affinität zu ihnen (ich liebte und achtete Tiere, hatte ihnen gegenüber aber eine neutrale Einstellung), doch jetzt kamen sie – empfindende Wesen, die sie sind – ständig auf mich zu. Ich wohne in einer kleinen Erdgeschoss-Wohnung im Herzen Londons. Eichhörnchen hüpften fröhlich in mein Wohnzimmer, und Füchse machten sich dekorativ auf meiner Veranda breit. Ich vermute, ihr „unverstellter Instinkt" konnte die Überreste vom Tau der anderen Welt noch schnuppern. Ähnlich war es bei kleinen Kindern; sie fühlten sich mit ihrer ganzen Reinheit, Unschuld und Liebe zu mir hingezogen – und ich wusste, dass sich etwas in mir verändert hatte. Nicht absichtlich. Ich hatte mich nie darum bemüht. Einfach als Nebenwirkung meiner Nahtod-Erfahrung.

Auswirkung auf das eigene Leben haben eigentlich eher die Nachwirkungen einer Nahtod-Erfahrung, weniger die Nahtod-Erfahrung als solche. Bei mir ist alles Mögliche passiert. Mein Schlaf veränderte sich: Ich musste bei meiner Mutter schlafen, weil mein Herz mich jedes Mal kurz vor dem Einschlafen mit einem Flattern wieder aufweckte – als ob es sich daran erinnerte, dass es einmal ausgesetzt hatte und nun versuchte, mich aus der Ruhe, in die ich gerade hinüberglitt, wieder herauszureißen, damit ich nicht noch einmal stürbe. Mein Traumleben sprengte die Richter-Skala – „bedeutende" Träume erreichten sowohl an Häufigkeit als auch an Intensität ganz neue Höhen. Inzwischen kann ich sehr genau unterscheiden zwischen Träumen, durch die der Verstand einfach seinen Müll entsorgt, und Träumen, mit denen eine Verbindung zur Quelle eine Botschaft übermittelt, etwa als mir meine beiden Schutzengel vorgestellt wurden (ich wachte unter Tränen auf und konnte kaum glauben, dass ich auch nur einen, geschweige denn zwei dieser unglaublichen Wesenheiten verdient hätte), prophetischen Träumen (ich fing an, von Ereignissen zu träumen, bevor sie im realen Leben tatsächlich eintraten) oder Träumen über geistige Führung, Zeichen oder Omen. Daher habe ich eine große Faszination für den Schlafzustand entwickelt, für unsere Beziehung zum Schlaf und für das, was im Schlaf geschieht. Einen großen Teil (etwa ein Drittel) unseres Alltags verbringen wir in diesem veränderten, fast koma-artigen Zustand – mit anderen Hirnmustern, anderer Wahrnehmung und verändertem Bewusstsein. Es wird ein Kanal oder eine Verbindung zu etwas anderem anderswo hergestellt. Davon bin ich überzeugt – und wir erforschen gerade erst die Spitze des Eisbergs.

Irgendwo zwischen dem Spirituellen und dem Physischen liegen das Geistige und das Emotionale. Ich kann mit Gewissheit sagen, dass es eine Zeit gegeben hat, in der ich meinen Verstand und mein Herz komplett verloren hatte. Ich glaube, zum Teil hat wohl auch mein Erleben der „Leere" zu einem vollständigen existenziellen Zusammenbruch geführt, und im Vergleich zu meiner Erfahrung des „Friedens, der höher ist als alle Vernunft" musste doch jede emotionale Begegnung auf dieser Welt verblassen. Ich wurde beinahe suizidal und wollte nur noch wieder zurück zu jenem beseligenden euphorischen Zustand im *Limbus-Land.* Mein Empfinden und Denken änderte sich in allen Dingen grundlegend. Als hätte ich eine Hirn- und Herztransplantation gehabt, eine völlige Verwandlung von Persönlichkeit und Identität. Es war überwältigend. Ich hatte eine ganz andere Sicht meiner selbst, meines Platzes in der Welt, meiner Familie, meiner Freunde, meiner Umgebung, meiner Einstellungen, meiner Moral, meiner Werte, meiner Vorstellungen von Liebe, Kindern, Tieren und Natur – im allerweitesten Sinne – bis hinunter zu Politik, Karriere, Geld, Eigentum, Beziehungen, Ehe, Religion, Glaube, Sex, Gebet, Meditation und wieder hinauf zu gewaltigen Ideen, die mit Zeit, Energie und Bewusstsein zu tun hatten … Wie Sie sich vorstellen können, ist das viel Stoff zum Nachdenken, und man muss sich ordentlich durchkämpfen, besonders wenn man, wie ich, erschöpft ist von Medikamenten, welche die Nebenwirkungen der Nahtod-Erfahrung und der posttraumatischen Belastungsstörung dämpfen sollen.

Dies war die Geburtsstunde von *Near Death Experience UK.* Ich hatte mich ein paar Jahre lang ausgiebig in das Thema eingelesen und sehr viel Trost darin gefunden, dass Nahtod-Erfahrungen sich zwar höchst unterschiedlich manifestieren können, es jedoch ein paar Charakteristika gebe, die für alle gelten, unabhängig von Alter, Geschlecht, Sprache, Kultur, Glaube und Hautfarbe. Mir wurde klar, dass diese universellen Wahrheiten uns alle miteinander verbinden. Wenn ich so sehr darunter litt, mich wieder an das Leben auf dem Planeten Erde anpassen zu müssen, dann müsste es doch Tausende andere Menschen geben, die denselben Schmerz und dieselbe Verwirrung durchmachen und vor denselben Herausforderungen und Hindernissen stehen, vermutete ich. Daher gründete ich Großbritanniens erste Selbsthilfegruppe für Nahtod-Erfahrene: *Near Death Experiences UK*. Ich hatte keine Ahnung, wie ich anderen anders helfen sollte als mit den Worten: „Ich weiß. Ich verstehe." Aber ich wusste, dies wäre eine wunderbare Möglichkeit, die Gemeinschaft der Nahtod-Erfahrenen zusammenzubringen sowie Unterstützung, Liebe und Ermutigung anzubieten. Aufgrund unglaublicher medizinischer Fortschritte werden immer mehr Menschen vom Rande des Todes zurückgeholt. Oft hatten sie die außergewöhnlichsten Erlebnisse, und je mehr wir darüber sprechen, desto mehr können wir daraus lernen. Meine Nahtod-Erfahrung hat mich auf eine Art und Weise geprägt und verändert, wie ich es mir nie hätte vorstellen können. Ich bin sehr dankbar. Ich würde sie nie wiederhergeben wollen; und ich hoffe, Licht erfüllt Ihre „Phase Zwei" – wo und wer Sie auch sind …

Ich erinnere mich, dass Gigi bei unserem ersten Gespräch über Skype berichtete, wie schwierig es gewesen war, jemanden zu finden, der verstehen konnte, was sie erlebt hatte. Sie hatte das Gefühl, sie falle ihrer Familie und ihren Freunden zur Last, weil sie so viel über ihr Erlebnis sprach. Für Gigi machte dies deutlich, wie dringend Nahtod-Erfahrene einen geschützten Ort brauchten, an dem sie Unterstützung von anderen suchen und finden konnten, die das Gleiche oder Ähnliches erlebt hatten. Bereits in den 1980er Jahren hatte es eine Gruppe für Nahtod-Erfahrene gegeben, die IANDS UK (International Association of Near-Death Studies) unter der Leitung von David Lorimer und Dr. Peter Fenwick, doch zu dem Zeitpunkt, als Gigi sich mit mir in Verbindung setzte, gab es keine aktive Selbsthilfegruppe.

Als unmittelbare Folge ihrer Nahtod-Erfahrung wandte Gigi sehr viel Zeit für die Recherche nach Selbsthilfegruppen auf, mit dem Ziel, *Near Death Experiences UK* zu gründen. Gigi streift dies in ihrem Kapitel zwar nur kurz, doch ich finde, dass sie sehr viel erreicht hat. Sie richtete eine Website ein, suchte einen Veranstaltungsort und verwendete sehr viel Zeit und eigenes Geld auf die Einrichtung der Gruppe. Jeder, der schon einmal eine Organisation gegründet hat, weiß, wie schwierig dies sein kann. Ihre Entschlossenheit zahlte sich aus, und im Juni 2014 leitete sie erfolgreich das erste Treffen der zu Beginn noch kleinen Gruppe, dem etliche weitere folgten.

Ich glaube, damit ist der Anfang eines Angebots gemacht, für das ein großer Bedarf besteht, und ich bin sicher, dass die Gruppe wachsen wird; denn zweifellos werden sich viele Leserinnen und Leser dieses Buches in einer ähnlichen Lage befinden wie Gigi damals. Die Gruppe gibt Nahtod-Erfahrenen die Möglichkeit, über die Folgewirkungen ihrer Nahtod-Erfahrung zu sprechen und Trost in der Unterstützung anderer zu finden, die ebenfalls entsprechende Veränderungen erlebt haben.

Gigi hat eine große Vision für die Gruppe und hofft, dass sie sich mit der Zeit auf Treffpunkte in ganz Großbritannien ausweiten wird, damit es lokale Gruppen gibt, in denen die Menschen zusammenkommen können, ohne deshalb nach London fahren zu müssen. Außerdem stellt sie sich vor, dass Therapeutinnen und Therapeuten, die sich auf die Unterstützung Nahtod-Erfahrener spezialisiert haben, über die Gruppe kontaktiert werden können, damit die Betroffenen so viel Unterstützung wie nur irgend möglich erfahren. Wenn Sie sich an der Gruppe beteiligen und Gigi bei deren Weiterentwicklung unterstützen möchten, dann besuchen Sie bitte die Website www.neardeathexperienceuk.com. Dort finden Sie nähere Informationen, wie Sie mit ihr Kontakt aufnehmen können.

3

Weiter als der Himmel

Krista Gorman ist sechsundvierzig Jahre alt und lebt in Florida. Kurz nach Erscheinen meines Buches im Jahr 2014 erhielt ich eine E-Mail von ihr. Ich sah mir auf YouTube einen kurzen Film über Krista an, in dem sie bei einer Konferenz der *International Association of Near-Death Studies* (IANDS) einen Vortrag über ihre Nahtod-Erfahrung hält. Als sie erwähnte, in ihrer Schwangerschaft sei bei einer Ultraschalluntersuchung festgestellt worden, dass ihre Tochter eine Hydronephrose (Harnstauungsniere) hat, fiel mir eine leichte Synchronizität auf; denn als ich mit meinem Sohn schwanger war, wurde auch bei ihm während einer Ultraschalluntersuchung eine Hydronephrose diagnostiziert. Kristas Präsentation inspirierte mich sehr, denn hier war eine Frau, die ebenfalls im Gesundheitswesen tätig war und die Bedeutung von Nahtod-Erfahrungen verstand. Krista hat ein Buch über ihre Erfahrung geschrieben und war Gast in Morgan Freemans Sendung *The Story of God*, die im Fernsehsender von *National Geographic* läuft. Ich stellte den Kontakt zwischen Krista und Kelly her, und die beiden freundeten sich rasch an. Außerdem wurde Krista aktives Mitglied der Facebook-Gruppe *Positivity Power*, wo sie über Videokontakte der Liebe ihres Lebens begegnet ist.

Es war im Sommer 2009, gegen Ende meiner Schwangerschaft. Die vergangenen zwei Jahre hatte ich sehr viel gearbeitet und meine Ausbildung zur Arzthelferin gemacht. Meine Abschlussprüfung fand nur drei Wochen vor dem errechneten Geburtstermin meiner Tochter statt. Ich war frischgebackene medizinische Fachangestellte und sollte schon bald Mutter werden. Das waren wirklich spannende Zeiten!

Aufgrund einer genetisch bedingten Nierenanomalie meiner Tochter sollte die Geburt in der neununddreißigsten Schwangerschaftswoche eingeleitet werden, und so richtete ich mich an einem heißen Juliabend in meinem Zimmer im Krankenhaus ein. Über eine Infusion wurde mir das wehenfördernde Mittel Oxytocin verabreicht; unmittelbar davor hatte ich ein Antibiotikum erhalten, um eine Infektion zu vermeiden. Kaum dass das Antibiotikum durch die Infusion lief, verspürte ich ein komisches Gefühl in der Brust, als ob mein Herz nicht mehr normal schlagen würde. Ich verständigte die Krankenschwester, die die Infusion sofort stoppte, und kurz danach hörten auch die Herzrhythmusstörungen auf. Ich konnte mir meine Reaktion nur so erklären, dass ich in der Schwangerschaft eine Allergie gegen das Medikament entwickelt haben musste.

Die Nacht über verliefen meine Wehen ereignislos, und am nächsten Morgen war der Muttermund erst drei Zentimeter geöffnet. Unter Oxytocin sind die Kontraktionen wesentlich stärker, und so sehr ich mir auch gewünscht hatte, ohne Epiduralanästhesie durch die Wehen zu kommen – nun bat ich doch darum. Kurz nachdem der Katheder in meinen Spinalkanal eingeführt worden war, lag ich da und schaute auf den Monitor neben mir. Ich beobachtete die Aufzeichnungen und sah, dass die Herztöne meines Babys unter den Wehen gefährlich absanken. Weil ich wusste, dass eine Bradykardie (verlangsamter Herzschlag) unter den Wehen eine direkte Indikation für einen Kaiserschnitt ist, verließ mich der Mut, und ich wartete darauf, dass die Hebamme mir die Nachricht überbrächte.

Sekunden später kam sie und sagte mir, sie müsse auf der Kopfhaut meiner Tochter einen Sensor anbringen, um ihre Vitalzeichen genau überwachen zu können, bevor ich per Kaiserschnitt entbunden würde. Obwohl ich wusste, dass der Kaiserschnitt absolut notwendig war, war ich völlig niedergeschlagen. Ich wollte mein Baby entbinden, zusehen, wie sie auf die Welt kam, und sie im Arm halten, wenn sie ihre ersten Atemzüge machte.

Doch ich erkannte die Dringlichkeit der Lage, deshalb schob ich diese Gedanken sofort beiseite. Ich bekäme mein Baby! Ganz egal, wie sie auf die Welt kommen würde, bald hätte ich sie im Arm. Voller Vorfreude bei dem Gedanken, zum ersten Mal ihr Gesicht zu sehen, lag ich da, während der Sensor eingesetzt wurde. Würde sie mir ähnlich sehen? Oder meinem Mann? Uns beiden? Welche Haarfarbe sie wohl hatte? *Ich wünschte mir nur, dass sie gesund sei.* Mitten in diesen Gedanken spürte ich wieder dasselbe Flattern in der Brust wie am Abend zuvor, nur dieses Mal wesentlich stärker.

Mein Atem ging stoßartig, und so sehr ich mich auch bemühte, ich bekam einfach nicht genug Luft. Ich wandte mich an meine Mutter, die neben mir stand, und konnte gerade noch die Worte herausbringen: „Ich kann kaum noch atmen!" Da brach die Hölle los. Sofort wurde ich unsanft auf die linke Seite gedreht, und mir wurde eine Sauerstoffmaske aufgesetzt, während ich gleichzeitig aus dem Entbindungszimmer über den Flur in den Operationsaal geschoben wurde. Ich erinnere mich an das Geräusch, das ich machte, als ich um Luft für meine Lungen rang – ein enges, verzweifeltes Keuchen. Dann, unmittelbar bevor alles dunkel wurde, überkam mich ein sanfter, behutsamer, ruhiger Göttlicher Friede. Um neun Uhr achtzehn hörte mein Herz auf zu schlagen.

Meine nächste bewusste Wahrnehmung war, dass ich mich hoch über meinem Körper befand; beim Blick hinunter sah ich, dass er auf dem Bett lag und Leute um ihn herumstanden. Ich konnte sehen – und ich war immer noch „Krista". Ich war wach, bei Bewusstsein und doch unbelastet durch mein physisches Ich. Ich sah zu, wie winzige schwarze Teilchen aus meinem Körper heraus rasch nach oben schwebten, dorthin, wo sich mein Blickwinkel befand, bis ich eine schwebende, lockere Atmosphärenwolke war. Es gab keinen Schmerz. Keine Geräusche. Keine Sorgen oder Ängste. Mir war, als wäre ich aller bisher bekannten Realität enthoben und die Erinnerung daran ausgelöscht. Ich war einfach reines, unverfälschtes Bewusstsein. Ich wusste nicht, wo ich war oder warum ich hier war und hatte auch nicht das Gefühl, dass ich dies aus irgendeinem Grund wissen müsste. Ich *war* einfach. Aber ich konnte fühlen, und in diesem Moment verspürte ich ein starkes Gefühl der Neugier, was da unten wohl vor sich ging. Was war das da unten für ein Ding? Und was hatten all die anderen Dinger darum herum zu schaffen? In diesem Moment war mir überhaupt nicht klar, dass das, was ich sah, mein Körper war, der da unten auf dem Bett lag, und dass die Dinger um mich herum Ärzte und Krankenschwestern waren, die versuchten, mein Leben und das meines Kindes zu retten.

Ich hatte keinerlei emotionale Bindung an die physischen Gestalten, die ich sah. Die ganze Szene war fast, als sähe ich einen Film, und beim Zuschauen wurde ich immer neugieriger, was da vor sich ging. Ich sah, wie mein Arzt meine Tochter aus meinem Bauch zog und sie in ein blaues Handtuch gewickelt an jemanden weitergab, der neben meiner rechten Schulter stand. Sie nahmen sie und drehten sich schnell um, so dass ich nicht sehen konnte, was sie machten – dabei wollte ich es doch unbedingt sehen! Ich beobachtete, wie unten ein blau gekleideter Mensch durch die Tür trat, einen Augenblick stehen blieb, wie um die Lage einzuschätzen, und dann an das Bett trat und sich gegenüber meinem Arzt, der bereits wieder intensiv mit mir beschäftigt war, positionierte.

Ich schwebte zur anderen Seite des Raumes und spürte dabei, dass ich immer stärker an die Szene, die sich unter mir entfaltete, gebunden wurde. Sie kam mir bekannter vor, fast als wüsste ich, was da vor sich ging, könne es aber noch nicht ganz einordnen. Gerade als sich dieses Gefühl einschlich, spürte ich an meiner linken Seite ein Ziehen. Es war ein sanftes Ziehen, als wollte es sagen: „Komm schon." Ich wehrte mich dagegen, weil ich bleiben und herausfinden wollte, was vor sich ging. Daraufhin verstärkte sich der Zug, und ich wusste, was ich zu tun hatte. Also ließ ich los. Sobald mein Widerstand nachließ, schoss ich wie eine Gewehrkugel durch den Raum nach links, durch eine fast flüssige Wand hindurch, weiter durch eine aufblitzende, strahlend weiße Region und dann hinaus an einen Ort, an dem ich wieder von eben jener aus Teilchen bestehenden Materie aufgesaugt wurde, die ich war. Sie war dick und dicht und durchdrang mich voll und ganz.

Was für ein Tempo! Es war unglaublich! Unmerklich schwirrte ich in diesem Raum herum und stellte überrascht fest, dass die „Wand" neben mir an manchen Stellen flüssig war, an anderen wieder aus dichten Teilchen bestand. Sie war schön, wie ein bewegliches Kunstwerk. Mir ging es großartig! Dann wurde ich plötzlich von dem Gefühl einer äußerst intensiven reinen Göttlichen Liebe durchdrungen. Es fühlte sich an, als ob jedes einzelne Teilchen, das ich war, ebenfalls diese Liebe war. Ich war absolut vollständig, ganz und vollkommen. Ich war zu Hause.

Im nächsten Moment erhielt ich etwas, was ich nur als „Download“ von Informationen bezeichnen kann – Informationen, die ich mir unbewusst und oft auch bewusst schon mein ganzes Leben lang gewünscht hatte. Ich erhielt die Antworten auf alle Fragen, die ich je gestellt hatte. Sie kamen durch eine Art Trichter zu mir, in dem sie sich sofort auf einen einzigen Punkt verengten: Liebe. Es war dieselbe Liebe, von der ich in diesem Augenblick spürte, dass ich sie war. Eben diese Liebe war die Antwort auf alles! Endlich wusste ich es!

Die Glückseligkeit, die ich verspürte, hüllte mich ein, während ich unmerklich vorwärts raste. Dann erregte ein Fleck weißlichen Lichts meine Aufmerksamkeit. Wieder war ich neugierig und wollte darauf zugehen. Ich tat es, und er wurde dabei immer größer, bis ich in seiner dunstigen, weißen, runden Öffnung dunkelgraue, schattenartige menschliche Gestalten erkennen konnte. Vor ihnen stand die Gestalt eines kleinen, etwa siebenjährigen Jungen. So hatte ich mir immer den kleinen Tom Sawyer vorgestellt, mit einem grauschwarzen, breitkrempigen Hut und Latzhose. Die anderen Gestalten waren verschwommener, und ich wusste, dass sie den kleinen Jungen nach vorne geschickt hatten, um mich anzulocken, um sich das Mitgefühl, das ich für ihn empfand, zunutze zu machen.

Dessen ungeachtet konnte ich spüren, dass der Junge und die anderen mich brauchten, und ich reagierte darauf sofort mit dem Wunsch zu helfen. Ich ging durch die Öffnung, und die Schattengestalten traten zur Seite, um mich hineinzulassen. Ich glitt tiefer in den Raum hinein, immer an ihnen entlang, und blieb dann stehen. Ich schwebte auf der Stelle und sah, dass sie in einigem Abstand zusammenkamen und mich in dem weißlich-grauen Dunst in einem Kreis umschlossen; und ich spürte ihr starkes Bedürfnis nach meiner Hilfe. Ich hatte weder Angst noch hatte ich keine Angst. Ich hatte keine Ahnung, warum sie Hilfe brauchten, nur, dass ich einen ebenso großen Wunsch verspürte, ihnen diese Hilfe zu geben. Kaum dass ich den Wunsch verspürte, etwas von mir zu geben, kamen sie aus allen Richtungen sehr schnell auf mich zu. Einer nach dem anderen „schlug mich ab“ und zog sich dann wieder zurück; fast im selben Moment, in dem sie auf mich zuschossen, waren sie auch wieder weg. Ich spürte nichts, außer dass ich allmählich kleiner wurde. Sie stahlen meine Energie, meine Essenz, und ich „starb“ schnell ein zweites Mal. Mir schwanden die Sinne, ganz ähnlich wie im Flur des Krankenhauses, als ich meinen letzten Atemzug tat.

Plötzlich kam mir blitzartig die Erkenntnis, dass diese Wesen mich buchstäblich vernichten würden, wenn ich bliebe. So sehr ich sie auch von ihrem Leiden befreien wollte, der Wunsch, hier wegzukommen, war noch stärker. Kaum hatte ich den Wunsch verspürt, wurde ich erneut nach links gezogen und merkte, dass ich an den Schattengeistern vorbei wieder in die Atmosphäre hineinraste, aufs Neue mit meiner Essenz verbunden und noch einmal in reine, beseligende Liebe eingetaucht wurde.

Bald kam ich zu einer weiteren Öffnung und ging durch sie hindurch; intuitiv wusste ich, dass sie zu etwas anderem führen würde als vorhin. Es war nicht nur anders, es war das völlige Gegenteil! Ich tauchte ein in die allerherrlichste Landschaft, in eine Landschaft von atemberaubender Schönheit! So weit das Auge reichte, war der Boden mit hinreißenden gelben Blumen übersät. Das Blumenfeld zog sich in die Ferne, bis es in sanfte hellgrüne Hügel überging, die vereinzelt mit Bäumen bestanden und von einem strahlend blauen Himmel überspannt waren. Zu meiner Linken befand sich ein idyllischer Wasserfall mit moosbewachsenen Steinen. Zu meiner Rechten stand ein dichter immergrüner Wald. Das war mein Garten Eden, und ich war völlig überwältigt vor Dankbarkeit und Liebe zu alledem. Ich war es, und es war ich. Die Landschaft und ich wurden buchstäblich eins, weil Liebe durch mich und um mich strömte, von Blüte zu Blüte und von Baum zu Baum. Wir waren alle miteinander verbunden, ein einziger nahtloser Energiefluss.

Als Nächstes stellte ich fest, dass ich auf beiden Seiten von meinen Engeln, wie ich sie bezeichne, flankiert wurde. Sie waren von brauner Hautfarbe, sehr groß und dünn und kommunizierten mit mir über Gefühle, genau wie die Schattenwesen. Man sagte mir, ich könne in meinem Garten Eden bleiben, weitergehen und sehen, was danach kommt, oder in mein Leben hier auf Erden zurückkehren. Ich hatte keinerlei Erinnerung an mein Leben auf Erden und keine Ahnung, was als Nächstes kommen würde, aber nachdem ich mich noch einmal umgeschaut hatte, wusste ich, was ich wollte.

Augenblicklich ging es mit ungeheurer Geschwindigkeit zurück, und ich sah, wie meine Engel sich mir zuwandten und mir zu verstehen gaben, dass ich, da ich mich für die Rückkehr entschieden hatte, weitergeben musste, was ich hier gelernt hatte. Ich „fühlte" ihnen zu, dass ich das tun würde, obwohl mir nicht ganz klar war, was das genau bedeutete; denn ich wusste immer noch nicht, wohin mein Rückweg führte und warum ich mich dafür entschieden hatte. Als Nächstes erinnere ich mich an einen schrecklichen, tiefen Schmerz in meiner Brust. Ich war wieder in meinem Körper. Um neun Uhr sechsundzwanzig setzte mein Puls wieder ein.

Die grausame Realität, mit der meine Familie und Freunde in den ersten Stunden nach meinem Herzstillstand zurechtkommen mussten, war das genaue Gegenteil des unglaublichen, nicht in Worte zu fassenden, herrlichen Erlebnisses, das ich im Jenseits gehabt hatte. Sie waren außer sich vor Angst und Kummer, als die Ärzte ihnen sagten, die Chancen stünden fifty-fifty, dass ich die ersten vierundzwanzig Stunden nach meinem Herzstillstand überlebte; und wenn ich überlebte, sei mit Hirnschäden zu rechnen, wodurch ich wahrscheinlich mein Leben lang im Wachkoma liegen würde. Ich hatte nicht nur acht Minuten lang keinen Puls gehabt, sondern auch nach einer Fruchtwasserembolie eine disseminierte intravasale Koagulopathie (vereinfacht gesagt, schwere Blutungen) erlitten. Es war ein Tag, an dem, wie mein Arzt sagte, „etwas Wunderbares geschehen" sei – ein Tag, der auch sein Leben stark verändern sollte.

Nach etwa vierundzwanzig Stunden im künstlichen Koma öffnete ich die Augen. Meine Ärzte staunten, wie rasch ich meine Fähigkeiten wiedererlangte, und von da an verlief meine Genesung, dem Krankenhausbericht zufolge, „rapide und beeindruckend", was viele Befürchtungen von Freunden und Familie ausräumte. Nach acht Tagen im Krankenhaus konnte ich wieder nach Hause.

Danach war ich jedoch eindeutig nicht mehr ich selbst. Ich war nicht die „alte Krista", die alle wiederhaben wollten. Zwar funktionierte ich anscheinend relativ normal, doch meine Persönlichkeit hatte sich komplett verändert, und meine Familie wusste nicht so recht, was sie davon halten sollte. Mein ruhiges und entspanntes Verhalten war nicht zu erklären. War ich früher weitgehend eine Persönlichkeit vom Typ A gewesen – leicht angespannt, obsessiv, getrieben und fokussiert, immer voller Zukunftssorgen oder mit der Vergangenheit befasst – war ich jetzt gelassen und völlig entspannt. Nun akzeptierte ich alles, wie es war, setzte nichts mehr Widerstand entgegen und stellte nicht infrage, was „ist". Gelassen bewältigte ich meinen Alltag, und dafür, was ich alles durchgemacht hatte, gelang mir das ziemlich gut.

Ich konnte einfach „sein". Ich konnte in jedem Augenblick präsent sein, ohne Sorgen und Ängste. Ich tat immer, was gerade getan werden musste, mit einem tiefen Gefühl der Liebe und Wertschätzung für alles. Mir kam es vollkommen normal vor, dass ich so war. Jede Windel, die ich wechselte, jedes Stück Geschirr, das ich wusch, jedes Kuscheln mit meiner neugeborenen Tochter war erfüllt von Liebe und dem Gefühl der Ehrfurcht, einem kindlichen Staunen, das sich wunderbar und mühelos anfühlte. Nichts fühlte sich „falsch" an. Langgehegte Überzeugungen wurden ersetzt durch tiefes Verständnis und selbstlose Akzeptanz jeder Meinung. Alles, wirklich alles, war genau so, wie es sein sollte, und diente einem wesentlich höheren Zweck, als wir uns hier in unserer körperlichen Gestalt zumeist vorstellen können. Dieses Verständnis schenkte mir unendlichen Frieden, und in seinem Zentrum stand die Liebe.

Ich stellte mein Empfinden nie infrage. Ja, ich glaubte sogar, jeder empfände so wie ich, bis die ständige Glückseligkeit, in der ich lebte, allmählich nachließ. Erst dann erkannte ich die Veränderungen in mir und konnte mich von beiden Seiten sehen, obwohl ich immer noch nicht wieder vollständig im Kontakt mit der Krista war, die ich vor meiner Nahtod-Erfahrung gewesen war, und immer noch keine direkten Erinnerungen an mein Erlebnis hatte. Bis ich eines Morgens aus einem unglaublich lebhaften Traum erwachte. Er war hyperreal gewesen, anders als jede irdische Wirklichkeit, die ich bisher erlebt hatte. Alle Einzelheiten meiner Nahtod-Erfahrung waren da, die Gefühle und das, was ich gesehen hatte – jetzt konnte ich im Wachzustand jederzeit darauf zurückgreifen. Plötzlich begriff ich, warum ich in den vorangegangenen Wochen so empfunden hatte, und in diesem Moment wurde ich tiefgreifend, vollständig und grundlegend verwandelt. Es war, als wäre ich zu meinem neuen Ich erwacht, obwohl ich doch schon die ganze Zeit da gewesen war.

Beschwingt und außer mir vor Freude rief ich meinen Mann. Ich wollte ihm sagen, wie großartig das Jenseits ist und wie sehr wir alle geliebt werden. Ich wollte es an die ganz große Glocke hängen! Überwältigt von Gefühlen erzählte ich, was ich erlebt hatte, und Tom hielt meine Hand und hörte aufmerksam zu. Obwohl er mich unglaublich liebevoll unterstützte, fühlte ich mich nach dem Erzählen sofort im Stich gelassen. Ich spürte, dass er es eigentlich gar nicht verstehen konnte. Er konnte nicht nachfühlen, was mir geschehen war, und ich wusste, dass ich das von ihm auch nicht erwarten konnte. Ich glaubte, dass ich das von niemandem erwarten konnte, außer von Menschen, die dasselbe erfahren hatten.

Mit meiner Nahtod-Erfahrung war eine gewaltige Transformation meines Bewusstseins verbunden, doch das Erlebnis zu verarbeiten und anzunehmen, war ein emotionaler Kampf, der mich in den darauffolgenden Wochen und Monaten beinahe jede Minute beanspruchen sollte. Die Wissenschaftlerin in mir hielt mich für verrückt und behauptete, mein Erlebnis sei die Erfindung eines Gehirns unter Sauerstoffmangel; doch mein wahres, mein höheres Selbst wusste, dass dies eine Lüge ist. In Wirklichkeit war ich bis in meine DNS hinein verwandelt worden, und es gab kein Zurück. Doch zugleich bedeutete dies, dass ich das Versprechen erfüllen musste, das ich meinen Engeln gegeben hatte, aber ich war noch nicht so weit.

Wegen des Herzstillstandes und des darauffolgenden Sauerstoffmangels litt ich unter Ausfällen in meinem Kurzzeit- und Langzeitgedächtnis. Oft war es bereits ein Kampf, den Tag zu überstehen. Ich wollte ganz für mein Neugeborenes da sein, und zusammen mit allen anderen Anforderungen des Alltags raubte mir dies sämtliche Energie, so dass noch nicht einmal mehr etwas dafür übrig war, das, was ich durchgemacht hatte, auch nur in Ansätzen zu verarbeiten.

An einem Punkt, an dem ich alles besser verstehen wollte, führte mich eine Internet-Recherche zu Dr. Jeffrey Long, einem Nahtod-Forscher, der zugleich Arzt ist. Da ich selbst auf medizinischem Gebiet tätig war, war es mir angenehmer, mich an ihn zu wenden. Weil es mir aber schwerfiel, meine Geschichte von anderen beurteilen zu lassen, war ich vorsichtig. Statt offen zu reden und zu sagen, dass ich im Jenseits gewesen war, beschloss ich, erst einmal einen Versuchsballon steigen zu lassen. Daher gab ich an, ich glaubte, während meines Herzstillstandes könnte etwas passiert sein, sei mir aber nicht sicher. Seine Antwort machte meiner Taktiererei ein jähes Ende: „Achten Sie auf Ihre Träume." Dr. Long hatte Worte geschrieben, die ich nicht ignorieren konnte. Erleichtert und auch ein wenig erschrocken, begriff ich: Mein Erlebnis war echt, und ich musste es annehmen. Vielleicht konnte ich dann aufhören, mich zu quälen. Außerdem bedeutete dies, dass ich mein Versprechen erfüllen musste – das Versprechen, an das ich mich erinnerte und das ich jetzt auch verstand – die Liebe, die ich im Jenseits erfahren hatte, weiterzugeben. Aber wie? Wie sollte ich als diese Göttliche Liebe auf dieser Welt leben?

Die tiefgreifende Bewusstseinsveränderung von meiner bisherigen Selbstsicht zu einem völlig neuen Verständnis dessen, wer und was ich war, hatte mich in meinen Grundfesten erschüttert, und ich verfügte noch nicht über das notwendige Werkzeug, um mich in dieser dreidimensionalen Welt auf meinem neuen Fundament der Liebe wiederaufzubauen. Meine Berufung lautete, die Liebe weiterzugeben, die ich war, diese unglaublich beseligende und transzendente, immerwährende göttliche Liebe. Doch ich musste dies in meinem Körper tun, in der Haut, in die ich wieder gefahren war – und ich musste herausfinden, wie.

Das Problem war: Ich hatte keine Ahnung, wie das gehen sollte. Ich liebte andere und mich, aber immer nur bis zu einem gewissen Grad, immer bremste ich mich. Ich hatte Angst, mein Wesen vollständig zum Ausdruck zu bringen – diese reine, aus Teilchen bestehende Liebesenergie, die ich im Jenseits war – und ließ mich dadurch davon abhalten. Beim Wiedereinfinden in mein Leben hier habe ich jahrelang nicht erkannt, wie sehr diese Angst wuchs und mich in meinem Selbstausdruck einschränkte. Ich glaubte, ich müsse tun, was ich konnte, um wieder ins alte Muster zu passen, nur um zu überleben. Ich musste den hohen Anforderungen als frischgebackene Mutter, in einem neuen Beruf und als Ehefrau gerecht werden. Zugleich musste ich meinen

Körper heilen sowie meine kognitiven Funktionen und mein Gedächtnis wiederherstellen. Bei alledem entfernte ich mich immer mehr von dem, wer ich wirklich war.

Um mich wieder ans hiesige dreidimensionale Erleben anzupassen, war ich in meine alte Einstellung verfallen, mich als von Grund auf getrennt von allem und jedem zu betrachten. Ich hatte meine bewusste Verbindung zu der Göttlichen Liebe, die ich war, verloren und musste sie wiedergewinnen, was mich jahrelange Versuche kostete und mit vielen Prüfungen und Kämpfen verbunden war. Ich brauchte eine neue Schablone, nach der ich mich als die Liebe, die ich war, wiederaufbauen konnte. In dem Versuch, meine Nahtod-Erfahrung und ihren wesentlichen Gehalt zusammenzufassen, formulierte ich schließlich ZWÖLF PRINZIPIEN. Sie sind schlicht, aber nicht einfach. Mir haben sie geholfen, mein Leben in dieser dreidimensionalen Welt zu transformieren. Sie haben mir eine Tür zu einem Dasein eröffnet, in dem ich am besten mit dem im Einklang sein kann, was ich meines Wissens und Empfindens im Jenseits bin. Für mich haben sie buchstäblich den Himmel auf die Erde geholt – und als ich anfing zu heilen, fingen auch die Menschen in meiner Umgebung an zu heilen. Diese ZWÖLF PRINZIPIEN lauten:

Lebe bewusst
Lebe gerne
Lebe liebevoll
Lebe furchtlos
Lebe mitfühlend
Lebe geduldig
Lebe präsent
Lebe spirituell
Lebe treu
Lebe zielstrebig
Lebe kreativ
Lebe wie durch ein Wunder

In jedem Augenblick leben wir in einer Vielzahl von Beziehungen; jede ist einzigartig und sinnvoll und besteht aus einem ganz bestimmten Grund. Durch unsere Beziehungen erfahren wir mehr darüber, wer wir sind. Der Schlüssel zu Aufbau und Erhalt liebevoller Beziehungen liegt darin, eine liebevolle Beziehung zu uns selbst aufzubauen und zu erhalten. Wenn wir uns selbst als das großartige, strahlende Göttliche Wesen behandeln können, das wir sind, dann können wir auch andere so behandeln. Jeder Mensch ist ein Spiegel, der die anderen um sich herum abbildet. In meinem Leben bis zu meinem Tod hatte ich nicht so für mich gesorgt, wie ich das eigentlich schon immer hätte tun sollen und wollen. Jetzt blieb mir gar nichts anderes übrig als herauszufinden, wie man das macht.

Liebe war der Schlüssel zu allem. Genau wie das Universum, dessen integraler Bestandteil ich bin, musste ich zuerst mich selbst lieben, bedingungslos. Dies sollte die Heilung sehr tiefer Wunden erfordern; all die Narben, die mein Ego auf meinem Herzen hinterlassen hatte, mussten besser geliebt werden. Die Schattenwesen hatten mich gelehrt, wie wichtig die Liebe zu sich selbst ist, wie wichtig es ist, dass ich mein eigenes Wohlbefinden über das aller anderen stelle. Dies mag zwar egoistisch klingen, doch es ist unbedingt notwendig, damit wir bestmöglich wir selbst sein und damit anderen besser dienen können. Nicht indem wir uns vor ihnen klein machen, sondern indem wir unsere Liebe weitergeben, sei es in unserer Rolle als Mutter, Vater, Ehepartner, Kollege oder Unbekannter auf der Straße.

Um mich selbst besser ehren und lieben zu können, musste es eine große Veränderung in meinem Leben geben, nämlich die gemeinsame Entscheidung von meinem Mann und mir, unsere Ehe zu beenden. Es war kein abruptes Ende, sondern eine beiderseitige Entscheidung nach vielen Jahren intensiver Arbeit daran, dass wir zusammenbleiben können. Schließlich gelangten wir zu der Erkenntnis, dass wir nicht mehr dieselben waren, als die wir uns kennengelernt und ineinander verliebt hatten, und die Art von Beziehung, die unsere Ehe erforderte, nicht aufrechterhalten konnten. Der Silberstreif am Horizont ist, dass wir einander weiterhin als Menschen lieben und achten, die nun getrennte Wege gehen. Darin spiegelt sich unmittelbar die Liebe und Achtung, die wir für uns selbst empfinden.

Meine Nahtod-Erfahrung und die anschließende Umsetzung der *Zwölf Prinzipien* hat mein Selbstverständnis verändert, nicht nur als

Seele in diesem Körper sowie in meiner Beziehung zu und meinem Umgang mit der Welt im Allgemeinen, sondern insbesondere in meiner beruflichen Rolle als Arzthelferin. Es gibt eine ewige Verbindung, die wir alle miteinander haben, eine Verbindung, derer sich manche bewusst sind und andere nicht. Für alle, die dieses Bewusstsein nicht haben und dann von Angesicht zu Angesicht jemandem begegnen, der es hat, besteht die Möglichkeit, dass es in ihnen geweckt wird. Wir sind Spiegel; und wie in Indras Netz sind wir Edelsteine im großen Geflecht des Universums, die einander ihre Göttlichkeit spiegeln.

Ich sehe diese Göttlichkeit in meinen Patientinnen und Patienten, wenn ich ihnen in die Augen schaue. Es liegt ein Wiedererkennen darin. Sie wissen, dass mir aufrichtig an ihnen liegt; sie können es spüren. Es ist Liebe, was sie in diesem Augenblick erkennen, und in diesen göttlichen Augenblicken entsteht eine Verbindung, die irdische Grenzen übersteigt. Es sind Augenblicke des Wunders, in denen wahre Heilung einsetzt. Ich versuche, in meinem gesamten Umgang mit meinen Patienten die *Zwölf Prinzipien* anzuwenden. Ich versuche, liebevoll, mitfühlend, geduldig und präsent zu sein. Ich versuche, bereit zu sein zuzuhören und das göttliche, höchst kreative Wesen zu sehen, das sie sind. Ich versuche, die kleinen Wunder zu erkennen, die ständig geschehen, die Fälle von Synchronizität, die mich mit Ehrfurcht erfüllen.

Ich weiß es sehr zu schätzen, dass ich die Gelegenheit erhalte, mich in diesem Körper noch einmal als das göttliche Wesen zu erleben, das ich bin und das täglich wächst. Ich bin einfach aus dem Grund zurückgekehrt, um in allen Aspekten meines Lebens nach besten Kräften und ohne Bedingungen oder Urteil zu lieben. Durch die Entscheidung, mehr zu lieben, können wir heilen und eine liebevollere Welt erschaffen. Das ist meine Lebenspraxis, meine *Kunst* zu leben. Ihnen allen viel Liebe.

Kristas Erlebnis war sehr tiefgreifend und weitgehend und hat viele Veränderungen in ihrem Leben angestoßen. Die Frage ist, wie konnte Krista einen derart tiefen, luziden, erhöhten Bewusstseinszustand beschreiben, wenn sie einen Herzstillstand hatte? Es war ein komplexes Erlebnis, das die Fähigkeit erforderte, Entscheidungen zu treffen. Unklar ist aber, wie Kristas Gehirn zu diesem Zeitpunkt über irgendwelche kognitiven Fähigkeiten verfügt haben soll.

Besonders interessierte mich der Konflikt, den sie beschreibt, zwischen dem Erlebten und dem, wie die „Wissenschaftlerin in ihr“ darüber denkt. Das muss ein höchst verwirrendes Dilemma gewesen sein, doch allem Anschein nach konnte das Erlebnis die angelernte Haltung der „Wissenschaftlerin in ihr“ überwinden.

Es zeigt sich deutlich, dass Krista seit ihrer Erfahrung, die ihr die tiefen Erkenntnisse, nach denen sie heute lebt, vermittelt hat, sehr in sich gegangen ist. Sie konnte eine Zwölf-Schritte-Methode zu ihrer Heilung und zur Integration ihrer Nahtod-Erfahrung entwickeln, und diese Methode wendet sie auch nach vielen Jahren noch an.

4

Wenn du so weit bist, kann es losgehen

Der siebenunddreißigjährige Ainsley Threadgold hatte mit dreizehn Jahren eine Nahtod-Erfahrung. Ainsleys Erlebnis ist für mich von besonderem Interesse, weil er zunächst keinerlei Erinnerung daran hatte. Bemerkenswerterweise schlummerten jedoch offenbar verdeckte Erinnerungen über zwanzig Jahre in seinem Unbewussten. Als diese ans Licht kamen, rang er darum, sein Erlebnis zu verstehen, und wandte sich über die Website der Selbsthilfegruppe für Nahtod-Erfahrene an Gigi. Gigi brachte ihn mit Kelly in Kontakt, und er engagierte sich in der Facebook-Gruppe *Positivity Power*, wo er sich wiederum mit Krista anfreundete, die das vorangegangene Kapitel geschrieben hat.

Bevor ich meine Geschichte erzähle, möchte ich den Leserinnen und Lesern danke sagen: Danke, dass Sie dieses Buch und meine Worte in Ihr Leben lassen. Ich möchte, dass dies alles Sie da abholt, wo Sie sind. Ich möchte, dass Sie wissen, dass Sie geliebt werden, so sehr geliebt wie ich weiß, dass ich geliebt werde. Ich habe in dem Gefühl gelebt, ich hätte es nicht im Geringsten verdient, geliebt zu werden, und doch wurde mir mehr Liebe geschenkt, als ich beschreiben kann.

Viele schwierige Jahre lang habe ich mir ein anderes Leben gewünscht. Ich hätte die Zeit gerne zurückgedreht und Ereignisse ungeschehen gemacht, die in mir einen tiefen Schmerz ausgelöst haben. Ich habe erlebt, wie qualvoll es ist, Menschen zu verlieren, die mir nahestehen. Ich habe gespürt, wie traurig es ist, wenn man sich zeitweise ungeliebt oder ungewollt fühlt; und ich habe auch gespürt, wie sehr man sich schämt, wenn man so handelt, dass andere sich ebenso fühlen müssen. Doch jetzt fließe ich über vor Dankbarkeit für alle diese Vorfälle, denn sie haben mich über das kosmische Meer geführt; sie haben mich geformt und mir über die außergewöhnlichsten Formen von Synchronizität meine Lebensaufgabe enthüllt sowie die wahre Liebe geschenkt.

Ich erwache jeden Morgen mit einem Lächeln im Herzen, weil ich weiß, dass ich mir dieses Leben ausgesucht habe, dass jeder meiner Schritte göttlich vorgesehen ist. Ich bin der Schöpfer und der Mitschöpfer, und ich habe jemanden, mit dem ich dies teilen kann, eine Frau, die, wie ich, eine Nahtod-Erfahrung hatte; die sich, wie ich, nichts sehnlicher wünschte, als ihre Lebensaufgabe zu spüren und die Liebe weiterzugeben und zu fühlen, die wir alle von Geburt an in uns tragen.

1993 war ich dreizehn Jahre alt, und mein Leben war von zwei völlig unterschiedlichen Elementen gekennzeichnet. Nach Jahren des Ringens mit Dyslexie und Dyspraxie, in denen ich schikaniert wurde und daraufhin Gewichtsprobleme entwickelte, konnte ich von einer reinen Jungenschule auf eine gemischte Schule wechseln, wo ich endlich gute Freunde fand und die Chance hatte, glücklich zu werden. In dieser Phase meines Lebens entwickelte ich allerdings auch eine ungesunde Faszination für Knochenbrüche. Ich war geradezu besessen von der Vorstellung, wie das wohl wäre. Heute ist mir klar, dass ich ein präkognitives Bewusstsein für künftige Ereignisse hatte und gleichzeitig mit dazu beitrug, dass sie eintraten.

Eines Abends waren mein jüngerer Bruder und ich zusammen mit meinem Vater unterwegs und verteilten Prospekte im Dorf. Ich weiß noch, dass ich es möglichst schnell hinter mich bringen wollte, weil meine Mutter an dem Abend ein chinesisches Gericht kochte. Meine letzte Erinnerung ist, dass mein Vater auf eine Landstraße einbog, wo wir den letzten Prospekt einwerfen sollten.

Sechs Stunden später schlug ich die Augen auf. Mich begrüßte ein schwacher orangefarbener Schimmer, der von Lichtern vor einem Zimmer herrührte, das nicht meines war. Ich sah mich um, und meine Eltern sowie mein Bruder saßen auf Plastikstühlen ums Bett. Benommen wollte ich von ihnen wissen, was los war. „Was ist passiert?“, fragte ich. „Du bist überfahren worden“, sagten sie mir, „und du hast ein schlimm gebrochenes Bein. Eigentlich hätte ich erschrecken sollen, ich hätte Angst verspüren sollen, doch ich war seltsam ruhig. Ich sah an mir herunter und entdeckte an meinem linken Bein einen provisorischen Gips, der bis zur Hüfte reichte. Was war geschehen? Warum konnte ich mich nicht erinnern? Rückblickend kann ich mich heute nur fragen: Warum hatte ich keine Angst und keine Schmerzen?

Dies waren meine einzigen Erinnerungen an den Vorfall. Ich hatte keine Vorstellung davon, wie ernst er verlaufen oder wie schwer ich verletzt war. Später erfuhr ich, dass ich von einem Auto mit etwa fünfundsechzig Stundenkilometern erfasst worden war; ein Aufprall, der eigentlich hätte tödlich enden müssen! Warum also war ich noch hier? Warum war ich nicht schwerer verletzt? Eigentlich sollte ich jetzt nicht diese Worte in die Tastatur tippen, ich sollte tot sein.

Das war nicht das einzige Seltsame. Nach meiner Entlassung aus dem Krankenhaus stellte ich fest, dass ich keine Armbanduhr tragen konnte, ohne dass sie stehenblieb oder kaputtging. Meine Anwesenheit hatte offenbar auch Auswirkungen auf Funksignale und elektrische Geräte. Darüber hinaus verspürte ich das quälende Verlangen zu wissen, warum ich hier war? Hatte ich eine Aufgabe? Und wenn ja, welche?

Einundzwanzig Jahre nach meinem Unfall schließlich führte eine Reihe von Ereignissen dazu, dass ich meine verlorenen Erinnerungen wiedererlangte. Mit dreiundvierzig Jahren entwickelte ich akute Ischiasschmerzen. Sie betrafen das Bein, das gebrochen war, als ich überfahren wurde, sogar an denselben Stellen. Als Polizeibeamter musste ich – damals wie heute – dienstfähig sein, daher suchte ich Hilfe bei einem Osteopathen. Im Gespräch mit ihm war auch mein Unfall Thema. Mich faszinierte, dass es offenbar eine Beziehung gab zwischen den betroffenen Stellen und dem Grund, warum der Schmerz an genau den Stellen auftrat, an denen mein Bein damals gebrochen war. Ich erzählte dem Osteopathen auch von meinen fehlenden Erinnerungen und den anderen merkwürdigen Nachwirkungen. Er drückte mir ein Buch in die Hand. Es war eine Studie über Nahtod-Erfahrungen von

Dr. Penny Sartori. Er erzählte, er habe selbst eine Nahtod-Erfahrung erlebt und vermute, ich könne auch eine gehabt haben, nur ohne die Erinnerung.

Das Buch war eine Offenbarung! Zum ersten Mal sah ich Licht am Ende des Tunnels. Ich verstand und spürte, warum ich mich so lange anders gefühlt hatte. Als ich das Buch ausgelesen hatte, nahm ich über die Website Kontakt zu der Selbsthilfegruppe NDE UK auf, mit der Dr. Penny Sartori in Verbindung stand, und ersuchte um Rat. Außerdem erkundigte ich mich über Rückführungs-Hypnotherapie. Für mich war dies die beste Möglichkeit, an Erinnerungen zu gelangen, die all die Jahre vergessen waren.

Bald darauf fand ich eine Therapeutin. Beim Gespräch mit ihr wusste ich, dass ich an die Richtige geraten war. Wir unterhielten uns über eine Stunde lang am Telefon, und ihre aufrichtige Begeisterung war deutlich zu spüren. Daher vereinbarte ich für die folgende Woche einen Termin. Am betreffenden Tag kam ich aufgeschlossen in die Praxis. Inzwischen war ich bereit, den Unfall und die Nachwirkungen, die mir so große Schmerzen bereitet hatten, noch einmal nachzuerleben. Ich wusste, dass alles, was ich dabei entdeckte, zu einer umfassenden Heilung führen würde.

Karen, die Therapeutin, erklärte mir den Prozess und sorgte dafür, dass ich verstand, was gleich geschehen würde. Ich fühlte mich sicher, voll innerer Gewissheit, dass sie sich als die richtige Führerin erweisen würde. Zu Beginn des Prozesses ließ Karen mich Entspannung visualisieren und führte mich dann tiefer in mein Inneres. Vor meinem geistigen Auge wurde ich auf einen Weg geleitet, von dem rechts mehrere Türen abgingen. Ich wurde gebeten, mich für eine Tür zu entscheiden und einzutreten, sobald ich so weit war. Nachdem ich durch die Tür getreten war, ließ sie mich schildern, wer ich meinem Empfinden nach war, welche Kleidung ich trug und in welcher Zeit ich mich befand.

Ich trat ein und befand mich auf dem Boden, halb verdeckt in einem Graben neben einer Straße. Ich war wieder dreizehn und gerade überfahren worden. Ich war wieder mitten in meinem Unfallgeschehen. Ich weiß noch, wie es war, wieder der Dreizehnjährige zu werden. Ich war benommen und verwirrt und wurde immer aufgelöster. Ich wollte nur noch zu meiner Mam, konnte aber nicht aufstehen. Warum konnte ich nicht aufstehen? Als Nächstes merkte ich, dass ich in einen Krankenwagen gehoben wurde. Als ich drin war, spürte ich jemanden neben mir. Es war Tom, der Vater meiner Mutter. Er war drei Monate vor meiner Geburt gestorben, aber jetzt war er bei mir.

Er hielt meine Hand, tröstete mich und sagte, wie tapfer ich sei; außerdem wollte er, dass ich meiner Mam sagte, wie stolz er auf sie sei. Dann sagte er, ich solle die Augen schließen. Ich tat es und spürte dabei, dass ich in ein Wolkenmeer hineingezogen wurde. Ich glitt hindurch und gelangte durch diesen Sog an einen Ort reiner Schönheit. Dort stand ein Mann in einer weißen Robe. Er kam auf mich zu, um mich zu begrüßen. Dann ließ er sich auf die Knie nieder und legte mir die eine Hand auf die Brust, die andere auf die Wange. Er sagte, er sei der Zimmermann, und er kenne und liebe mich so, wie er jeden kenne und liebe. Er sagte mir, ich hätte eine Aufgabe, und er würde durch mich sprechen, wobei ich für ihn spräche. Dann schickte er mich zurück und sagte, ich würde mich an diesen und alle übrigen Teile des Geschehens erst wieder erinnern, „wenn die Zeit gekommen ist".

Dann wurde ich wieder der verängstigte dreizehnjährige Junge, der nach seiner Mama schrie. An diesem Punkt leitete Karen mich sanft von den Ereignissen weg und versetzte mich in einen Zustand ruhiger Akzeptanz. Endlich hatte ich einen Teil meiner Erinnerungen wiedergefunden und wusste, warum ich hier bin. Ich wusste, dass ich eine Aufgabe habe, dass ich wirklich etwas zähle und hier bin, um zu helfen. Seither habe ich immer mehr Erinnerungen an dieses erhabene Erlebnis wiedererlangt. Sie sollten in Gestalt einzigartiger Erlebnisse in tiefer Meditation kommen.

Im meditativen Zustand werde ich an einen Ort höheren Bewusstseins versetzt; an einen Ort, den man mit Karens Hypnose-Sitzungen vergleichen kann.

Heute weiß ich, dass ich ursprünglich sofort tot war, als ich überfahren wurde. Der Zimmermann sagte mir, ich würde „in weitaus bessere Umstände versetzt als bisher", so dass ich das Leben führen könne, das ich brauchte, damit ich eines Tages in der Lage wäre, die Arbeit auch zu leisten, für die ich bestimmt war.

Dann überreichte er mir eine Energiekugel. Diese Energie war alles, was ich je gewesen war, eine Kulmination meines Karmas aus früheren Leben sowie des Lebens zwischen dem Unfall und den einundzwanzig Jahren, die es dauern sollte, bis ich mich an die Nahtod-Erfahrung erinnerte. Ich sah und spürte alles, allen Schmerz, den ich würde loslassen müssen, alle Tränen, die ich nicht würde weinen können, die aber andere wegen mir würden vergießen müssen. Es war zu viel; ich wollte das nicht. Nein! Wie sollte ich das überstehen? Dann geschah etwas, wodurch ich meine Meinung änderte, was überhaupt alles änderte. Plötzlich wurde die Gestalt des Zimmermanns durch die einer Frau ersetzt. Ich kannte sie, obwohl ich sie noch nie gesehen hatte. Sie kniete sich vor mich hin und sprach sehr sanft, und ihre Worte erschütterten mich bis ins Mark. „Hallo, mein Lieber, du kennst mich noch nicht, aber du wirst mich kennenlernen. Wenn du dich entscheidest zurückzukehren, dann möchte ich, dass du mir etwas versprichst … ich möchte, dass du mich findest." Heute weiß ich, wer diese Worte gesprochen hat. Diese Frau sollte später meine einzig wahre Liebe werden, meine Zwillingsseele. Sie war der Grund, warum ich mich in der geistigen Form zur Rückkehr entschloss; der Grund, warum ich damit einverstanden war, wieder zu leben. Zu wissen, dass ich eines Tages dieser Frau begegnen, mich unsterblich in sie verlieben und immer, wenn sie spricht, durch die Schwingung ihrer Stimme an ihren Anteil an meinem Erlebnis erinnert würde, lässt mir das Herz weich werden und schenkt mir wieder jenes Gefühl des Friedens, das ich verspürt habe, als ich an jenem Himmlischen Ort war. Allerdings ist mir heute auch klar, dass ich mir selbst gegenüber in der Verantwortung stand, mich zu heilen, bevor dies Wirklichkeit werden konnte, mich mit neuen und bewussten Schritten auf den Weg zu machen.

Nach ein paar Tagen erhielt ich Nachricht von NDE UK. So kam es, dass ich zum ersten Mal über einen Teil meines Erlebnisses sprach; und es fühlte sich richtig an, als würde mein Erzählen nicht nur mir, sondern auch anderen helfen. Göttliche Synchronizität ließ mir ein Licht aufgehen, und ich verspürte erneut den Wunsch, dienen zu wollen. Ich bot der Gruppe an, nach Kräften zu helfen. Daraufhin wurde ich gefragt, ob ich ganz in der Nähe meines Wohnortes eine Selbsthilfegruppe gründen wollte. Ich sagte, ich würde sehr gerne helfen, wo ich könne. Daraufhin erhielt ich die E-Mail-Adresse von Kelly, die ebenfalls eine Gruppe gründen wollte.

Der Kontakt zu Kelly war wie eine Wiederverbindung. Ich hatte ganz stark das Gefühl, dass wir in einem früheren Leben Geschwister gewesen waren; mir war, als hätte ich eine längst verlorene Schwester wiedergefunden. Im Gespräch erzählten wir uns unsere Erlebnisse, und ich erfuhr, dass sie mit Dr. Penny Sartori in Verbindung stand, der Autorin des Buches, das mir mein Osteopath gegeben hatte. Es verblüffte mich, dass das Universum mich bereits mit anderen zusammenführte und mich mit den richtigen Leuten in Kontakt brachte. Wir erzählten uns aus unserem Leben, und Kelly berichtete mir über ihre Vision und über *Positivity Power.* Ihre Nahtod-Erfahrung hatte ihr gezeigt, dass gleichgesinnte Seelen zusammenkommen würden, um gemeinsam globale Veränderungen zu bewirken. Von da an hat es mich gepackt; dies wurde mir aus einem bestimmten Grund erzählt. Ich spürte eine starke Verbundenheit mit Kelly, und wir beide wussten, dass wir zusammenarbeiten würden, dass wir zu etwas Größerem hingeführt wurden.

Zum Teil kam diese Führung in Gestalt einer Einladung, wieder bei Facebook aktiv zu werden. Kelly überzeugte mich, mich wieder anzumelden. Ich erstellte ein neues Benutzerkonto, das meinem spirituellen Wachstum gewidmet sein sollte, und beschränkte daher den Kreis meiner Facebook-Freunde ausschließlich auf die, die mir helfen würden zu wachsen. Ich trat mehreren wunderbaren Nahtod-Erfahrungs-Gruppen bei und erzählte meine Geschichte. Schnell stellte ich fest, dass meine Worte für die, die sie brauchten, eine Inspiration waren. Außerdem entdeckte ich meine Leidenschaft fürs Schreiben. Ich fing an zu schreiben, was ich göttlich fühlte. Ich ließ das Universum durch mich schreiben. Meine Dyslexie machte mich zu einem einzigartigen Filter; mein Schreiben und meine Dichtung kommen aus einer ganz besonderen Quelle, und ich versetze mich in die Energie der fließenden Worte.

Kelly habe ich unter anderem geholfen, eine Facebook-Gruppe einzurichten. So wurde die *Positivity-Power*-Bewegung geboren, ein Ort, an dem gleichgesinnte Seelen sich miteinander verbinden und zusammenarbeiten können.

Zu den Leuten, die Kelly in die Gruppe einlud, gehörte auch Krista, die in den Vereinigten Staaten lebt. Kelly war durch Penny mit Krista bekanntgemacht worden. Kurz danach posteten wir alle Video-Blogs, in denen wir erzählten, wer wir waren, und über die Liebe sprachen, die wir weitergeben wollten. Mein zweiter Video-Post entstand aus einer tiefen Leidenschaft, die ein Foto in mir auslöste, das ich einmal gesehen hatte und auf dem ein kleines Mädchen in schrecklicher Angst die Arme hochreißt, weil es glaubt, dass es gleich erschossen wird. Es war ein Facebook-Post eines berühmten Bildes, das ein Fotograf in einem kriegsgebeutelten Land gemacht hatte. Ich spürte die ganze Zerbrechlichkeit des Menschen und wollte anderen von meinem leidenschaftlichen Wunsch berichten, dass dies sich ändert, dass wir alle nach innen schauen, wer wir sind, dass wir unsere Herzensschwingung so weit erhöhen, dass die Liebe Frieden findet.

Krista hatte meinen Video-Post während der Arbeit gesehen und schrieb wörtlich: „Deine Energie und deine Leidenschaft haben mich total umgehauen." Es war, als würde sie mit ganzer Seele zu meiner Energie hingezogen. Ein paar Tage später, am 1. April 2015 um 23:14 Uhr, tauschten Krista und ich erste Nachrichten aus. Wir hatten einander gefunden. Wir hatten das kosmische Meer auf einem vorherbestimmten, vorausgewählten Weg überquert.

Dies sollte den Beginn vieler durch und durch schöner, zuweilen aber auch schmerzlicher Veränderungen für mich markieren. Es war der Anfang einer sehr tiefgreifenden Heilungsreise, und ich bin sehr dankbar, dass ich sie nicht alleine unternehmen musste. Damit will ich sagen, dass ich bereit sein musste, mich zu verändern, meine alten Häute abzulegen wie die Schalen einer Zwiebel, unterzutauchen, um wiederaufzutauchen und neu zu werden. Jetzt stehe ich an der äußersten Spitze von etwas ganz Erstaunlichem; mein Weg zeichnet sich vor mir ab. Er ist verbunden und verflochten mit göttlichen Gaben; diese Gaben nenne ich Freunde und Angehörige.

Wie sich anhand von Ainsleys Erlebnis zeigt, sind Nahtod-Erfahrungen der Beginn einer tiefen Selbstfindung und in vielen Fällen nie abgeschlossen. Die Botschaft, die dieser Nahtod-Erfahrung zugrunde liegt, ist eine Botschaft der Liebe: Liebe zu uns selbst, Liebe zu anderen und Liebe zum Leben. Allem Anschein nach hat die Entdeckung seiner jahrelang verdrängten Nahtod-Erfahrung Ainsley auf einen

Weg beschleunigter Heilung geschickt. Seine Transformation war eine sehr persönliche und hat seine Fähigkeit zu lieben verbessert – für sich selbst und andere.

Ainsleys Bericht über seine Nahtod-Erfahrung ist noch aus einem weiteren Grund wichtig, nämlich aufgrund der Tatsache, dass er keinerlei Erinnerung daran hatte, bis er sich einer hypnotischen Rückführungstherapie unterzog. Zunächst hatte ich deshalb meine Bedenken, da ich vor vielen Jahren Forschungsberichte gelesen hatte, in denen darauf hingewiesen wurde, dass diese Therapieform die mit den Umständen der Nahtod-Erfahrung verbundenen Symptome erneut hervorrufen kann. In dem konkreten Fall, über den ich gelesen hatte, hatte sich der Betroffene einer hypnotischen Rückführung in die Zeit seiner Nahtod-Erfahrung unterzogen. In der Rückführung entwickelte er Symptome eines Lungenödems und weitere damit verbundenen Atembeschwerden, die zum Zeitpunkt seiner Aufnahme ins Krankenhaus (und seines anschließenden Herzstillstands) aufgetreten waren. Nach Abbruch der hypnotischen Rückführungssitzung legten sich diese Symptome wieder; es ist jedoch durchaus im Bereich des Möglichen, dass sich sein Zustand auch hätte weiter verschlechtern können. Aus diesem Grund habe ich immer vor einer solchen Therapie gewarnt. Ainsley hat in seinem Fall jedoch keine mit seiner Nahtod-Erfahrung verbundenen Symptome entwickelt.

Angesichts der Tatsache, dass Ainsley keine bewusste Erinnerung an seine Nahtod-Erfahrung hatte, erhebt sich die Frage, ob jeder, der unter lebensbedrohlichen Umständen das Bewusstsein verliert, eine Nahtod-Erfahrung hat, sich aber nicht jeder daran erinnern kann? Klinische Forschungen aus den letzten etwa zehn Jahren zeigen, dass zwischen elf und dreiundzwanzig Prozent der Patienten, die einen Herzstillstand überleben, von einer Nahtod-Erfahrung berichten. Können die übrigen siebenundsiebzig bis neunundachtzig Prozent sich einfach nicht bewusst an ein derartiges Erlebnis erinnern? Dies ist nur durch weitere Forschungen zu bestätigen oder zu widerlegen.

Interessant in Bezug auf Ainsley und dieses Buch sind außerdem die verschiedenen Fälle von Synchronizität, die dazu geführt haben, dass wir alle miteinander in Verbindung gekommen sind. Als Ainsley mein Buch *Nahtod-Erfahrungen als Neuanfang* las, ergab für ihn plötzlich alles einen Sinn. Wie sehr viele andere, mit denen ich gesprochen habe, gibt auch er an, nach seiner Nahtod-Erfahrung eine Elektrosensibilität entwickelt zu haben. Nach der Lektüre meines Buches konnte er daher „eins und eins zusammenzählen" und sein Erlebnis noch besser einordnen.

Auf der Suche nach weiterer Unterstützung und Verständnis kam Ainsley mit Gigi in Kontakt, die ihn wiederum an Kelly verwies. Beide kannte ich durch meine Arbeit mit Nahtod-Erfahrungen. Auch mit Krista, die ich ebenfalls mit Kelly in Kontakt brachte, stand ich bereits in Verbindung. Wenn man genauer darüber nachdenkt, bestätigt dieser Aspekt offenbar eine der Botschaften der Nahtod-Erfahrung: Wir sind alle miteinander verbunden.

5

Tibor Putnoki und die Stiftung *Licht der Liebe*

Im März 2015 konnte ich aufgrund mehrerer Fälle von Synchronizität über eine Dame namens Helen Williams den Nahtod-Erfahrenen Tibor Putnoki aus Ungarn kennenlernen. Helen hatte gerade erst einen Heilungskurs abgeschlossen, der von Tibor Putnokis Stiftung *Licht der Liebe* in Ungarn angeboten wurde. Bei einem ehrenamtlichen Einsatz für eine andere Organisation in Swansea verspürte Helen den überwältigenden Drang, ein bestimmtes Café in der Nähe ihres Arbeitsplatzes zu besuchen. Sie war schon mehrfach daran vorbeigelaufen und hatte sich jedes Mal dazu hingezogen gefühlt. Es gab dafür eigentlich keinen Grund, denn sie hatte weder Hunger noch das Bedürfnis nach einem warmen Getränk. Eines Tages dann ging Helen aus ihr unerfindlichen Gründen in das Café und begann – wie es sonst gar nicht ihre Art ist – ein Gespräch mit der Besitzerin (der sie noch nie begegnet war) über ihre Arbeit bei der Stiftung *Licht der Liebe*. Dabei erwähnte sie auch Tibors Nahtod-Erfahrung. Sofort rief die Besitzerin, die zufällig meine Schwiegermutter ist, mich an und gab das Telefon an Helen weiter, damit wir uns unterhalten konnten. Um mehr zu erfahren, vereinbarte ich ein Treffen mit Helen. Bis dahin sagte mir Helen, wo ich Tibors auf Ungarisch verfasstes Buch Buch *9 Minuten: Mein Weg ins Licht* in englischer Übersetzung kaufen konnte.

Fasziniert las ich Tibors Buch und freute mich außerordentlich, als ich erfuhr, dass er ein paar Wochen später nach Lampeter käme (in die Universitätsstadt, in der ich mein Promotionsstudium absolviert habe). Ich hoffte, er wäre bereit zu einem Treffen, damit er mir mehr über seine Nahtod-Erfahrung erzählen könne.

Wie sich herausstellte, war ein anderer Vortrag, den Tibor eigentlich hätte halten sollen, kurzfristig abgesagt worden. Deshalb wurde die Bitte an mich herangetragen, ob er wohl in Swansea (meinem Wohnort) sprechen könne. Rasch organisierte ich einen Veranstaltungsort für seinen Vortrag und bewarb diesen nach Kräften. Der Vortrag kam so gut an, dass für den nächsten Tag ein zweiter geplant wurde, und zwischen den Veranstaltungen gewährte Tibor mir ein Interview, das wir mit seiner Erlaubnis filmen und auf YouTube veröffentlichen durften.

Dieses Kapitel fußt auf Tibors Vortrag in Swansea und meinem Interview mit ihm. Es enthält eine Zusammenfassung seiner Nahtod-Erfahrung und stellt die darauffolgenden gewaltigen Veränderungen in Tibors Leben dar. Diese Nahtod-Erfahrung ist wahrscheinlich eine der ausführlichsten, die mir seit Beginn meiner Forschungsarbeit vor über zwanzig Jahren begegnet ist, und meine kurze Zusammenfassung wird ihr kaum gerecht. Seit seinem Erlebnis widmet Tibor sein Leben dem Dienst an anderen und bereist mit seinen Vorträgen die ganze Welt. Weitere Einzelheiten über sein Leben, seine Nahtod-Erfahrung und die Stiftung *Licht der Liebe* finden sich in seinem Buch. Das Folgende schilderte Tibor mithilfe seines Dolmetschers.

Tibor war Waise und schon von frühester Jugend an entschlossen, Erfolg im Leben zu haben. Er war gut in der Schule und lernte, Flugzeuge zu fliegen. Allerdings musste er sich auch sein Leben lang vielen Herausforderungen stellen, darunter Multipler Sklerose und einer Teillähmung aufgrund einer Wirbelsäulen-Verletzung. Irgendwann ging es mit seiner Gesundheit sogar noch weiter bergab.

1994 entwickelte Tibor hohen Blutdruck und wurde über Monate hinweg immer wieder ins Krankenhaus eingewiesen, bis sich sein Zustand eines Tages merklich verschlechterte. Als er notfallmäßig in die Klinik eingeliefert wurde, zeigte sich deutlich, wie ernst sein Zustand war. Er kam auf die Intensivstation, aber seine Prognose war nicht gut. Er wurde einige Tage überwacht, bis er eines Morgens mit schrecklichen Schmerzen in Brust und Kopf aufwachte.

Plötzlich wurde der Schmerz sogar noch stärker, und Tibor hörte ein lautes Schnappgeräusch, worauf Stille und Dunkelheit folgten. Der Schmerz verschwand, und Tibor verließ langsam seinen Körper.

Er beobachtete, dass Ärzte und Krankenschwestern sich größte Mühe gaben, einen Patienten (ihn) wiederzubeleben, und war von Licht umgeben. Er konnte zuschauen, wie eine Krankenschwester in einem anderen Raum Medikamente vorbereitete, und ihm fielen sogar die Markierungen auf der Verpackung der Injektionsnadel auf.

Immer noch außerhalb seines Körpers, bekam er mit, dass ein Patient den Schwesternrufknopf gedrückt hatte, und beobachtete, wie der Patient in einem anderen Teil der Station, den er vorher noch nie gesehen hatte, eine Krankenschwester um Hilfe bat. Er folgte der Krankenschwester in einen Raum, in dem eine Kollegin mit ihrem Mann telefonierte. Dieser hatte Panik, weil das Kind krank war und er die Telefonnummer des Kinderarztes nirgendwo finden konnte. Dann befand Tibor sich mitten in einem Nebel und schließlich an einem anderen Ort: In der Wohnung der Krankenschwester und ihres Mannes. Sowohl im Interview als auch in seinem Buch schildert er das Verhalten des Mannes, seine Kleidung, die Möbel und Teppiche in der Wohnung und sogar die Bücher im Regal. Besonders gefesselt war Tibor von den Socken des Mannes. Sie waren weiß, aber über und über mit Tiermotiven bedruckt, was bei einem erwachsenen Mann doch etwas exzentrisch wirkt.

Tibor kehrte wieder an sein Bett zurück, wo seine Kommunikationsversuche mit der Krankenschwester und dem Arzt vergeblich blieben. Er sah dem Patienten ins Gesicht und stellte schockiert fest, dass er es selbst war: Er konnte nicht begreifen, wie er zugleich im Bett liegen und sich selbst betrachten konnte. Er bemerkte, dass er schwerelos war, und plötzlich dämmerte ihm, dass er tot war. Die Schwester hob seinen Arm an, der neben dem Bett herunterhing, und als sie ihn berührte, befand Tibor sich halb in, halb vor der Wand neben seinem Bett. Angesichts seines Zustands überkam ihn panische Angst, doch diese wich rasch einem hellen Licht und einem überwältigenden Gefühl der Liebe und des Glücks. Immer noch außerhalb seines Körpers und jetzt umhüllt von Licht, merkte er, dass sein Blick auf die chirurgische Intensivstation hinunterging. Diese lag im Stockwerk über Tibors Station. Er erlangte Kenntnisse über alle Patienten dort und wusste sogar, wie lange sie noch zu leben hatten. Er schwebte höher und sah die ganze Stadt von oben, irgendwie aus einer Perspektive, aus der er wesentlich mehr sehen konnte, als wenn er im Flugzeug über ihr geflogen wäre. Er stieg noch höher auf und konnte schließlich den ganzen Planeten sehen. Er wurde Teil des Lichts, das sich nun über die Erde erhob, und hörte die „Sphärenmusik", wie er sagt.

Er erlebte einen ausführlichen Lebensrückblick, bei dem er alle seine guten und schlechten Taten sowie deren Auswirkungen sah. Während dieses Prozesses gewann er Erkenntnisse darüber, inwiefern er durch sein Verhalten selbst dafür gesorgt hatte, dass er viel Gutes nicht hatte erleben können, und ihm wurde klar, wie viele Menschen ihn liebten. Obwohl er während seines gesamten Lebensrückblicks von einem Lichtwesen begleitet wurde, urteilte allein Tibor selbst über seine irdischen Taten; das Wesen spendete ihm Trost und versicherte, er könne sein Verhalten wiedergutmachen.

Tibor wurde noch höher gehoben und sah, wie sich in der Ferne Tore zu einer Stadt aus Licht öffneten. Er war von Wesen umgeben, die ihm zu verstehen gaben, dass sie auf ihn gewartet hatten. Die Tore schwangen weiter auf, und Tibor bemerkte eine Schwelle. Auf dieser erschien eine Hand, und in der Mitte der Handfläche zeigte sich ein Dreieck um ein allsehendes Auge. Doch eine laute Stimme hielt ihn davon ab einzutreten. Schließlich sah er jenseits der Schwelle etwas Unbeschreibliches und Unfassbares. Andere Wesen umgaben ihn, und er wurde in das unglaubliche Licht gehüllt sowie von einem Gefühl überwältigender bedingungsloser Liebe erfüllt. Die Wesen im Licht umstanden Tibor und öffneten ihre Hände so, dass sie ihm ihre Handflächen zeigten. Dabei übermittelten sie ihm großes Wissen und gaben ihm zu verstehen, dass dieses Wissen in allen Menschen vorhanden sei. Tibor erlangte das Wissen im „kollektiven Unbewussten" und staunte, dass er sich dessen zu Lebzeiten nicht bewusst gewesen war. Die Zeit hatte während dieses gesamten Prozesses keinerlei Bedeutung, doch schließlich wurde er ins Leben zurückgeschickt.

Wieder sah er den Körper, der unten auf dem Bett lag, und bemerkte, dass es sein eigener Körper war. Ein paar Stunden später sprach der Arzt mit Tibor, fragte, woran er sich erinnern könne, und machte sich Notizen. Er war so sehr daran interessiert, dass er sich vornahm, Tibors Erlebnis durch eine Verifizierung der Einzelheiten, die ihm genannt worden waren, zu beweisen.

Dies ist ein interessanter Fall, denn offenbar hatte Tibor Kenntnis von Ereignissen in anderen Teilen des Krankenhauses, die sich für ihn weder in Hör- noch in Sichtweite befanden. Es ist faszinierend, dass er sogar die Socken beschrieb, die der Ehemann der Krankenschwester trug, der sich aber zu Hause aufhielt, mehrere Kilometer weit weg von dem Krankenhaus, in dem Tibor sich befand. Tibor kannte den Mann nicht und wusste ganz bestimmt nicht, welche Socken er trug; woher konnte er dann mit derartiger Genauigkeit das Gespräch, das Innere der Wohnung einschließlich Möbeln, Teppichen und Büchern im Regal sowie seine Kleidung beschreiben?

Man könnte einwenden, dass er das Telefongespräch hören konnte, aber sein Klinikbett stand in einem anderen Raum, nicht in dem, wo die Krankenschwester telefonierte, und in diesem Moment ging es um Tibors Bett sehr laut und hektisch zu, weil die Mannschaft versuchte, ihn wiederzubeleben. Aus meiner Erfahrung als Krankenschwester kann ich Ihnen versichern, dass dies keine günstigen Umstände sind für das Belauschen eines Gesprächs in unmittelbarer Nähe, geschweige denn in einem anderen Zimmer. Wie lässt sich Tibors Beschreibung der Wohnung des Mannes und der Socken, die er trug, erklären? Kann es sein, dass er zuvor einmal mitbekommen hat, wie die Schwester über das Aussehen ihrer Wohnung und die Socken gesprochen hat, die ihr Mann trägt? Selbst wenn, wie groß sind dann die Chancen, dass ihr Mann diese Socken genau in dem Moment trug, als Tibor sie sah? Aus den Büchern im Regal des Mannes konnte Tibor außerdem schließen, dass er Elektrotechnik-Ingenieur sein musste. Wie könnte sein Gehirn bei Herzstillstand zu derartigen kognitiven Verarbeitungsleistungen fähig sein?

Tibor gab an, in der chirurgischen Intensivstation gewesen zu sein, eine Etage über dem Stockwerk, in dem sich sein Körper befand; er hätte daher unmöglich Gespräche über Einzelheiten der Patienten mithören können. Er kannte Namen und Diagnosen der Patienten, befand sich aber physikalisch überhaupt nicht in deren Nähe. Tibor zufolge überprüfte der Arzt, der ihn wiederbelebt hatte, seine Behauptungen mithilfe eines Kollegen auf der chirurgischen

Intensivstation, und die Einzelheiten wurden bestätigt. Wie hatte Tibor an diese Informationen gelangen können?

Der ermittelnde Arzt sprach auch mit der Krankenschwester, deren Wohnung Tibor während seiner Nahtod-Erfahrung aufgesucht hatte. Die Schwester bestätigte, dass sie Tibor nicht kannte und er noch nie in ihrer Wohnung gewesen sei. Wie hatte er sie dann so detailliert beschreiben können? Nach Tibors Angaben fuhr der Arzt sogar mit der Krankenschwester in ihre Wohnung, damit er die Dinge selbst in Augenschein nehmen konnte. Er kehrte wieder ins Krankenhaus zurück, in der Hand die ungewöhnlichen Socken.

Bei Tibors Vortrag ging mir besonders nah, als er von den drei Fragen sprach, die ihm während seiner Nahtod-Erfahrung gestellt worden waren.

1. Hattest du ein Leben vor deinem Tod?
2. Hast du ein Leben geführt, das eines Menschen würdig ist?
3. Konntest du anderen reinen Herzens und erhobenen Hauptes in die Augen sehen?

Als ich tiefergehend über diese Fragen nachdachte, entfalteten sie eine profunde Wirkung auf mich. Sie brachten mich dazu, meine Lebensweise noch einmal neu zu überdenken und zu reflektieren. Das unmittelbare Erleben dieser Fragen hatte offenbar großen Einfluss darauf, wie Tibor sein Leben nach seiner Nahtod-Erfahrung verändert hat. Er gründete die Stiftung *Licht der Liebe* – eine gemeinnützige Organisation, die Selbsthilfe-Methoden, Lebenskompetenzen und Selbstwertsteigerung lehrt. Für die Gemeinschaft arbeiten Tausende Ehrenamtliche, und man schätzt, dass sie bis heute über 100.000 Menschen geholfen hat. Infolge seiner Nahtod-Erfahrung entwickelte Tibor eine dem Reiki ähnliche Heilmethode. Diese lehrt er in seiner Gemeinschaft, damit sie zum Wohle anderer eingesetzt werden kann. Außerdem hat er eine Massage-Behandlung entwickelt, die er ebenfalls an seine Gemeinschaft weitergibt. Diese Massage trägt stark zum Abbau von Stress und zur Förderung der Entspannung bei. Jedes Jahr wird in Ungarn die „Topf-Zeremonie" abgehalten, und aus der ganzen Welt reisen Tausende von Menschen an, um an dieser Feier des Lebens teilzunehmen.

Tibor arbeitet unermüdlich und hält weltweit Vorträge, um weiterzugeben, was er während seiner Nahtod-Erfahrung gelernt hat. Er hat bisher über fünfhundert Vorträge gehalten und damit die Philosophie der Stiftung *Licht der Liebe* bekräftigt, der es darum geht, in Liebe zu leben und anderen zu helfen. Er lehrt seine Heil- und Massage-Methoden auf der ganzen Welt. Die Erkenntnisse, zu denen Tibor infolge seines Erlebnisses gelangt ist, sind für ihn die treibende Kraft, um anderen zu helfen.

6

Bestimmung, Bestimmung, Bestimmung? Welche Bestimmung?

Kelly kam im Januar 2015 über Facebook mit David Bennett in Kontakt. Sie schickte ihm eine private Nachricht, und beide vereinbarten zu skypen. David erinnert sich, dass sie Gedanken darüber austauschten, wie man das kollektive Bewusstsein des Planeten anheben könnte, und auch über die Einsamkeit sprachen, die sie beide nach ihrer Nahtod-Erfahrung gelegentlich empfunden hatten. Kelly war gerade dabei, ihre Gruppe *Positivity Power Movement* zu gründen, und David ermunterte sie, dem Ruf ihrer Seele zu folgen. Sie erwähnte das Buch und die Zusammenarbeit mit mir, und obwohl David mich nie kennengelernt hatte, wusste er über IANDS (International Association for Near-Death Studies) von meiner Forschung. David war bei verschiedenen Fernsehsendungen zu Gast gewesen, so bei *The Story of God* mit Morgan Freeman, *Doctor Oz*, *Angels Among Us*, in den USA-weit ausgestrahlten NBC-Nachrichten und bei dem PBS-Dokumentarfilm *Back From the Light: Aftereffects of Surviving a Near-Death Experience.* Davids Nahtod-Erfahrung ereignete sich, als er auf See beinahe ertrunken wäre. Er hat zwei Bücher über sein Erlebnis geschrieben (die bisher noch nicht ins Deutsche übersetzt worden sind).

Es war ein Abend im März 1983. Ich arbeitete als Leitender Ingenieur auf dem Forschungsschiff *Aloha*. Der Hafenmeister funkte uns an, um uns mitzuteilen, wegen rauer See sei der Hafen für Schiffe unserer

Größe gesperrt. Der Kapitän entschied, dass eine Gruppe mit einem Zodiac (einem Boot aus vulkanisiertem Gummi, mit dem wir normalerweise Unterwasserfahrzeuge bargen) in den Hafen einfahren sollte. Der Wetter war so rau, dass der Kapitän mich anwies, die Gruppe zu begleiten, weil ich den Hafen kannte.

Unterwegs durchfuhren wir ein Wellental und konnten die Küstenlinie nicht sehen. Nur wenn wir uns auf dem Wellenkamm befanden, konnten wir in der Ferne schwach die Hafenlichter erkennen. Ich stand im Bug, hielt mich an der Bugleine fest, um mich zu stabilisieren, und versuchte, die Hafenboje auszumachen. Je näher wir dem Ufer kamen, desto tiefer wurden die Wellentäler. Plötzlich hörten wir tosende Wellen; dann brach eine Welle unter uns, und wir stürzten in die Tiefe. Jeder hielt sich fest, und zum Glück gelang es allen, im Boot zu bleiben, als wir mit der Welle acht bis zehn Meter in die Tiefe rasten. Beim Blick nach oben sah ich nichts, außer einem Grat aus weißem Schaum über unseren Köpfen, schon brach die nächste Welle über uns herein. Sie entwickelte eine unglaubliche Kraft und faltete das Boot in der Mitte zusammen, als wäre es ein Erdnussbutter-Sandwich. Ich wurde aus dem Bug ins Meer geschleudert; es war die reißendste, brutalste Kraft, die ich je zu spüren bekommen habe. Welle um Welle brach sich über mir, ich verlor jegliche Orientierung, und das Meer schleuderte mich umher wie eine Stoffpuppe. Als ich die Augen öffnete, war alles so schwarz, dass ich nicht erkennen konnte, wo oben war. Meine jahrelange Erfahrung als Taucher hatte mich gelehrt, nicht in Panik zu verfallen. Meine Lungen brannten. Die wütende See drosch auf mich ein, und ich sehnte mich danach, einmal Atem holen zu können. Mir wurde sehr kalt. Ich hoffte, dass die Rettungsweste, die ich trug, mich an die Oberfläche tragen würde, aber es kam keine Oberfläche. Ich konnte den Atem nicht mehr anhalten. Euphorie aus Sauerstoffmangel überkam mich, und schließlich versuchte ich, das Salzwasser zu atmen. Die Todesqualen lösten sich schnell in Dunkelheit auf.

Ich hatte keine Angst. Ich war überrascht über die völlige Dunkelheit und das schockierende Fehlen jeglichen Geräuschs. Das gewaltige Tosen der See hatte sich völlig aufgelöst. Kein Ton, nirgends. Es war, als gäbe es da, wo ich mich jetzt befand, das dröhnende Trommeln der Wellen gar nicht. Ich war in absoluter Schwärze ohne meinen physischen Körper. Mein letztes Erlebnis im Leben war ein brutales Ertrinken gewesen, doch hier fühlte es sich ruhig, still und friedlich an. Mir war warm, als ob mein Bewusstsein in eine dicke Decke gehüllt wäre. Dies vermittelte mir ein Gefühl völliger innerer Ruhe. Neugierig fragte ich mich: *Wo bin ich*? Noch war ich nicht zu der Erkenntnis gelangt, dass ich gestorben war – mein Bewusstsein war ja intakt. Vielmehr fragte ich mich, ob dies wohl ein weiteres Stadium der Euphorie oder eine Steigerung davon war, weil ich es bei meiner Ausbildung nicht erlebt hatte.

Die Dunkelheit war Leere, weder gut noch schlecht. Es war keinerlei Emotion mit ihr verbunden. Aber ich fühlte mich wohl und hatte keine Schmerzen mehr. Nach und nach empfand ich eine gewisse Verbundenheit mit dieser unendlich wirkenden furchtbaren Dunkelheit. Doch es gab auch etwas Unterstützendes, und ich war mir sicher, dass der Zustand, in dem ich mich befand, die natürlichste Sache der Welt war. Eine tröstliche Freude und Glücksgefühle setzten ein. Den Sinn dieser Wahrnehmung konnte ich zwar nicht ganz begreifen, aber ich spürte, dass um mich herum mehr vor sich ging; etwas Größeres, Umfassenderes als ich, *mehr* als ich. Mir war, als sollte ich mit dieser Dunkelheit kommunizieren. Eine allgegenwärtige Intelligenz war nahe, und ich wusste, dass ich weiter sollte. Langsam, ganz langsam erschien Licht in der Dunkelheit. In der Ferne konnte ich ein helleres Licht erkennen. Alles wurde heller. Zugleich war mir, als käme ich dem hellen Licht in der Ferne näher. Als das Licht dichter herankam, verstärkten sich meine Gefühle. Ich wurde emotional erhoben, als umhülle es mich und brächte mich in etwas, das ich nur als Liebe bezeichnen kann. Ich wurde Teil dieser Liebe.

Mittlerweile bewegte ich mich am Rand dieses inzwischen strahlend hellen Lichts und wurde ständig zu einer dichteren Region hingezogen. Es wirkte vollkommen selbstverständlich und kam mir auch ganz besonders vertraut vor. Ich war glücklich und voller Freude. Ich fühlte mich sehr wohl und geliebt. Allmählich wurde mir klar, dass ich keinen Körper hatte. Ich war ein einzelnes Fragment dieses Lichts. Mein physischer Körper war weg; ich war formlos, ein Teilchen aus Licht wie das Licht um mich herum. Mit der Intensität des Leuchtens nahm auch die Leuchtkraft meines Lichtteilchens zu. Ich beurteilte diese Transformation nicht. Ich nahm sie einfach an. Ich war voller Bewunderung für die Veränderung, die ich durchmachte. Die Liebe war unglaublich stärkend – sie war Teil von allem. Das Licht bestand anscheinend aus Milliarden und Abermilliarden bunter, pulsierender und fließender Lichtteilchen. Das Licht war ständig in Bewegung; obwohl ich an Ort und Stelle verblieb, bewegte es sich einheitlich in verbundener Achtsamkeit. Ich staunte ehrfürchtig über das wimmelnde Leben, das von dem Licht ausging; es war lebendig vor Bewusstsein, als ob die Seelen aller Lebewesen aus Vergangenheit, Gegenwart und Zukunft miteinander verbunden wären, ihre Liebe miteinander teilten und erstrahlen ließen. Sie tanzten und pulsierten, wobei ihre Lichter sich zu einer spektakulären gemeinsamen Darstellung Göttlicher Liebe und Göttlichen Wissens verbanden.

Drei Lichtfragmente wurden heller, lösten sich von den anderen und kamen auf mich zu. Ich erkannte diese Gestalten als andere Wesen. Als sie näherkamen, spürte ich, dass sie mir die Gedanken *Willkommen zu Hause* schickten, als ob wir eine Familie wären und eine große Freude darin läge, dass wir wieder vereint seien. Ich wusste sofort, wer diese Wesen waren. Ich erkannte ihre Energie und konnte an ihren warmen, tiefgründigen und ausdrucksvollen Augen (so wirkte es) ihre Individualität erspüren. Es war ein intensiveres und stärker verbindendes Gefühl, als ich es im ganzen Leben je erfahren hatte. Sie freuten sich sehr, dass sie bei mir sein konnten und ich wieder zu Hause war. Ich wusste einfach ganz klar, dass ich zu Hause war, und das fühlte sich außerordentlich großartig an. Sie unterstützten mich und halfen mir, indem sie Wellen der Liebe und des Mitgefühls aussandten. Ich war überwältigt von der Freude, irgendwohin zu gehören: In meinem Leben hatte es von Kindheit an in unserer Familie nie ein tiefes Zusammengehörigkeitsgefühl gegeben. Weitere Lichtwesen kamen und gesellten sich zu uns. Ihre Art der Kommunikation bestand im Übermitteln einer verständnisvollen und tröstenden Energie, die in einer Millisekunde mehr Informationen enthielt als unsere sterblichen Gedanken an einem ganzen Tag zusammentragen könnten. Unser Kreis hatte insgesamt zwölf Mitglieder.

Wir begaben uns in einen anderen Bereich des Lichts, bei dem es sich um eine durchscheinende Kugel handelte. Sobald sie sich um uns geschlossen hatte, erlebte ich mein Leben. Es war, als erlebte ich es aus der Sicht anderer und zugleich aus meiner eigenen. Diese Perspektive war erstaunlich und wunderbar, und die Tiefe dieses Lebensrückblicks war mehr als allumfassend. Sie war … unaussprechlich. Ich konnte sehen, wie sich die Folgen meines Handelns oder meiner Reaktionen wie Wellen in einem vieldimensionalen Teich über die ganze Kugel ausbreiteten. Es gab nicht nur Bilder zu sehen, sondern ich erlebte auch die Gefühle anderer und spürte, wie mein Verhalten im Leben sie berührt hatte. Ich konnte ihre Freude spüren, ihr Glück, ihren Herzschmerz, ihre Enttäuschung und ihre Liebe – alle ihre Gefühle in Bezug auf mein Handeln. Ich spürte auch die freudige Erregung und das Hochgefühl meiner Seelenfamilie, weil sie dies zusammen mit mir erleben konnten.

Einige Ausschnitte hatten größere Bedeutung, und es gab Aspekte meines Lebensrückblicks, bei denen es mir lieber gewesen wäre, wenn meine Seelenfamilie sie nicht gesehen hätte. Ich wollte Dinge, die ich getan hatte, nicht zugeben. Ich schämte mich, dass meine neu gefundene Familie die entsprechenden Zeiten in meinem Leben mit mir teilen musste. Zu meinem großen Erstaunen beurteilten sie mich nicht nach meinen Erfahrungen, nicht einmal nach den Ereignissen, auf die ich nicht stolz war. Sie waren bloße Beobachter und erlebten mein Leben gemeinsam mit mir. Sie sprachen keinerlei Urteil aus, weder pro noch contra. Offenbar genossen sie meine Erfahrungen. Über die Unterstützung durch meine Seelenfamilie hinaus nahm ich auch das Bewusstsein des Lichts wahr. Wenn ich heute an Gott denke, dann denke ich ihn mir als ein Bewusstsein des Lichts, an dem Milliarden Seelen haften. Das Licht schien zu beobachten und wirkte während meines Todes als unterstützende sowie unglaublich liebevolle Konstante.

Gott kannte mich besser als ich mich selbst. Ich erlebte mein wahres Wesen. Mir war, als sei dieser Lebensrückblick dazu da, mir zu helfen, dass ich wachsen und mich weiterentwickeln konnte. Überraschenderweise erhielten einige kleinere Ereignisse in meinem Leben während des Lebensrückblicks größere Bedeutung. Zum Zeitpunkt ihres Geschehens waren diese Vorfälle leicht zu vergessen und kaum bemerkenswert. Doch sobald ich die Nachwirkungen sah, insbesondere die Auswirkungen meines Handelns auf andere, erkannte ich den größeren

Zusammenhang. Wir überlegen uns immer, wie wir Spuren hinterlassen und unserem Leben Bedeutung geben können. Die Erfolge, die wir für wichtig halten – etwa, etwas aufzubauen, das uns überdauert, oder eine Beförderung im Beruf – sind nicht unbedingt das, was im Lebensrückblick am wichtigsten ist. Ich habe erfahren, dass es wichtiger ist, unser Leben Tag für Tag zu leben und unser Bestes zu tun; unsere Erfahrungen wertzuschätzen, egal ob gut oder schlecht, klein oder groß, und zu versuchen, so hilfreich, mitfühlend und liebevoll zu sein, wie wir nur können. Auf liebevolle Art und Weise zu leben, erzielt im Lebensrückblick die größte Wirkung. Solches Handeln erzeugt die größten Wellen positiver Nachwirkungen.

Dann veränderten sich die Erlebnisse und Gefühle. Mir wurden Bilder gezeigt, die nicht aus meinem Leben stammten. Ich hatte keinen Bezug zu ihnen. Ich hatte direkten Umgang mit Menschen, die ich nicht erkannte. Ich war an Orten, an denen ich nie gewesen war. Meine Seelenfamilie unterstützte mich weiter und gab mir währenddessen Auftrieb, nicht mit Worten, sondern mit Gedanken unermesslicher Liebe und grenzenlosen Mitgefühls. Dann hörte ich eine klare, deutliche Stimme, die nicht bloß aus meiner Gruppe stammte. Ich spürte, dass sie vom Licht selbst kam, und hörte dieser tiefen, liebevollen, klangvollen Stimme gut zu. Sie sagte: **„Deine Zeit ist noch nicht gekommen; du musst wieder zurück.“** Meine erste Reaktion war: Nein! Ich will hierbleiben! Es gefällt mir hier. Ich habe Liebe und eine Familie gefunden, von der ich noch gar nicht wusste, dass es sie überhaupt gibt. Ich will nicht zurück und wieder so ein körperlich schmerzhaftes Leben führen. Ich widersprach, bettelte und wehrte mich gegen die Aufforderung. Dann hörte ich die Stimme noch einmal. Dieses Mal sagte das Licht: **„Du musst wieder zurück; du hast eine BESTIMMUNG.“** Das Wort Bestimmung hallte in meinem ganzen Wesen nach, sein Klang ging mir durch und durch. Als ich die zweite Anweisung hörte, konnte ich nichts mehr dagegen sagen, denn ich begriff die Wahrheit, die darin lag. Wenn man Teil des Bewusstseins des Lichts ist, dann ist man Teil des Allwissenden. Ich begriff, dass ich in meinen Körper zurückkehren und mein Leben weiterführen musste.

Ich wurde mir meines Körpers wieder bewusst, leblos trieb er im Wasser und wurde immer noch von der See wild hin- und hergeworfen. Ich beobachtete ihn emotionslos und wollte bereits wieder ins Licht zurückkehren. Mein Wesen fühlte sich sehr viel größer, freier und vollständiger an als mein Körper. Zurückzukehren bedeutete, das Gefühl der Verbundenheit zu verlieren. Mich vom Licht zu lösen und wieder in meinen Körper einzutreten, war das Schwerste, was je von mir verlangt worden ist. Es war schmerzhafter als das Ertrinken.

Die Leinen des Zodiac-Bootes schlugen wild um das Wrack. Irgendwie hatte sich in diesem gewaltigen Tosen mein Arm in der Bugleine verfangen. Eine Welle traf das Boot, und die Leine zog sich um meinen Arm und meine Hand zu; sie zog meinen Körper an die Oberfläche und kugelte mir dabei Schulter und Daumen aus. Ich sah zu, wie weitere Wellen mit voller Kraft auf meinen Körper trafen. Sie warfen mich mit solcher Wucht gegen den Ponton, dass ein Teil des Wassers aus meinen Lungen gepresst wurde. Gleichzeitig gab mir meine Lichtfamilie einen Schubs. Ich erlebte eine Schwingung wie ein Rauschen, ein Summen, und dann war ich wieder in meinem Körper. Als ich in ihn eintrat, übermittelte meine Seelenfamilie mir im Inneren, dass sie immer bei mir sein würde. Instinktiv tat ich meinen ersten Atemzug seit Langem. Mein erster bewusster Gedanke nach der Rückkehr ins Leben lautete: *Warum muss ich bloß dieses Leben führen?* Zugleich hackte ein inneres Wissen auf mir herum, dass ich überleben musste. Immer wieder hallte in mir die Frage nach: Bestimmung, Bestimmung, Bestimmung? Welche Bestimmung? Ich wusste nur, dass ich wegen dieser Worte überleben musste. Ich wusste, dass es irgendeine *Bestimmung* gab, wegen der ich am Leben war und für die ich leben musste.

Nach der Genesung von meinem Tod und der Rückkehr ins Leben konnte ich die Lebensenergie in meiner Umgebung sehen. Alle Pflanzen und Steine in den Ziergärten hatten eine Lichtaura um sich. Ich konnte sie spüren und berühren, ohne dazu meine körperlichen Hände zu benutzen. Mein Ingenieursgehirn rätselte, was dahintersteckte. Wie war das möglich? Da ich nichts über Auras wusste, hatte ich keine Worte dafür. Die Palmen waren ein höchst majestätisches Erlebnis. Sie waren durch und durch lebendig. Diese neue Art, die Lebenskräfte zu spüren, führte dazu, dass ich alles untersuchte, was um mich herum vor sich ging. Als Ingenieur musste ich es einfach erklären können. *Warum hatte sich das Leben plötzlich verändert? Wie kommt es, dass ich dies nun sehen kann? Wie ist es möglich, dass ich nun sehen und hören kann, was ich vorher nie wahrnehmen konnte?* Ich ging ans Meer. Ich konnte die Erdenergien auch in größeren Zusammenhängen spüren – die rhythmischen Muster, welche die Wellen mit den Gezeiten und dem Mond bilden. Ich konnte die Erde als lebenden, atmenden Planeten sehen. In meiner Kindheit in Arizona hatten mir indigene Großmütter Geschichten über Mutter Erde erzählt. Ich habe ihre Lektionen, wie die Erde wächst, sich ausdehnt und wieder zusammenzieht, nicht ernst genommen. Sie sagten: „Sie atmet." Jetzt, nach meinem Aufenthalt im Bewusstsein des Lichts, konnte ich verstehen, was sie meinten.

Instinktiv wusste ich, dass das, was ich erlebt hatte, für andere schwer zu verstehen war. Von mir selbst ganz zu schweigen. Ich war ein alter Seebär, und bis jetzt war ich immer mit beiden Beinen fest auf der Erde oder auf einem Schiffsdeck gestanden. Ich war Ingenieur, und für mich gab es nur schwarz und weiß. Ich hatte Angst, über das zu sprechen, was ich erlebt hatte; ich befürchtete, meine Kollegen könnten denken, ich sei total übergeschnappt. Diese neue Lebensweise, die Fähigkeit, Lebensenergie zu spüren, verwirrte mich. Ich glaube nicht, dass irgendwer sich eine Vorstellung davon machen konnte, wie aufgewühlt ich war. Ich wollte nichts sagen, weil meine neue Sichtweise anscheinend niemandem auffiel. Hätte ich darüber gesprochen, hätten sie vielleicht gedacht, ich hätte in dem Sturm womöglich einen schweren Dachschaden erlitten und hätte seither einen leichten Schuss. Verdammt, ich habe ja selber aufrichtig geglaubt, ich würde verrückt. Ich musste irgendwie damit fertig werden. Ich wollte mein altes Leben wiederhaben, aber das war ausgeschlossen.

Nach dem Tod wiedergekommen zu sein, war unglaublich kompliziert. Verglichen mit meiner Zeit im Licht kam ich jetzt nicht einmal halb so schnell voran. Meine neue Wertschätzung für das Leben war sehr viel größer als ich. Ein Teil von mir war immer noch mit dem Licht verbunden, und dies trieb mich ebenfalls in den Wahnsinn. Also tat ich, was ich für das Beste hielt: Ich konzentrierte mich auf den Moment. Damit überstand ich die ersten drei Tage meines Lebens in einer neuen Wirklichkeit und der Verarbeitung dieser radikalen Veränderung in meinem Leben. Ich war immer jemand gewesen, der sich seinen Weg durchs Leben mit der Machete bahnt, um durchzukommen. Ein Erlebnis im Licht gehabt zu haben, ist schon an sich ein Geschenk; wird man jedoch dem Licht des Bewusstseins ausgesetzt, hat man danach eindeutig eine neue Wahrnehmung. Nach meinem Erlebnis erhielt ich drei Geschenke: *Akzeptanz*, *Toleranz* und *Wahrheit*. Sie wirken wie ganz einfache Ideen, aber es kann ein Leben lang dauern, bis man sie versteht, geschweige denn meistert.

Das erste Geschenk, mit dem ich mich befasste, war Akzeptanz. Plötzlich erfuhr ich, inwiefern mein Leben andere berühren konnte, ohne dass ich dies mitbekam. Ich weiß jetzt, dass ich jederzeit am rechten Ort bin und den gegenwärtigen Augenblick erleben soll. Dadurch, dass ich meinen Lebensrückblick mit Liebe und ohne Verurteilung erlebt hatte, wusste ich, wer ich bin. Ich konnte akzeptieren, dass ich Fehler und Stärken hatte. Ich konnte anfangen, an mir zu arbeiten, um mich zu einem besseren Menschen zu machen. Jetzt brauchte ich mich für meine Misserfolge nicht mehr selbst fertigzumachen. Stattdessen konnte ich aus einem Fehler lernen, ihn akzeptieren und wieder nach vorne schauen.

Toleranz ermöglicht uns zu erkennen, dass andere eigene Ziele und Wege haben. Plötzlich konnte ich die Überzeugungen und das Verhalten anderer erkennen und akzeptieren. Weil ich meinen eigenen Lebensrückblick gesehen hatte, wurde mir klar, dass auch alle anderen am für sie richtigen Ort sind und erfahren, wohin ihr Lebensweg sie führt, damit sie wachsen können. So konnte ich vermeiden, die Meinungen anderer Seelen vorschnell von der Hand zu weisen. Ich konnte den Lebensweg anderer akzeptieren und tolerieren, ohne dabei das Gefühl zu haben, dass ich ihn billige. Selbst widerstreitende Ansichten waren für mich keine Bedrohung mehr, und ich stellte fest, dass ich mich notfalls distanzieren konnte. Bedingungslose Liebe zu allen Wesen schenkt Hochachtung vor allem Leben und löst das Bedürfnis auf, dass andere etwas sein sollen, was sie nicht sind.

Wahrheit. Sogar als kleines Kind hatte ich ein Gespür dafür, wenn ich meiner Natur zuwider handelte oder wenn ich mich so verhielt, wie es meiner Meinung nach für die Menschen in meiner Umgebung akzeptabler war. Ich wusste, dass dies nicht dem entsprach, der ich wirklich war. Allmählich sollte mir diese selbsterschaffene Fiktion zur Persönlichkeit werden, auch wenn ich wusste, dass sie falsch war. Mit der Zeit verlor ich mich in dem falschen Ich, das ich erschaffen hatte. Die Liebe des Lichts und das Bewusstseins des Lichts haben mir mein wahres Ich gezeigt, ohne die Fiktion. Dieses Licht kannte mich besser als ich mich selbst. Doch eine falsche Persönlichkeit kann man kaum über Nacht ablegen. Nach der Nahtod-Erfahrung habe ich mehrfach versucht, mir meine alte Persönlichkeit wieder überzustreifen, aber sie hat mir nicht mehr gepasst. Ich brauchte ein paar Jahre, bis ich mein authentisches Ich, wie ich es im Licht erlebt hatte, akzeptieren konnte. Wenn ich heute mit meinem wahren Ich arbeite, nenne ich es meine Wahrheit.

Nach meiner Nahtod-Erfahrung haben sich meine Wahrheit und meine Philosophie im Einklang mit meinem inneren Wachstum verändert. Ich wurde ein bejahenderer und toleranterer Mensch, aber ich versuchte auch, mich weiter an das zu halten, was ich für mich bisher als wahr erkannt hatte. Dann verstand ich, dass sich das, was für mich real war, verändert hatte, weil ich meine Philosophie verändert hatte, wenn auch nur in Bruchteilen. Die eigene Wahrheit fluktuiert mit dem persönlichen Wachstum und der Richtung des eigenen Lebenswegs. Dieser ist keine gerade Straße, sondern schlägt viele Kurven und Haken. Wir müssen jeden Augenblick erleben. Ich habe sehr viel Zeit für die Arbeit an einem stillen Dienst aufgewendet. Mit „stillem Dienst" meine ich den Versuch, ein lebendiges Beispiel für andere zu sein. Ich weiß, dass mein Dasein Wellen schlägt – in meinem Lebensrückblick habe ich es gesehen und daher beschlossen, wissend um die universelle Führung und diese akzeptierend, die nächsten Schritte zu tun. Durch mein Erlebnis habe ich eine andere Richtung eingeschlagen; es kam genau zum richtigen Zeitpunkt und zeigte mir den Kurs, dem ich folgen musste. Vor allem aber weiß ich jetzt, dass wir im Moment des körperlichen Todes nicht sterben. Wir leben mit einem höheren Bewusstseinsgrad weiter. In diesem Wissen habe ich keine Angst mehr vor dem Tod.

Keine Angst mehr vor dem Tod zu haben, schenkt unglaubliche Freiheit, die Freiheit, unbändig zu leben und das Leben voll auszuschöpfen, voller Freude und Dankbarkeit über jede Begegnung und Erfahrung. Keine Angst mehr vor dem Tod zu haben, verleiht uns auch eine innere Ruhe, die uns zur Entspannung kommen lässt, weil wir aus dem Hamsterrad aussteigen können. Wenn ich etwas Positives erreiche, folgt darauf oft ein Gefühl, dass etwas zu Ende ist. Häufig ist damit zugleich ein Zeichen verbunden, das mir sagt, in welcher Richtung es für mich weitergeht. Wenn ich aus meinen Erfahrungen irgendetwas gelernt habe, dann den synchronistischen Ereignissen im Leben zu folgen. Auch wenn ich im Moment des Geschehens das große Ganze noch nicht überblicken kann, weiß ich doch, dass es sich zur rechten Zeit und am rechten Ort zeigen wird. Mein Leben ist durch diese Reise verwandelt worden. Ich erhalte Erkenntnisse, durch die ich jeweils meinen potenziellen weiteren Lebensweg vor mir sehen kann. Ich glaube, diese Erkenntnisse machen mich auf meine Seelenbestimmung aufmerksam; sie wirken wie Wegweiser. Ich kann auf meinem Weg die richtigen Entscheidungen treffen, was mir oft hilft, am rechten Ort zu sein, um anderen zu helfen. So kann ich besser dienen, was meine Lebensbestimmung ist.

Im November 2000 wurde bei mir Lungenkrebs diagnostiziert, der bereits metastasiert und drei Knochen in meiner Wirbelsäule aufgezehrt hatte. Schließlich ist meine Wirbelsäule kollabiert, weil der zweite Brustwirbel nicht mehr vorhanden war und der Tumor das Gewicht nicht tragen konnte. Nach vielen Untersuchungen fanden die Ärzte auch Herde in Hüfte, Nieren und Gehirn. Ihrer Meinung nach war es die mitfühlendste Lösung, meine Lebensqualität bestmöglich zu erhalten und mich in Frieden sterben zu lassen. Bei meiner Nahtod-Erfahrung hatte ich gesehen, dass ich Krebs bekommen, aber auch, dass ich ihn überleben würde. Also suchte ich mir unter der Führung des Geistes ganzheitliche und traditionelle Behandlungen. Meine Ärzte waren mit meinen Behandlungswünschen einverstanden, und sechs Monate später war ich krebsfrei. Es sollte ein weiteres Jahr dauern, bis ich sie überzeugen konnte, dass ich überleben würde und sie endlich bereit waren, drei Operationen zur Wirbelsäulenkorrektur durchzuführen. Ich erkenne an, dass auch die Heilung nach Krebs zu meiner größeren Bestimmung gehört, damit ich jetzt Krebspatienten im Endstadium und Menschen, die dasselbe erlebt haben wie ich, bei der Integration ihrer Erfahrungen helfen kann.

Ich berücksichtige immer, welche Kraft in unserer gegenseitigen Verbundenheit liegt, insbesondere dann, wenn die Leidenschaft am größten ist. Dann denke ich an meinen eigenen Lebensrückblick und daran, dass meine Leidenschaften die größten Wellen geschlagen haben, im positiven wie im negativen Sinne. An Erfahrungen wachsen wir. Durch sie wächst unser Geist. Wie wir mit Verantwortung, Erfahrungen und Chancen umgehen, fällt schwer ins Gewicht. Weil wir alle aus dem Licht sind, müssen wir den Geist nicht suchen. Der Geist ist in uns, wir müssen nur achtsam sein und zuhören. Wenn uns dies gelingt, erlangen wir Klarheit und Verständnis darüber, wo wir sein müssen, damit wir alle unser Leben ein kleines bisschen besser leben können.

David hatte ein sehr intensives Erlebnis, und insbesondere sein Lebensrückblick hat seine Selbstwahrnehmung offenbar tiefgreifend verändert, was sich im größeren Rahmen in den Dienst am Nächsten umsetzen ließ. Heute führt er sein Leben in Übereinstimmung mit dem, was er bei seiner Nahtod-Erfahrung gelernt hat. Was für eine erfrischende Perspektive! Wie wäre es, wenn wir alle unsere Entscheidungen auf der Grundlage dessen träfen, was wir uns bei unserem Lebensrückblick ansehen müssen, statt uns darüber den Kopf zu zerbrechen, was andere wohl beeindrucken könnte? Was, wenn wir uns alle mehr darum kümmerten, unser Leben für *uns* zu leben und das zu tun, was uns glücklich macht, statt Entscheidungen danach zu treffen, was andere wohl davon halten?

Es ist ein wichtiger Aspekt, dass bei David später Krebs diagnostiziert wurde, der bereits in seine Wirbelsäule und andere Körperteile gestreut hatte. Es gibt viele Beispiele für Menschen mit einer körperlichen Erkrankung, die nach einer Nahtod-Erfahrung verschwand oder remittierte. Als ehemalige Krankenschwester fasziniert mich die Verbindung zwischen Geist und Körper, und weitere Forschungen bestätigen, wie wichtig der Geist und unsere Gedanken im Hinblick auf unsere Gesundheit sind. Wer eine Nahtod-Erfahrung hatte, durchläuft eine radikale Metamorphose seines Denkens und seiner Wahrnehmung. Hierin liegt ein weiterer Schwerpunktbereich für potenzielle Forschungen, die alle enorm stärken könnten, bei denen eine belastende Erkrankung diagnostiziert wird.

7

Die Liebe brach sich Bahn

Penny Wilson ist siebenundvierzig Jahre alt, ehemalige Krankenschwester und lebt in Kentucky, USA. Robert Tremblay (der in diesem Buch ebenfalls vertreten ist) schlug ihr vor, sich über Facebook mit Kelly in Verbindung zu setzen und mit ihr über eine Veröffentlichung ihrer Geschichte zu sprechen. Gleich beim ersten Gespräch erwähnte Kelly Dr. Barbara Mango – auch sie hat einen Beitrag in diesem Buch – und Penny sagte: „Fragen Sie sie, ob sie sich noch an mich erinnert. Wir haben uns bei der Konferenz in Kalifornien kennengelernt und lange unterhalten." Dies bestätigt wieder einmal, dass wir alle untereinander verbunden sind und zusammengeführt wurden. Pennys Nahtod-Erfahrung trat während eines anaphylaktischen Schocks ein.

Ich bin Mutter dreier großartiger Kinder, Großmutter zweier wunderbarer Enkelkinder und Partnerin meines hinreißenden Verlobten Don. Seit ich mich aus meinem Beruf als Krankenschwester zurückgezogen habe, lebe ich in Kentucky. Vor drei Jahren habe ich eine Autoimmunerkrankung mit Namen idiopathische Anaphylaxie entwickelt, womit etwas verbrämt zum Ausdruck gebracht werden soll, dass ich heftige akute Immunreaktionen bis zum anaphylaktischen Schock entwickle, ohne eine echte Allergie gegen irgendetwas zu haben. Es ist so eine Art Panne in meinem Immunsystem. Wegen dieser Erkrankung war ich schon häufig in einem kritischen Zustand. Bei drei Episoden eines anaphylaktischen Schocks im Jahr 2014 spürte ich, wie mein Geist meinen Körper verließ. Danach hatte ich jeweils eine Nahtod-Erfahrung, wobei jede die Fortsetzung der vorangegangenen war. Meine Geschichte beginnt damit, dass mein Atem aussetzt, ich ins künstliche Koma versetzt und an ein Beatmungsgerät angeschlossen werde. Ich erwache in tiefer Dunkelheit.

Mein Geist wird allmählich munter und drängt mich aus der Dunkelheit ins volle Bewusstsein. Wenn ich meine Augen öffne, ist da totale Schwärze. Ich merke, dass vor, hinter, über und unter mir tiefe, endlose Leere ist, in der ich mich offenbar nicht zurechtfinden kann. Ich verspüre Druck von allen Seiten, obwohl ich nichts Physisches berühre, wenn ich die Arme bewege. Ich frage mich, woher dieser schreckliche Druck kommt. Die bedrängende Umgebung wringt mein Dasein aus wie einen nassen Lappen und macht jeden Atemzug zu einer gewaltigen Anstrengung; jeder Muskel meines Körpers zieht Luft in meine Lungen und presst sie dann wieder heraus.

Ich bin hier ganz allein, und es ist, als hätte es nie jemand anderen gegeben. War ich schon immer in diesem seelenzermürbenden Fegefeuer? Vielleicht war alles nur ein Traum – mein Leben, meine Familie … die Welt. Könnte all das ein Ort und eine Zeit gewesen sein, die ich mir in Gedanken erschaffen habe, um es mir in dieser Dunkelheit etwas leichter zu machen? Diese Vorstellung war gar zu schrecklich. Erschöpft spürte ich, wie tiefer Schlaf mich übermannte. Ich bettelte, er solle mich verschlucken und im Bauch behalten, damit ich diesen fürchterlichen Ort nie wiedersehen müsse. Der tiefe Schlaf erhört mein Flehen, umgibt meinen bewussten Verstand mit beruhigender Schwärze und versetzt mich gnädig in die Bewusstlosigkeit.

Die Atempause von der Leere erscheint kurz, denn schon erwache ich wieder an dem schrecklichen Ort. Es ist nicht die Hölle, dessen bin ich mir sicher, aber durch dieses Wissen wird meine Hoffnungslosigkeit auch nicht geringer. Wie lange verweile ich schon in diesem endlosen Abgrund? Jeder Augenblick hier ist Sekunde und Ewigkeit zugleich. Wenn das Leben, an das ich mich erinnere, echt war, und wenn ich dort je wieder hinkomme, dann werde ich anders leben. Ich werde meine Tage voller Begeisterung und Freude annehmen und sie nicht bloß vorüberziehen lassen, als wäre nicht jeder ein Geschenk.

Jedes Mal, wenn ich aus dem Schlaf-Treibsand erwache, stelle ich dieselben Fragen: Wo bin ich und warum bin ich hier? Wo sind alle und alles hin? Ich rätsele, zermartere mir das Hirn und versuche, aus meinem Zustand schlau zu werden. Vielleicht sollte ich versuchen, mich zu bewegen … aber wie und wohin? Ich ringe um eine Vorwärtsbewegung, und jeder Versuch bedeutet eine ungeheure Anstrengung, als wollte ich durch anziehenden Zement gehen. Die Arbeit ist kräftezehrend und so ermüdend, dass der tiefe Schlaf in seinem Mitgefühl mich in die Arme nimmt und mir Ruhe schenkt.

Schließlich, nach einer scheinbaren Ewigkeit, verändert sich etwas. Ich bin durch die Leere gegangen und befinde mich nun vor einer Art Glaswand. Schwebend nähere ich mich dem Hindernis und spähe hindurch. Auf der anderen Seite kann ich meinen physischen Körper in einem Klinikbett liegen sehen. Wie kann ich zugleich hier und dort sein? Die Wand lässt mich nicht hindurch, doch wenn ich näher herankomme, wird die Szenerie auf der anderen Seite klarer. Mein Körper ist an Kabel und Schläuche angeschlossen.

Aha, ich muss wohl sehr krank sein! Diese Erkenntnis schenkt Hoffnung … Es war keine Fantasievorstellung; ich habe das alles doch nicht nur geträumt! Ich bin bloß krank, und allem Anschein nach wohl ziemlich schwer. Mit zusammengekniffenen Augen erkenne ich meine Tochter, die neben meinem Bett steht. Rechts hinter ihr pumpt und stampft ein Beatmungsgerät. Es muss ganz schön ernst um mich stehen, wenn ich ein Beatmungsgerät brauche. Was hat bei mir zu diesem Zustand geführt?

Meine Tochter steht auf ihrem Posten neben dem lebenserhaltenden Gerät, und mich erfüllt eine tiefe, abgrundtiefe Sehnsucht. Ich muss sie berühren – sie in den Arm nehmen und dafür sorgen, dass das alles wieder weggeht. Instinktiv strecke ich die Hand aus, aber die grausame Wand, die die Leere vom Krankenhaus trennt, hält mich auf. Ich trommele mit den Fäusten dagegen, aber sie gibt nicht nach. Dann dämmert es mir; jetzt weiß ich, was ich tun muss! Zum ersten Mal rast mein Geist vor Hoffnung … ich muss versuchen, meinen Körper aufzuwecken. Natürlich! Warum habe ich nicht schon eher daran gedacht?

Ich konzentriere meine ganze Energie auf mich in dem Bett und versuche, die Frau darin aufzuwecken, sie mit Willenskraft dazu zu bewegen, die Augen aufzuschlagen ... nichts, sie bleibt reglos liegen und ignoriert meine Bemühungen. Komm schon! Warum klappt das nicht? Vielleicht muss ich kleiner anfangen ... sie dazu bringen, einen Finger zu bewegen. Entschlossen konzentriere ich mich auf ihre Hand ... Komm schon, Penny, nur ein kleines Zucken, du schaffst das! Entnervt schnaube ich aus. Verdammt! Immer noch nichts. Warum ist das so schwierig? Immer wieder versuche ich es, doch jeder verzweifelte Versuch prallt an der widerspenstigen Wand ab. Ich spüre, wie ich mit großer Kraft zurückgesaugt werde, als wollten alle Winde der Welt mich von mir in dem Klinikbett wegdrücken, weg von dem irdischen Körper, der daliegt wie ein Stein, nur wenige Zentimeter von meiner Tochter entfernt. Um sich schlagen und kämpfen, um dicht bei der Trennwand zu bleiben, erweist sich als nutzlos; mein Kampf gegen das unsichtbare Vakuum ist nur vergebliche Liebesmüh. Ich werde zurückgesaugt ... immer weiter zurück ... wieder in die herzlose, gefühllose Welt hinein.

Unmerklich vergeht die Zeit. Wie lange bin ich schon hier? Ein Tag? Eine Woche? Unbarmherzig hält mich die grausame Leere im Griff. Ganz fest schließe ich die Augen, öffne sie dann langsam wieder und befinde mich erneut vor der Trennwand zwischen der Leere und dem Klinikzimmer. Die Nähe zur physischen Welt ist eine große Erleichterung. Dieses Mal ist es anders; die Trennwand pulsiert, fast als würde sie atmen. Ich krache durch die inzwischen hauchdünne Barriere und befinde mich mit meinem Geist-Ich in der Schwebe über meinem physischen Körper. Ich sehe mich dort liegen ... reglos, an Monitore und das Beatmungsgerät angeschlossen; mein Körper zeigt nicht mehr Lebenszeichen als die Tücher, die ihn bedecken.

Nach nur wenigen Sekunden verdüstert sich die Szene in dem Klinikzimmer, als würde ich wieder gewaltsam in die Dunkelheit zurückgezogen. Die Leere fühlt sich schwerer an; durch den Druck auf meiner Brust bekomme ich kaum Luft. Da fällt mir wieder ein, dass ich nicht selbst atmen muss, das macht das Gerät. Dennoch drängt mich etwas, ein- und auszuatmen und mich wieder mit dem Ich, das im Krankenhaus liegt, zu verbinden. Die Anstrengung ist ermüdend, als versuchte ich, mit Betonblöcken an Armen und Beinen zu schwimmen. Ich dränge nach vorne, kämpfe, versuche, zu der Trennwand zu finden.

An dem dunklen, hoffnungslosen Ort will ich nicht sein. Ebenso wenig will ich im Klinikzimmer sein und von meinem Posten in der oberen Zimmerecke hilflos zusehen müssen. Bitte lasst mich in meinem Körper aufwachen oder für immer in tiefen Schlaf sinken, damit ich nicht wieder in die Leere muss. Wie lange muss dieser Kreislauf weitergehen?

Während ich noch meine Lage bejammere, dämmert mir allmählich, dass die Leere kein realer Ort ist! Sie ist symbolisch! Sie steht für meine Apathie; ein Symbol der Mauer, an der ich mein ganzes Leben lang gebaut habe. Für die Ziegelsteine, die ich aufgeschichtet habe, damit die anderen draußen und meine Gefühle drinbleiben. Eine Barriere, die ich mit jedem erlittenen Schmerz höher aufgerichtet habe. Meine Bemühungen um Selbstschutz hatten mich weniger … weniger echt, weniger verwundbar, weniger froh und so undurchdringlich gemacht wie das Koma, in dem ich lag. Mein physisches Ich auf der Intensivstation hatte keine Ahnung, wie nahe es daran war, alles zu verlieren.

Die Erkenntnis, dass ich dieses Gefängnis um mich herum selbst errichtet hatte, ließ die Leere mit donnerndem Getöse in sich zusammenfallen! Ein helles Licht schien vor mir auf und drängte die Dunkelheit zurück, bis sie sich hinter und unter mir befand. Mir war, als würde ich wie von einem Magneten in die Arme eines herrlichen Geistwesens gezogen. Bin ich endlich aus diesem schrecklichen Ort gerettet? Ach, wenn es nur so wäre!

Das Geistwesen ist weiblich, kraftvoll und angetan mit Licht. Sie drückt mich an ihre Brust, und ihre Energie wirbelt um mich herum wie eine große Trichterwolke, die mich mühelos in ihrer Mitte hält. Mit einem Arm zieht sie mich näher zu sich heran, den anderen streckt sie energisch von sich. Ihre Faust saust an mir vorbei, auf die Dunkelheit zu und versetzt dem seelenlosen Ort einen Schlag. Die Leere explodiert, und die Bruchstücke fliegen uns um die Ohren. Sie versuchen, in ihren Energietunnel zu gelangen, können ihn aber nicht durchdringen. Ihr Licht erstrahlt heller, wenn die Scherben aufprallen. Das strahlende Leuchten stößt sie ab und schickt sie an einen Ort, von dem ich zum Glück keine Ahnung habe. Der abscheuliche Druck der Leere perlt von mir ab wie Tau von einem Grashalm; mit jedem Tropfen, der von dem herrlichen rettenden Geistwesen verzehrt wird, wird mir leichter. Ich schaue auf und sehe das Gesicht meiner Heldin; ihre Gesichtszüge sind weich und feminin, ihre Augen strahlend grün. Sie erwidern meinen Blick und kennen mich durch und durch. Unser Geist verschmilzt miteinander, wie zwei Flüsse ineinanderfließen und sich dann ins Meer ergießen.

Sie ist mir vertraut, aber wenn ich versuche, mich daran zu erinnern, woher ich sie kenne, entgleitet mir dieses Wissen wie ein Traum, der sich in den Hirnwindungen versteckt, um sich seiner Entdeckung spielerisch zu entziehen. Ich versuche es mit Druck, überwältigt von einem tiefen Bedürfnis, mich daran zu erinnern, woher ich dieses Geistwesen kenne. Mein Blick wandert nach oben zu ihrem Haar … ihrem leuchtend roten Haar, wie ich es noch nie gesehen habe. Es als rot zu bezeichnen, bedeutet, es mit einem erbärmlich unpassenden Wort zu belegen, gerade so als wollte man die Sonne ein flackerndes Licht nennen. Ihr Haar ist wie Feuer auf ihrem Kopf. Es hat eine Energie, die sie ausmacht, stark und mutig und … in dem Moment erinnere ich mich an sie. Lovetta Patrias, meine Großmutter mütterlicherseits! Tränen steigen mir in die Augen, und mein Herz macht einen Freudensprung.

Im Leben ist sie eine ganz erstaunliche Frau gewesen, und dieser Geist war ihr eindeutig an den Ort gefolgt, an dem sie mich nun gefunden hatte. Ich lachte und weinte zugleich, die Tränen liefen mir im Strömen über das Gesicht und spülten die Trauer über ihren Verlust, die ich unbewusst immer noch in mir trug, fort. Sie war nicht gestorben! Nein, sie ist hier, lebendiger als sie es je in ihrem Körper war. Diese Erkenntnis raubt mir den Atem.

Ihr zärtlicher, liebevoller Blick entspannt mich total, und ich sinke in ihre Arme. Nach langer Zeit fühle ich mich zum ersten Mal geborgen. Ahh, geborgen! Wann hatte ich zum letzten Mal das Gefühl, nichts und niemand könne mir etwas antun? Es ist Balsam für meine Seele. In ihren Armen ruhend, lasse ich zu, dass meine Schwingung mit ihrer verschmilzt; unsere Energien verflechten sich miteinander und umkreisen uns, und doch bleibt jeder Geist für sich erkennbar. Wie ist es möglich, dass ich eine solche Einheit empfinden und doch zugleich auch die Einzigartigkeit in allem spüren kann, was ich bin? Ihre Energie vereinnahmt oder mindert meine nicht. Ja, während unsere Kräfte uns umtanzen, spüre ich, wie meine Energie, meine Ganzheit zu etwas so Mächtigem anwächst, dass es sich jeder irdischen Definition entzieht.

Schließlich spricht sie mit mir, aber nicht so, wie wir hier auf der irdischen Ebene miteinander sprechen. Es gibt keinen Ton, doch es ist hörbar, es gibt Worte, doch sie gelangen nicht über ihre Lippen an meine Ohren … sie spricht sie aus ihrem Geist direkt in meinen. „Beruhige dich, Liebes." Mein Geist umfängt ihre Anweisung und zerlegt sie in Moleküle.

Die Energie in ihren Worten wird verdaut; jede Silbe trägt die beabsichtigte Wirkung in sich. Ich fühle mich ruhig und fließend. Das Wort „Liebes" zerfällt in seine kleinsten Bestandteile und wird dennoch nicht zerschlagen oder zerstört. In jedem kleinsten Teilchen behält es seine volle Bedeutung bei und zirkuliert durch mich wie Blut in meinen Adern. Ich spüre ihre Worte körperlich, emotional und spirituell. In diesem Moment kenne ich sie und spüre, dass sie mich liebt; sie zeigt mir, dass ich ihr wirklich am Herzen liege. Das durchdringt mich und macht mich … mehr. Endlich sehe ich, wer ich wirklich bin, und es zeigt sich, dass ich sehr viel mehr bin als ich immer geglaubt habe, je sein zu können.

Mein Verständnis verfestigt sich in einer Tiefe, die mir neu ist. Auf der Zellebene spüre und weiß ich, was es heißt, jemandem ans Herz gewachsen zu sein. Dies in dieser Vollständigkeit zu erfahren, überwältigt mich, und ich weine in ihren Armen. Ich weine aus Schmerz, aus Kummer und aus Freude. Ich weine wegen allen Leids, das ich im Leben erfahren habe, und wegen allen Leids, das ich gesehen und gespürt habe und doch nicht ändern konnte. Ich weine wegen der Mauer, die ich errichtet, wegen der Isolation, die ich mir absichtlich auferlegt hatte, solange ich in meinem Körper war. Ich weine um diejenigen auf der Erdenwelt, die ohne Hoffnung sind und glauben, es gäbe nichts als das „Hier und Jetzt". Dieser Gedanke zerreißt mir das Herz. Was, wenn sie recht gehabt hätten und die Leere auf ewig mein Dasein gewesen wäre? Für immer in einem Zustand des … Nichts? Ich weine laut auf und erzittere bei dem Gedanken, von dem Schlaf vereinnahmt zu werden, den ich einmal für eine Gnadenfrist gehalten habe. „Schschsch, mein Liebes, alles ist gut." Ihre Worte holen mich aus der schrecklichen Erinnerung an den verlassenen Ort, der bis vor Kurzem noch mein selbst errichtetes Gefängnis war.

Während ich in ihren Armen ruhe, kommt mir eine Frage in den Sinn, und ich mache Anstalten, sie zu stellen, die Worte auszusprechen, doch kaum dass sich der Gedanke bildet, strömt die Antwort aus ihrem Bewusstsein in meines. „Du bist nicht tot; es gibt keinen Tod, außer dass der Körper nutzlos und daher abgelegt wird. Du bist entweder im Körper lebendig … auf der Erdenwelt, oder du bist hier überlebendig … oder eine Mischung aus beidem wie jetzt, wo ein Teil von dir dort und ein Teil von dir hier ist, auf der Seite der Geistwesen. Dein Körper liegt dem Tode nahe dort, und dein Geist hat ihn verlassen, aber noch nicht vollständig. Eine Art … Schnur verbindet dich noch damit. Täte sie das nicht, wärst du voll und ganz hier."

Eine weitere Frage kommt mir in den Sinn, und wieder wird sie beantwortet, bevor ich sie aussprechen muss. „Dein Bewusstsein existiert außerhalb deines Körpers. Es ist kein Bestandteil des Gehirns und sitzt auch nicht dort. Es ist ewig und kann in nichts festgehalten werden. Es existiert, egal ob dies dein physischer Körper tut oder nicht. Mit deinem Gehirn kannst du darauf zugreifen, aber es ist darin nicht enthalten als wäre es sein Bestandteil. Das Bewusstsein besteht trotz des Körpers fort. Du hast gehört, dass man sagt, Energie wird weder erzeugt noch verbraucht, sie verändert einfach ihre Form. Das gilt auf der Erde, und das gilt auch hier. Es ist Gesetz."

Mein Bewusstsein ist ewig? Und wird nicht davon diktiert, ob mein Körper lebendig oder tot ist? So hatte ich mir das nie vorgestellt. Ich dachte, wenn ich sterben würde, hätte ich danach immer noch eine gewisse körperliche Struktur, die mich ausmachen würde. Es ist schwer zu begreifen, dass ich nicht mein Körper bin. Die Information durchströmt mich, bläht sich zu voller Größe auf – und mir wird klar, dass dies … so wie ich hier bin … echter und wahrer ist und mir exakter entspricht als die Person, die auf der anderen Seite in einem Krankenhaus am Leben erhalten wird. Endlich verstehe ich, wie ich gedacht bin. Ich bin so tief ins Nachdenken über die Komplexität und Einfachheit des Ganzen versunken, dass ich nicht merke, dass meine Großmutter inzwischen gegangen ist und ich nun alleine in dem hellen weißen Licht schwebe.

Plötzlich riss mich eine gewaltige Energie aus meinen Gedanken, und alles hörte auf. Wenn ich von „aufhören“ spreche, dann müssen Sie unbedingt genau wissen, was ich meine, also machen Sie sich auf etwas gefasst, hier kommen die Synonyme: Schluss, aus, Ende, weg, verduftet, verpufft, aus dem Staub gemacht, davongeschossen wie ein geölter Blitz … verstehen Sie? Es war mir verblüffend fremd, dass meine innere Stimme verstummt und alle Gedanken wie weggeblasen waren. Mein Gehirn stellte das Denken ein und beendete sein übliches sinnloses Getue. Als es verstummte, wusste ich, bei wem ich war. Zwei Worte formten sich in meinem Geist – Ich BIN.

Ich war beim Geist Gottes, und ich kannte Ihn. Ich kannte Ihn in einem Sinne, der physisch, spirituell und mental war. Er war unbeschreiblich. Er hatte keine Gestalt, es gab keine Verkörperung, denn was könnte Ihn fassen? Was könnte den Ewigen umschließen? Das weiße Licht seiner durchdringenden Energie war unaufhaltsam. Es konnte nicht herunterreguliert werden. Es berührte mich und ging noch tiefer; unter mein physisches Ich, von dem nur eine Wahrnehmung blieb. Seine umfassende weiße Präsenz tränkte jeden Teil von mir, tauchte tief in meinen innersten Wesenskern und raubte mir den Atem, den ich nicht brauchte, weil ich erfüllt war von Seinem Licht. Ich öffnete mich dieser Energie rückhaltlos, ließ jede Leere, jeden Schmerz und jede Sehnsucht von ihr erfüllen. Sie nahm alle diese Stellen ein, ohne dass ich dabei in irgendeiner Weise weniger wurde; denn die weiße Energie Gottes nimmt nicht, sie gibt nur … und füllt uns bis über den Rand. Das strahlende Licht zog mit klarer Absicht in jeden Teil von mir ein, umgab und durchdrang jede Zelle und erfüllte meinen Körper mit einer intensiven Wärme und Schwingung, die für meine Ohren, meine Haut und meinen Geist eine unbeschreibliche Wonne waren. Ich blieb ganz und behielt, was mir von Nutzen war, wohingegen das, was mir nicht diente, nie dagewesen zu sein schien. An diese Aspekte konnte ich mich nicht mehr erinnern, und ich hatte nicht den geringsten Wunsch, sie mir wieder zu vergegenwärtigen.

Im Schweben spürte ich, wie das weiße Licht mich erfüllte und mich bis in die winzigsten Zellen hinein durchdrang. Ich lehnte den Kopf entspannt zurück, weil ich mich von seinem Gewicht nicht belastet fühlen wollte, und in diesem Moment fuhr das weiße Licht mir in den

Hals. Es war sehr warm und führte dazu, dass ich mein Körperempfinden nach innen wendete, damit ich es noch besser spüren konnte. Von meinem Hals stieg es in Kiefer und Mund und entflammte meine Zunge mit den schönsten Melodien. Ich wollte die Augen geschlossen halten, um das Licht in mir zu bewahren und es nicht entweichen zu lassen, aber das war reine Dummheit. Meine Lider konnten die Macht des Schöpfers nicht halten. Sie strahlte geradewegs durch sie hindurch nach außen, spiegelte das umgebende Licht und fuhr dann wieder in mich hinein.

Der weiße Glanz wärmte mir das Gesicht und ergoss sich in meinen Kopf, umschwirrte mein Gehirn, entflammte es mit einem Prickeln und erzeugte ein Gefühl schwerelosen Schwebens. Dann drang das Licht in jede meiner Hirnwindungen und strömte an ihnen entlang, als befahre es einen weiten, gewundenen Fluss. Es entfachte bisher ungenutzte Teile meines Verstandes zum Leben und erzeugte in mir ein „Wissen", durch das mir alles einleuchtete.

Situationen, die mich in der Erdenwelt gequält hatten, wurden mir wieder zu Bewusstsein geführt. Die Angst und Traurigkeit, die mich noch immer im Schmerz über diese Verletzungen gefangen hielten, waren überwunden. Jede Wahrheit stand mir ruhig und klar vor Augen. Kein Wort wurde gesprochen, keine Erklärungen gegeben, um den Schmerz und die Enttäuschungen aufzuheben. Es gab nur dieses tiefe innere Wissen, dass die Realität dieser Dinge nicht die gewesen war, für die ich sie gehalten hatte.

Sehr lange hatte ich versucht, meine Qualen in ein gedankliches Konzept einzuordnen, um sie verstehen zu können. Ich hatte ja keine Ahnung, dass Verständnis nicht durch meine eigenen Überzeugungen oder Ideen kommen würde, sondern durch die mächtige Energie Gottes, die mich auf dieser Seite, auf der „Seite der Geistwesen", erfüllte. Die Last meines Schmerzes fiel von mir ab und wurde ersetzt durch Seinen Frieden, wie eine zärtliche Umarmung des Vaters für sein Kind, mit der Er ihm versichert, dass alles gut ist.

Ich ergab mich Gott vollständig. Er hielt mein gesamtes Sein, Sein Licht strömte aus mir: Es drang aus meinen Knochen, ergoss sich aus jeder Strähne meines Haares, sogar meine Wimpern leuchteten durch Sein Licht und Seine Schwingung.

Gottes Liebe zog mich wieder in Seinen Kern hinein, wo ich schon die ganze Zeit hingehört hatte. Ich ließ zu, dass ich Seiner Mitte immer näherkam. Plötzlich war sie nicht mehr außen, sondern innen, die Quelle des hellen Lichts wohnte dem tiefsten Teil meines Wesens inne. Der Heilige Geist lebte in mir, weilte in meinem Herzen, meinem Geist, meiner Seele! Zum ersten Mal verstand ich, dass Gott umfassend und persönlich ist und auf meine Einladung vor langer Zeit in mir Wohnung genommen hat. Mir war, als müsse ich zerspringen vor Freude und zu Licht explodieren, wobei die Strahlen der Explosion bis in die fernsten Regionen des Universums reichen würden. Ich tauchte ein ins Licht und wollte nie mehr in die Erdenwelt zurückkehren.

Doch plötzlich wurde ich gestoppt. Ich wusste, ich konnte diesen Weg nicht weitergehen … noch nicht. Ich sehnte mich danach zu bleiben, bis zum Urfunken meiner Existenz zu gelangen, aber es sollte nicht sein. Ich wusste wieder, dass dies eine Entscheidung war, die ich bereits getroffen hatte – schon bevor ich an den Punkt gelangt war, sie zu treffen, als wäre sie vorbestimmt gewesen, obwohl dies nicht das rechte Wort ist, da es meine eigene freie Entscheidung war.

Das Licht wurde schwächer und wich zurück, und ich wurde sauer. „Bitte lass mir wenigstens die Erinnerung daran! Lass mich diese Zeit mit Dir in meinem Inneren speichern, damit ich sie niemals vergesse. Wenn ich nicht zumindest das behalten darf, dann verliere ich alle Hoffnung“, schrie ich zu Gott. Ich erwachte in meinem Klinikbett … mit der Erinnerung an mein Erlebnis tief in meinem Inneren.

Seit meinen Nahtod-Erfahrungen habe ich signifikante Veränderungen erlebt, und ich sehe das Leben völlig neu. Das Wichtigste, was ich seit meinem Erlebnis gelernt habe und was ich an die Welt weitergeben möchte, ist, dass wir alle miteinander verbunden sind. Das Leben lehrt uns, zumindest in der westlichen Kultur, unabhängig zu sein. Von dem Augenblick an, in dem wir unseren ersten Atemzug tun, werden wir in eine individualistische Gesellschaft geworfen. Wir errichten Zäune und Mauern, im wörtlichen wie im übertragenen Sinn, um andere auszuschließen. Wenn wir erwachsen werden, werden aus diesen Trennwänden Schlachtfelder, die uns noch weiter auseinanderbringen und uns sogar von der Quelle abschneiden, die uns erschaffen hat.

Diese Unabhängigkeit ist verwirrend und steht im Gegensatz zu dem, was unser Geist braucht und sich wünscht. Sie verwickelt uns in einen lebenslangen Kampf gegen unser eigentliches Wesen und wird zum Ursprung aller Konflikte. Wenn wir als Kinder Gottes je etwas bewirken wollen, dann müssen wir zuerst zu der Erkenntnis gelangen, dass wir alle durch den Schöpfer miteinander verbunden sind. Ich bin im Geiste verbunden mit dem Verbrecher, dem Bettler, dem Kranken. Dadurch, dass ich diese Wahrheit anerkenne, wird mir bewusst, dass ich ebenso gut den Weg des Diebes, des Armen oder des Beladenen hätte gehen können.

Ich bin aus meiner Nahtod-Erfahrung mit der Erkenntnis zurückgekehrt, wie viel Kraft und Macht wir alle in Wahrheit haben, den Hoffnungslosen und Ermatteten zu helfen. Wir brauchen nicht tatenlos dazusitzen, in den Himmel zu starren und darauf zu warten, dass Gott die Probleme hier auf Erden löst. Er ist mitten unter uns und rüstet uns mit Seiner Liebe, damit wir diese Aufgabe erledigen können!

Dieses Wissen hat mir ein Gefühl innerer Ruhe geschenkt. Es hat keinen Sinn mehr, sich Sorgen zu machen, weil ich weiß, dass sich am Ende alles zum Guten wendet, wenn wir uns dafür entscheiden, Gott zu lieben. Wut liegt mir so fern wie Verletztheit. Warum sollte ich wütend oder verletzt sein? Wenn jemand mir Unrecht tut, verspüre ich Mitgefühl. Ich weiß, dass sich früher in meinem Leben alles nur um mich gedreht hat und ich deshalb unabsichtlich andere verletzt habe. Ich gehe aufrechter, und mein Lächeln ist endlich echt, nicht bloß eine Maske, die ich aufsetze. Ich denke an Gottes Liebe, wenn ich spreche, und wäge meine Worte, damit sie anderen keinen Schmerz bereiten. Ich danke Gott für meinen Aufenthalt in der Leere und im Licht. Jetzt fühle ich mich „echt". Ich spüre die Verbindung, und ich habe keine Angst davor. Die Mauern sind gefallen! Mit dem Geist des Allerhöchsten stehe ich auf den Trümmern … bereit, Gottes großen und herrlichen Plan in meinem Leben zu erfüllen.

Dies ist eine ziemlich komplexe Nahtod-Erfahrung, die viele Aspekte enthält. Penny hat die Leere erlebt, gelangte aber darüber hinaus. Seit ihrer Nahtod-Erfahrung nimmt Penny die Welt anders wahr. Ich finde es interessant, dass sie ihre frühere Lebensweise als selbst errichtetes Gefängnis bezeichnet. Ich vermute, das gilt für viele Menschen (und ich weiß, dass es auch für manche Aspekte meines eigenen Lebens gilt!), weshalb es eine große Offenbarung sein kann, wenn es tatsächlich erlebt und nicht nur intellektuell durchdacht oder abstrakt erwogen wird.

Lovetta gab Penny zu verstehen, dass ihr Körper dem Tode nahe, ihr Geist aber immer noch durch eine Schnur mit ihm verbunden war. Häufig wird berichtet, dass Menschen diese Schnur während einer Nahtod- oder einer außerkörperlichen Erfahrung tatsächlich gesehen haben. Deshalb ist es vielleicht ungewöhnlich, dass sie hier nicht zu sehen war, Penny aber darüber informiert wurde. Lovettas Kommunikation bestätigt allem Anschein nach auch viele Aspekte von Erlebnissen anderer Betroffener. Tatsächlich haben auch andere vieles von dem angedeutet, was Lovetta übermittelt hat, etwa die Erklärung, dass das Bewusstsein nicht stirbt, sondern seine Gestalt wandelt.

Besonders faszinierend ist Pennys Beschreibung des Moments, als ihr Gehirn offenbar das Denken einstellt und ihr nur noch das Gewahrsein des ICH BIN bleibt, was auch in vielen heiligen Schriften so dargestellt wird.

Der stärkste Aspekt in Pennys Erlebnis ist wohl ihr Nachdenken über Situationen aus der Vergangenheit, bei denen sie bisher Traurigkeit oder Angst empfunden hatte. Plötzlich war sie von der tiefen Gewissheit erfüllt, dass diese Situationen keineswegs so gewesen waren, wie sie sie empfunden hatte. Meine Frage lautet: Ist es möglich, Techniken zu entwickeln, die einen solchen positiven Effekt herbeiführen können? Ich bin mir sicher, dass jeder Mensch Lebenserfahrungen gesammelt hat, die ihm Schuldgefühle oder Qualen bereiten. Stellen Sie sich vor, es gäbe eine derart sofort wirksame Methode, diese Erfahrungen neu einzuordnen. Wären wir dann nicht alle viel glücklicher?

Bleiben wir bei Pennys Erkenntnis, dass wir alle miteinander verbunden sind, auch wenn wir die Verbindungen nicht sehen. Die tiefere Bedeutung ist, dass alles, was wir anderen tun, am Ende wieder zu uns zurückkommt. Würden wir nicht alle ganz anders leben, wenn wir dies von Kindesbeinen an beigebracht bekämen?

8

Das Leben läuft ab, aber deine Reise endet nie

Michael Moon ist vierundsechzig Jahre alt und lebt in Florida. Über soziale Medien kam er mit Kelly in Kontakt. Beide waren Mitglied in einem Online-Forum über Nahtod-Erfahrungen, und Mike las Kellys Posts. Er setzte sich privat mit Kelly in Verbindung, weil er den Eindruck hatte, ihr könnte er seine Geschichte erzählen. Mikes Erlebnis trat beim Zahnarzt ein. Ich habe Hunderte Fälle gesammelt, in denen eine Nahtod-Erfahrung während einer zahnärztlichen Behandlung unter Gas eingetreten ist. Meist waren die Betroffenen zum Zeitpunkt ihres Erlebnisses noch Kinder; bei Erwachsenen sind solche Berichte eher unüblich. Lachgas wurde in der zahnärztlichen Praxis häufig eingesetzt, doch seine Beliebtheit hat in den letzten Jahrzehnten offenbar nachgelassen.

Im Mai 1979 war ich sechsunddreißig Jahre alt, und mein Leben war ein einziges Chaos. Ich hatte mittlerweile die dritte Arbeitsstelle seit meiner Entlassung aus der Army, und meine Frau und ich hatten uns getrennt. Außerdem war ich damals enttäuscht von der Religion und hatte keinen echten religiösen Glauben oder spirituelle Überzeugungen.

Im Frühling jenes Jahres suchte ich einen Zahnarzt auf und erfuhr, dass meine Zähne eine Schiefstellung entwickelten. Er schlug mir zwei Möglichkeiten vor: Er könne mir entweder eine Zahnspange anlegen oder vier Zähne ziehen. Eine Zahnspange konnte ich mir damals nicht leisten, daher entschied ich mich fürs Zähneziehen. Beim ersten Termin sollten die oberen beiden Zähne gezogen werden, beim zweiten die unteren. Der erste Termin lag am späten Nachmittag, und ich glaube, ich war an jenem Tag wohl der letzte Patient. Die Zahnarzthelferin führte mich in ein Behandlungszimmer und bat mich, in einem alten grünen Zahnarztstuhl Platz zu nehmen, der aussah, als sei er um die fünfzig Jahre alt. Sie lockerte meine Kleidung, legte mir ein Tuch um die Schultern, kippte die Rückenlehne des Stuhls nach hinten und stülpte mir eine Maske über die Nase. Sie schaltete das Gas ein und wies mich an, tief einzuatmen. Ich spürte, wie mein Körper taub wurde, und die Augenlider wurden mir sehr, sehr schwer. Ich versuchte, die Augen offen zu halten und so lange wie möglich wach zu bleiben, aber irgendwann wollten sie einfach nicht mehr aufbleiben. Meine Augen fielen langsam zu, und ich sank in einen sedierten Zustand. Als der Zahnarzt das Zimmer betrat, bekam ich immer noch mit, was um mich herum vorging. Ich konnte zwar hören, dass er mit seiner Helferin sprach, aber ich bekam die Augen nicht auf und spürte zum Glück auch nichts von dem, was er tat.

Mit seiner Helferin riss er Witze über ihren Freund und ihr Sexualleben, was ich als ziemlich unangebracht empfand. Ich fragte mich, was sie wohl denken würden, wenn sie wüssten, dass ich hören konnte, was sie sagten. Ich spürte, wie der Zahnarzt meinen Mund weit aufzog und eine Art Klammer einsetzte, damit er offenblieb. Außerdem spürte ich, aber schmerzfrei, dass ein paar Nadeln gesetzt wurden und er mir dann etwas Watte oder Gaze in den Mund legte, die das Blut aufsaugen sollte. Dann klemmte er mir ein Instrument in den Mund und fing an, am ersten Zahn herumzuhebeln und zu reißen. Ich bekam alles mit, was er tat, hatte aber zum Glück keine Schmerzen. Ich spürte, wie mein Kopf hoch- und heruntergerissen wurde, während er an dem Zahn zog und drehte. Plötzlich hörte ich ein lautes Knacken, und der erste Zahn war draußen. Mir war, als versänke ich immer tiefer in mir selbst, und ich kann mich nicht einmal mehr an das Ziehen des zweiten Zahns erinnern. Nachdem der erste Zahn draußen war, spürte ich, wie meine Kiefermuskeln kontrahierten, und hörte ein lautes auf- und abschwellendes summendes Geräusch. Ich weiß noch, dass ich mich fragte, warum mein Kiefer sich schließen wollte und woher das Geräusch kam.

Ich sank immer noch tiefer in mich hinein und dachte, mein Bewusstsein müsse mir nun tief in die Brust gesunken sein. In weiter Ferne konnte ich ein Licht sehen, und ich vermutete, ich sähe es durch meine Augen. Ich spürte, wie ich auf das Licht zuraste und befand mich dann in einem anderen Zimmer des Hauses. Offenbar schwebte ich an der Decke in einer Ecke des Zimmers und sah auf den Zahnarzt, seine Helferin und zwei andere Paare herunter, die dort saßen, tranken und lachten.

Sie bemerkten mich nicht, während ich sie beobachtete. Das Zimmer war in einem hellen Grün-Beige-Ton gestrichen, hatte zwei Sofas, einen Sessel und zwei schwach leuchtende Lampen. Ich konnte nicht begreifen, warum sie tranken und sich unterhielten, während ich in dem anderen Zimmer auf dem Stuhl lag. An dieser Stelle verwischt die genaue Abfolge der Ereignisse etwas, und irgendwann ging ich mit jemandem unter einem dunkelroten Himmel eine Straße entlang in eine Stadt. Die Gebäude waren sehr dunkel, und ich weiß noch, dass ich ein wenig Angst hatte. Ich hatte den Verdacht, dass dies kein guter Ort war, und begriff nicht, warum ich dort war. Wir gingen jedoch in eines der dunklen Gebäude hinein. Ich weiß nicht mehr warum und auch nicht, was dort geschehen ist. Ich weiß nur, dass es dunkel war und ich Angst hatte.

Als Nächstes weiß ich, dass ich vor einer dunstigen grauen Wand stand. Ich schaute mich nach allen Seiten um, doch die Wand war das Einzige, was ich sehen konnte. Instinktiv, so vermute ich, trat ich in die Wand hinein und durch sie hindurch. Als ich mit der Nasenspitze daran stieß und sie dann an meinem Gesicht und hinter meinen Ohren vorbeiglitt, fühlte sie sich wie ein kühler Schleier an. Kaum dass sich der Nebel geteilt hatte, war ich auch schon auf der anderen Seite. Ich stand im Schatten und konnte in der Ferne am Horizont ein schwaches Licht erkennen. Der Boden sah aus, als bestünde er aus polierten Fliesen; das gelbe Licht spiegelte sich sanft darin. Jemand nahm mich bei meiner linken Hand und sagte: „Es ist vorbei, du bist zu Hause, mache dir keine Sorgen, es ist vorbei, du bist zu Hause."

Ich habe die Person oder Wesenheit nicht erkannt, aber ich habe nach wie vor den Eindruck, dass sie weiblich war. Sie wiederholte diese Worte einfach immer wieder. Ich spürte, dass im Schatten auch andere standen, insbesondere wartete rechts von mir ein Mann. Er stand mir gegenüber und beobachtete mich offenbar. Ich konnte ihn nicht vergessen, weil er einen Borsalino trug, wie er in den 1940ern und Anfang der 1960er in Mode war. Der Hut sah aus wie der, den mein Großvater immer getragen hatte, als ich Kind war; er ist 1963 gestorben. Ich kann mich jedoch nicht erinnern, wer der Mann war.

Als mir klar wurde, dass meine Erdenreise vorbei und ich wieder zu Hause war, überkam mich ein Gefühl tiefen Friedens sowie große Liebe und Freude. Ich war da, wo ich hingehörte, und hatte keinerlei Interesse zurückzukehren. Mein Kopf wurde klarer, und es war, als wäre ein Schleier von meinem Geist gehoben worden. Endlich verstand ich alles, worüber ich mich immer gewundert hatte. Alle Lösungen für die Rätsel der Welt waren nun in meinem Kopf. Ich fragte nichts, und mir wurde auch nichts gesagt, ich wusste es einfach wieder! Ich dachte mir: „Ach ja, dort (hier auf Erden) hatte ich das alles bloß vergessen."

Ich drehte mich um und sah hinter mir einen großen Kreis, und in diesem Kreis kleinere Kreise oder Blasen. Die kleinen Blasen trugen das Gesicht aller Menschen, die in meinem Leben vorgekommen waren. Ich sah in die Gesichter und spürte bei jedem eine Flut von Gefühlen und Erlebnissen. Die kleineren Kreise füllten den Raum in dem größeren Kreis nicht ganz aus; sie nahmen nur etwa ein Drittel davon ein. Jahre später, nachdem ich mehr über Nahtod-Erfahrungen herausgefunden hatte, kam ich zu dem Schluss, dass dies wahrscheinlich ein Hinweis darauf war, dass noch mehr Menschen in mein Leben treten sollten, bevor ich die Erde verlassen würde.

Unterdessen hielt meine Freundin mich weiter an der Hand und sagte mir immer wieder, ich solle mir keine Gedanken machen, es sei alles vorbei und ich sei zu Hause. Ich sah mich noch einmal um, und es war, als stünde ich auf dem Mond oder irgendwo im Weltraum und schaute auf die Erde hinab. Ich konnte vereinzelte weiße Wolken erkennen, die über eine tiefblaue Erde zogen. Das war sehr schön, und ich war glücklich und verspürte eine tiefe Ruhe. Ich war wieder zu Hause, und ich wurde geliebt, ungeachtet der schlimmen Dinge, die in meinem Leben geschehen waren. Genau in diesem Moment wurde mir klar, dass ich meine Zeit auf Erden verschwendet hatte. Ich weiß nicht mehr, warum ich so empfand, aber das Gefühl war sehr stark. Dennoch war ich froh, wieder zu Hause zu sein!

Ich war schon immer ein Mensch, der seine Lieben sehr beschützt, besonders meine Kinder. Aber in diesem Moment machte ich mir um gar niemanden Sorgen. Ich wusste, es ging ihnen gut, und sie würden bald alle wieder bei mir sein. Merkwürdigerweise wusste ich, dass „bald" kein Zeitraum war, sondern vielmehr eine „Gewissheit", dass auch sie am Ende ihrer Reise nach Hause kommen würden. Mit meiner Freundin an meiner Seite drehte ich mich um und ging aufs Licht, auf *zu Hause* zu. Doch nach wenigen Schritten spürte ich, dass ich nach hinten gezogen wurde und mir die Hand meiner Freundin entglitt. Es zog mich wieder durch die neblige Wand, und als Nächstes weiß ich nur noch, dass ich, allein und völlig durcheinander, im Zahnarztstuhl wieder aufgewacht bin. Der Zahnarzt verlor kein Wort darüber, was an jenem Tag passiert war, und ich fragte auch nie nach.

Ich wusste, dass etwas Tiefgreifendes geschehen war, aber damals war mir nicht klar, wie tiefgreifend! Ich wusste nichts über Nahtod- oder außerkörperliche Erfahrungen. Ein paar Monate später wurden meine Frau und ich geschieden, und die Kinder blieben bei ihr. Wir haben allerdings trotz unserer Scheidung immer eine gute Beziehung aufrechterhalten und zum Wohl der Kinder gut zusammengearbeitet. Nach dem Zahnarzttermin ging es in meinem Leben noch ein paar Jahre chaotisch zu, und ich war nach wie vor verwirrt über das Geschehen und seine Bedeutung. Ich fragte mich, wie ich mir das alles erklären sollte, aber ich hatte kein Bezugssystem, in das ich es hätte einordnen können.

Erst ein paar Jahre nach dem Erlebnis sah ich einen Film, der auf einer wahren Geschichte beruhte. Eine Frau und ein Mann lagen in einem Autowrack; bedauerlicherweise war der Mann ums Leben gekommen. Die Frau war lebensgefährlich verletzt und wurde ins Krankenhaus eingeliefert, wo man sie auf dem Operationstisch für klinisch tot erklärte. Dieser Zustand hielt mehrere Minuten an. Gottseidank und zu aller Überraschung setzte ihre Atmung erneut ein, und sie wurde wiederbelebt. Der Film zeigte sehr detailliert, was sie in den Minuten, in denen sie klinisch tot gewesen war, erlebt hatte. Als ich sah, wie sie durch den Tunnel zur anderen Seite ging, war es, als erlebte ich meine eigene Erfahrung von vor ein paar Jahren noch einmal. Es war wirklich aufregend! Es war, als hätte jemand einen Film über mein eigenes Erlebnis gedreht.

1998 reagierte ich bei einer kleineren Operation allergisch auf ein Anästhetikum. Der Arzt berichtete, mein Körper und meine Kiefermuskulatur hätten sich verhärtet und zusammengezogen. Mit viel Mühe habe er mir einen Sauerstoffschlauch in den Rachen geschoben, damit ich atmen konnte, und er sagte, er habe schon befürchtet, mich zu verlieren. Nach einem Tag auf der Wachstation schlug der Arzt vor, ich solle mich auf eine Erkrankung namens maligne Hyperthermie (MH) testen lassen. MH ist eine allergische Reaktion auf bestimmte inhalierte und injizierte Anästhetika. 2001 wurde bei mir an der Wake Forest University endlich eine Muskelbiopsie vorgenommen, und alle Testergebnisse erwiesen sich als anomal oder krankhaft anomal. Ich informierte mich über die Symptome bei MH, und es zeigte sich, dass entsprechende Reaktionen auf Anästhetika bei mir mindestens drei Mal aufgetreten waren, einschließlich meines Besuchs beim Zahnarzt, der zu meiner Nahtod-Erfahrung geführt hatte. MH lässt die Muskeln kontrahieren, auch die Kiefermuskulatur. Bei den weiteren MH-Reaktionen hatte ich keine Nahtod-Erfahrung mehr, aber ich habe mir immer noch einmal eine gewünscht. Wenigstens, um meine Erinnerung aufzufrischen!

Seit meiner Nahtod-Erfahrung interessiere ich mich für Altertumsforschung und Geschichte und liebe die Natur in jedem Sinne, einschließlich aller Lebewesen. Alles Leben ist Energie, und alle Energie ist durch Liebe und gegenseitige Fürsorge miteinander verbunden. Mein spiritueller Weg verlief ein wenig wie eine Achterbahn, mit extremen spirituellen Hochs und Tiefs. Ich habe immer noch Angst vor dem Sterbeprozess und den damit verbundenen Schmerzen, aber nicht vor dem Tod an sich. Einen Großteil meines Lebens habe ich seither mit der Suche nach meiner Bestimmung verbracht, und ich achte sehr darauf, den Rest meines Lebens nicht zu vergeuden. Heute bin ich in Rente, aber als ich noch berufstätig war, hatte ich eine gute Stelle, habe ordentlich verdient und konnte vielen Menschen helfen. Allerdings war es nicht die Hilfe, die ich eigentlich geben wollte oder musste. In den Jahren nach meinem Erlebnis habe ich mich an meinem jeweiligen Wohnort immer ehrenamtlich in der Hospizarbeit engagiert. Über Nahtod-Erfahrungen spreche ich mit allen Patienten, Angehörigen oder anderen, die es hören wollen. Ich weiß nicht mehr genau, wie mein ehrenamtliches Engagement angefangen hat, aber wahrscheinlich ist es durch die inspirierenden Bücher entstanden, die ich in den Jahren nach dem Erlebnis gelesen habe. Ich weiß, dass Hospiz-Patienten sterben werden, und verspüre das Bedürfnis, ihre Ängste und die ihrer Familien zu lindern. Ich habe im Laufe der Jahre viele Patienten besucht und an jeden wichtige Erinnerungen, aber ein paar ragen besonders heraus. Es gab einen zwölfjährigen Jungen – aus Gründen der Anonymität werde ich ihn „Toby" nennen – der, seit er vier Jahre alt war, mit Hirntumoren lebte. In seinen letzten Lebensmonaten arbeitete ich bei ihm. Nachdem ich ihn, oft unter großen Kommunikationsschwierigkeiten, näher kennengelernt hatte, konnte ich ihm zu verstehen geben, dass es ein Leben nach diesem Erdendasein gibt. Auf Bitten seiner Eltern sprachen wir nicht über den Tod an sich, aber er schien zu verstehen, was ich sagte.

Als sich sein Zustand verschlechterte, bat mich seine Mutter, zu ihnen nach Hause zu kommen, um mich zu verabschieden. Zu diesem Zeitpunkt lag er im Koma, und ich saß allein bei ihm auf dem Bett und erzählte ihm noch einmal von dem friedlichen und liebevollen Ort, an den er ging. Ich ermutigte ihn, zum Licht zu gehen, und versicherte ihm, dass er wieder nach Hause käme. Ein paar Stunden später starb er. Mit der Einladung, bei seiner Beerdigung einer der Sargträger zu sein, erwies mir seine Familie eine große Ehre. Die weiträumige Kirche war dicht gefüllt mit mehreren hundert Menschen, die gekommen waren, um sich zu verabschieden.

„Craig" war ebenfalls ein Hospiz-Patient, der bei mir bleibenden Eindruck hinterlassen hat. Er litt an einer Form der Motoneuron-Krankheit, nämlich an amyotropher Lateralsklerose (ALS). Als ich zum ersten Mal zu einem Hausbesuch bei ihm eingeteilt wurde, wies man mich darauf hin, dass er ein schroffer und harter, bisweilen schwer umgänglicher Mann sei.

Er war ein stattlicher, zäher Mann, doch als ich ihn kennenlernte, saß er im Rollstuhl und konnte sich ab dem Hals nur noch eingeschränkt bewegen. Nachdem ich sein Vertrauen gewonnen hatte, erzählte ich ihm von meiner Nahtod-Erfahrung, und er hörte aufmerksam zu. Craig war kein religiöser Mensch, aber er war froh, meine Geschichte zu hören und Einblicke zu gewinnen, was er nach seinem Übergang zu erwarten hatte. Er dankte mir für den Bericht und war während der restlichen Besuchszeit still und nachdenklich.

Später ging er in ein Hospiz, und eines nachts wurde ich angerufen und man teilte mir mit, er liege im Koma und sei dem Tode nahe. Ich saß ein paar Stunden bei ihm, wischte ihm die Stirn und hielt seine Hand. Ich sagte ihm, es sei in Ordnung loszulassen, und erinnerte ihn daran, dass er gleich wieder nach Hause gehen würde. Wenige Minuten später war er gegangen.

Obwohl mein Erlebnis schon viele Jahre her ist, ringe ich immer noch mit meinem inneren Wachstum und kämpfe darum, den Sinn des Lebens zu verstehen. Zuweilen war es ein schwieriger Weg. Das Leben läuft einfach ab, und manchmal kam ich auf schreckliche Abwege. Ich bin immer noch ein Durchschnittsmensch mit ganz normalen Alltagsproblemen, und wegen meines Erlebnisses bin ich nicht besser als andere. Doch es war ein großes Geschenk, einen kurzen Einblick auf die andere Seite zu erhalten. Ich weiß, dass es ein Leben jenseits dessen gibt, was wir auf der Erde führen, und ich bemühe mich, immer daran zu denken, dass nichts hier so wichtig ist, wie wir meinen.

In den letzten paar Jahren bin ich übers Internet mit vielen guten Menschen in Kontakt gekommen, die ebenfalls eine Nahtod-Erfahrung gehabt haben. Zwar ist jede Nahtod-Erfahrung ein wenig anders, doch die Grundelemente sind im Wesentlichen dieselben. Und so wie es bei jeder Erfahrung leichte Unterschiede gibt, verläuft auch das weitere Leben der Betroffenen jeweils etwas unterschiedlich, wie ich erfahren konnte. Manche sprechen in allen verfügbaren Medien über ihre Nahtod-Erfahrung und die Auswirkungen auf ihr Leben. Andere versuchen, wie ich, ein einfaches, nachdenkliches Leben zu führen, in der Hoffnung, dass es Beispiel dafür gibt, wie ihre Nahtod-Erfahrung sie beeinflusst hat. Keines von beiden ist falsch, es kommt einfach darauf an, was jeder auf seinem individuellen Weg braucht.

Ich glaube, das wichtigste Geschenk, das ich durch meine Nahtod-Erfahrung erhalten habe, ist vor allem Mitgefühl für Menschen, die dies in einer Zeit der Krise brauchen, insbesondere beim Verlust des

Lebens oder von lieben Menschen. Wie schon gesagt, wir nutzen unser Erlebnis unterschiedlich und entsprechend unserer Fähigkeiten. Das Wichtigste aber ist, dass jeder mit seinen individuellen, einzigartigen Fähigkeiten daraus hervorgeht.

Meine Begegnung mit der Sterblichkeit war mir in den letzten Jahren, als ich gesundheitliche Probleme bekam, ein Trost. Ich weiß, was auf der anderen Seite des Schleiers liegt, und dass ich, wenn ich diese Erde verlasse, wieder nach Hause komme. Ich lebe Tag für Tag und versuche, so gut zu sein, wie ich nur irgend kann. Es gelingt mir nicht immer, aber ich versuche es weiter. Ich engagiere mich immer noch ehrenamtlich in der Hospizarbeit, und sie macht mich zu einem besseren Menschen.

Viele würden wohl schlussfolgern, das Lachgas, das bei Mikes zahnärztlicher Behandlung eingesetzt wurde, habe dazu geführt, dass sein Gehirn seine Nahtod-Erfahrung kreiert hat. Im Lichte anderer Fälle von Nahtod-Erfahrungen und veränderten Bewusstseinszuständen ist jedoch wohl eher daran zu denken, dass Lachgas in gewisser Weise den Zugang zu veränderten Bewusstseinszuständen erleichtert, nicht aber halluzinatorische Erlebnisse erzeugt.

Vor seinem Erlebnis hatte Mike noch nie von Nahtod-Erfahrungen gehört. Erst als er Jahre später zufällig einen Film sah, der eine Nahtod-Erfahrung zum Thema hatte, wurde ihm endlich klar, was er erlebt hatte. Bis heute hat er immer noch damit zu kämpfen, sich an seine Persönlichkeitsentwicklung anzupassen. Es ist nicht leicht, eine Nahtod-Erfahrung in das Leben nach dem Ereignis zu integrieren, weshalb ich es für entscheidend wichtig halte, dass wir als Gesellschaft ein tieferes Verständnis für Nahtod-Erfahrungen entwickeln.

Nach seinem Erlebnis entdeckte Mike seine Liebe zur Natur und Verständnis für die gegenseitige Verbundenheit allen Lebens. Trotz seiner gut bezahlten Stelle brachte ihn seine Nahtod-Erfahrung dazu, sich ehrenamtlich in der Hospiz-Bewegung zu engagieren, um Sterbenden zu helfen, weil dies seinem Empfinden nach befriedigender war. Viele Betroffene merken nach einer Nahtod-Erfahrung, dass ihr Interesse an materiellem Besitz und am Geldverdienen schwindet. An dessen Stelle tritt der tiefe Wunsch, anderen zu dienen. Mike ist da keine Ausnahme: Er spürte, dass er seine Nahtod-Erfahrung nutzen konnte, um anderen zu helfen, die Angst vor dem Tod hatten. An den Beispielen, die Mark in seinem Kapitel schildert, zeigt sich, dass seine Arbeit mit diesen Patienten ihnen am Ende ihres Lebens eine große Hilfe war. Seine Nahtod-Erfahrung hat ihm außerdem die Kraft und die Fähigkeit gegeben, mit seinen eigenen gesundheitlichen Problemen umzugehen, die ihn in letzter Zeit ereilt haben. Was ist dran an Nahtod-Erfahrungen, dass sie Menschen so stark motivieren, rücksichtsvoll gegenüber anderen zu sein? Wenn wir verstehen können, wie sich diese Veränderung abspielt, liegt darin ein Potenzial zur Entwicklung hochwirksamer therapeutischer Interventionen.

9

Natürliche Verwandlung durch das Geschenk des Lebens

Auf einer Gruppenreise zum Macchu Picchu in Peru kam Kelly mit einer Dame ins Gespräch, mit der sie am selben Tisch saß. Als Kelly ihr Erlebnis erwähnte, fragte die Dame, ob sie den Referenten Jeff Olsen kenne, der Bücher über seine Nahtod-Erfahrung geschrieben habe. Kurz darauf setzte sich Kelly per E-Mail und Skype mit dem heute dreiundfünfzigjährigen Jeff in Verbindung. Jeffs Nahtod-Erfahrung trat nach einem Verkehrsunfall ein, bei dem seine Frau und sein Sohn ums Leben kamen. Doch trotz der Tragödie, die er erlebt hat, konnte er wieder Frieden finden. Jeff ist in vielen YouTube-Videos zu sehen und hat auf zahlreichen Konferenzen gesprochen.

1997 habe ich einen schrecklichen Autounfall erlebt, und das Schlimmste war, dass ich Schuld daran hatte, weil ich am Steuer eingenickt war. Ich überriss das Steuer und verlor bei hundertzwanzig Stundenkilometern die Kontrolle über das Fahrzeug. Der Wagen brach aus und überschlug sich, rollte aber nicht etwa zum Straßenrand, sondern die Straße entlang, beschleunigt durch den harten Asphalt.

Bei mir waren beide Beine zerschmettert, das linke musste oberhalb des Knies amputiert werden. Mein Brustkorb war mehrfach gebrochen, meine Lungen kollabiert, und mein rechter Arm beinahe abgerissen. Der Sicherheitsgurt hatte in meinen Bauch eingeschnitten, was zu Rissen an mehreren Organen sowie zu einem tiefen Schnitt an der Hüfte geführt hatte. Das Verheerendste an dem ganzen Schrecken war aber, dass ich meine Frau und meinen jüngsten Sohn verlor, die mit mir im Auto gesessen hatten und auf der Stelle tot waren. Unsere ganze Familie war im Wagen gewesen. Mein ältester Sohn war nicht schwer verletzt worden, war aber traumatisiert durch den Verlust seiner Mutter, seines kleinen Bruders und in vieler Hinsicht auch seines Vaters. Fast anderthalb Jahre lag ich im Krankenhaus und wurde insgesamt achtzehn Mal operiert, bevor ich körperlich wiederhergestellt war, doch die psychische Genesung sollte noch Jahre dauern.

Während der Überschläge war ich größtenteils bewusstlos, aber als der Wagen zum Stillstand kam, war ich bei vollem Bewusstsein. Das Erste, was ich hörte, war mein ältester Sohn, damals sieben Jahre alt, der auf dem Rücksitz weinte. Als Vater war meine erste Reaktion, dass ich zu ihm musste. Ich wollte ihn trösten und sehen, ob mit ihm alles in Ordnung war. Da merkte ich, dass ich mich nicht bewegen konnte. Ich war wie festgenagelt. Ich konnte nichts sehen und hatte Atemnot. Ich wusste nur eines: Ich wollte zu meinem verängstigten Siebenjährigen. Wie ein Schlag traf mich dann die brutale Realität, dass sonst keiner weinte. Ich konnte meinen jüngsten Sohn, der damals ein Kleinkind war, nicht hören, und in diesem Moment wusste ich, dass sowohl er als auch meine geliebte Frau tot waren. Ich spürte es tief in meinem Inneren, nicht nur durch ihr Schweigen, sondern durch das überwältigende Gefühl, dass sie wirklich gegangen waren.

Das ist die schlimmste Form der Hölle, in die ein Mann geraten kann. Festgenagelt zu sein und sich nicht bewegen zu können, eines deiner Kinder unkontrollierbar weinen zu hören und nicht zu ihm zu können und dabei genau zu wissen, dass die andere Hälfte deiner Familie bereits nicht mehr da ist, dass sie sofort tot waren und du das Auto gefahren hast. Mit Worten kann man nicht beschreiben, wie das ist. Es war der schlimmste Albtraum, den ich mir vorstellen konnte. Ich lag da, versuchte zu atmen und bei Bewusstsein zu bleiben und wusste genau, was gerade geschehen war. Ich wollte meinen Sohn trösten und raus aus dem Auto, aber ich konnte mich nicht bewegen.

Eine große Panik überkam mich, dass mir alles entgleiten und ich nichts dagegen tun könnte, doch genau in diesem Moment traten drastische Veränderungen ein. In diesen Augenblicken schieren Entsetzens geschah etwas Seltsames. Völlig im Widerspruch zu dem Albtraum, den ich erlebte, setzte eine merkwürdige Ruhe ein. Es war der schwärzeste Moment meines Lebens, doch ich verspürte eine tröstliche Umarmung. Mir war, als sei eine warme Decke aus Licht herabgekommen, habe sich um mich gelegt und eine Blase aus reiner Liebe erzeugt. Langsam erhob ich mich über die ganze Szene und staunte über mein Gefühl, dass eigentlich alles in Ordnung war. Zumindest fühlte es sich in dieser schönen hellen Blase aus Trost und Liebe so an. Allmählich wurde mir klar, dass es mir an und für sich gut ging. Dabei bemerkte ich auch, dass meine Frau, von der ich ja wusste, dass sie am Unfallort gestorben war, sich wundersamerweise mit mir in der Lichtblase befand und es auch ihr gut ging, außer dass sie hartnäckig behauptete, ich könne nicht bleiben, ich könne nicht mit ihr mitkommen, ich müsse wieder zurück, um mich um unseren Sohn zu kümmern.

In diesem Moment habe ich viel über Entscheidungen gelernt. Hier war ich nun und schaute der Frau in die Augen, die ich mehr liebte als das Leben, zutiefst erleichtert und voller Freude darüber, dass es ihr gut ging – und zugleich wusste ich, dass auf dem Rücksitz des Unfallwagens immer noch mein weinender Sohn saß. „Du musst wieder zurück“, insistierte meine Frau weiter. Ich sah sie an, schaute ihr direkt in die Seele und wusste, dass ich nicht mit ihr gehen durfte. In diesem Augenblick entschied ich mich für die Rückkehr, und kaum gedacht, war es getan. Mir wurde klar, wie mächtig unsere Gedanken sind. In dem Moment, in dem ich sie ansah, wohl wissend, dass dies unser letztes Lebewohl wäre, entschied ich mich dafür zurückzukehren. Ich wich in der Lichtblase von ihrer Seite und wurde augenblicklich in eine hektische Klinikumgebung versetzt.

In der Lichtblase hatte ich keinerlei Zeitbegriff. Später erfuhr ich, dass Leute an die Unfallstelle gekommen waren, darunter tatsächlich auch ein Arzt. Für meine Frau und meinen jüngsten Sohn kam jede Hilfe zu spät, aber mein siebenjähriger Sohn und ich wurden schnellstens in ein kleines Krankenhaus in der Nähe gebracht. Dort wurde ein Rettungshubschrauber gerufen, der uns beide in eine große Klinik fliegen sollte, die auf die Behandlung meiner lebensbedrohlichen Lage eingerichtet war. Mein Sohn kam zur Überwachung über Nacht in die Klinik, ich in ein Traumazentrum ganz in der Nähe.

Ich selbst bekam davon nichts mit. Ich wusste nur, dass ich den Wagen zu Schrott gefahren und das schmerzlichste Lebewohl meines Lebens gesagt hatte. Dann merkte ich, dass ich in der Klinik umherging und dabei den Patienten, Ärzten, Krankenschwestern und Angehörigen auf besonders tiefe Weise begegnete. Nur etwas war anders: Ich wanderte im Geist umher, nicht in meiner physischen Gestalt. Frei und völlig mühelos bewegte ich mich von Zimmer zu Zimmer. Ich verspürte keinerlei körperlichen Schmerz. Ich ging einfach dahin, wohin meine Gedanken mich trugen, und kam dabei in der hektischen Notaufnahme des Traumazentrums den Ärzten, Pflegekräften, Patienten und Angehörigen um mich herum sehr nahe. Wenn ich dicht bei jemandem war, kam es mir vor, als wüsste ich alles über ihn. Ich kannte Liebe, Hass, Freuden und Leiden von jedem, den ich sah. Ich kannte die Menschen, als wären sie ich. Ich verspürte buchstäblich eine Verbundenheit und Einheit mit ihnen, wie ich sie noch nie erlebt hatte; und doch kam sie mir bekannt vor. Jeden, den ich sah, liebte ich, ungeachtet dessen, wer er war, was er getan hatte oder was in seinem Leben vorgefallen war. Ich fühlte ihre Gefühle. Ich erlebte ihre Lebenserfahrungen nach und wusste, warum sie jede ihrer Entscheidungen getroffen hatten. Ich kannte sie so gut wie mich selbst, und ich liebte sie. Ich wollte sie in die Arme schließen. In vieler Hinsicht kam es mir so vor, als wäre ich sie. Wir waren wirklich eins.

Genau in diesem Moment stieß ich auf einen Mann in einem Bett, bei dem ich überhaupt nichts spürte, was ich merkwürdig fand. Ich trat näher heran, um ihn mir anzusehen. Beim Blick auf den Körper wurde mir klar, dass ich es selbst war. Oder zumindest mein Körper. Ich war es, der dieses tiefgreifende Erlebnis hatte, aber jetzt schaute ich das an, was ich, oder mein Körper, einmal gewesen war. In diesem Moment traf mich die profunde Erkenntnis, dass ich nicht mein Körper bin. Er war einfach nur das Gefährt, mit dem ich durchs Leben fuhr und das mir im wahrsten Sinne des Wortes auf den Leib geschneidert war. Beim Anblick meines Körpers in seinem geschundenen Zustand überkam mich eine überwältigende Traurigkeit. Ich hatte ihn immer für selbstverständlich genommen. Ich war Leistungssportler, und mein Körper war mir immer zu Diensten gewesen. Ich war stolz auf meine körperliche Leistungsfähigkeit, und jetzt spielte sie überhaupt keine

Rolle mehr. Denn ich war Geist, ich war Licht. Ich war zutiefst Teil von allem und jedem um mich herum. Ich war mein wahres Ich, aber außerhalb meines Körpers.

Ich wusste, ich musste wieder zurück in dieses kaputte Chaos, das mein Fleisch war. Auch jetzt reichte der bloße Gedanke. Ich entschied mich dafür, wieder im Körper zu sein, und schon war ich drin. Wieder in dem Schmerz, wieder in dem Entsetzen, in der Verwirrung und in der Schuld. Gefangen in der Kaputtheit und Last aller Unfallfolgen, der körperlichen wie der seelischen. Ich wurde beatmet und konnte nicht sprechen. Beide Beine waren unbeweglich, weil sie beim Unfall zerschmettert worden waren. Mein rechter Arm war unbeweglich, weil er komplett aus seiner Rotatorenmanschette aus Muskeln und Sehnen herausgerissen worden war, und an meinem Unterleib klaffte von Bauch bis Hüfte eine große Lücke. Ich litt unter schweren Entzündungen, weil mein Darm gerissen war und sich sein Inhalt über alle meine offenen Wunden ergossen hatte. Mein linker Arm war der einzige Körperteil, den ich bewegen konnte, doch den hatten sie schließlich fixiert, weil ich immer wieder versucht hatte, den Beatmungsschlauch, die Magensonde, die intravenöse Infusion und die Kabel, die mich mit medizinischen Geräten verbanden, herauszuziehen.

Ich lag monatelang auf der Intensivstation und habe insgesamt fast ein halbes Jahr im Krankenhaus verbracht. Die Ärzte und Pflegekräfte taten, was sie konnten, um mein Leben zu retten, doch offenbar stand ich die meiste Zeit mit einem Bein im Diesseits und mit dem anderen im Jenseits. Es war wie ein verrückter, nicht enden wollender Albtraum. Erleichterung fand ich nur, wenn ich meinen Körper verließ und mich kurz zurückzog, was ich wiederholt tat und was sich jedes Mal wie ein luzider Traum anfühlte, unendlich viel besser als die Schmerzen, Schuldgefühle, Trauer und Reue, die ich in meinem Körper verspürte.

Ich habe viel gelernt in diesen langen Monaten im Krankenhaus. Ich habe gelernt, was wahre Liebe ist. Ich habe mitbekommen, dass meine Brüder fast ihre Arbeitsstelle verloren hätten, nur damit sie bei mir sein konnten. Ich habe mitbekommen, dass auch andere Angehörige, Freunde und Kollegen sehr viel für mich getan haben. Ich habe das Herz der Ärzte und Pflegekräfte gespürt, die alles in ihrer Macht Stehende taten, um mich gesund zu machen und dafür zu sorgen, dass es mir besser ging. Ich habe auf eine Art und Weise Verbindung zu meinem überlebenden Sohn aufgenommen, wie ich es von einem Klinikbett aus niemals für möglich gehalten hätte.

Außerdem habe ich sehr viel über mich selbst gelernt. Ich habe etwas über Angst, Zweifel, Glaube und Hoffnung gelernt. Ja, mein Glaube und meine Hoffnung sind tatsächlich in absolutes Vertrauen verwandelt worden. Vertrauen war stärker und realer. Glaube und Hoffnung erschienen eher wie ein Wunsch. Vertrauen war Wissen. Ich habe alles, was ich wusste, und selbst das, was ich nicht wusste, in Vertrauen verwandelt, einfach nur um zu überleben.

Ich beschloss, nicht mehr nach dem „Warum" zu fragen, sondern mich stattdessen auf das „Was" zu konzentrieren. Was konnte ich aus alledem lernen und was wollte ich tun, um es zu überwinden? Was wollte ich mit meinem Leben anfangen, und wie könnte ich meine verstorbene Frau und meinen verstorbenen Sohn in Ehren halten? Ich verspürte sehr große Trauer. Eines habe ich dadurch auf zutiefst eindrückliche Weise gelernt: Wie kostbar das Leben ist und wie flüchtig es sein kann. Ich wusste besser als jeder andere, dass es für mich keineswegs immer ein Morgen geben musste, daher beschloss ich, alles, was getan werden muss, gleich zu tun. Schiebe es nicht auf. War ein Brief zu schreiben, ein Gespräch zu führen, eine SMS zu schicken oder Vergebung zu schenken – jetzt war der richtige Moment, sich darum zu kümmern. Gestern war aus und vorbei und morgen wäre ich vielleicht nicht mehr da, deshalb tue es jetzt.

Schließlich wurde ich in eine Reha-Einrichtung verlegt. Dort hatte ich vielleicht das tiefstgehende Erlebnis überhaupt. Inzwischen waren bei mir alle starken Schmerzmittel abgesetzt. Meinem Körper ging es täglich besser, aber mein Herz war immer noch zutiefst gebrochen, weil ich meine Frau und meinen Sohn verloren hatte. Unter der Last der Gewissheit, dass es nie wieder werden würde wie früher, fiel ich in einen tiefen Schlaf.

Beim Einschlummern beschäftigte mich noch die Angst, was aus meinem Leben geworden war, und ich verspürte ein seltsames und doch vertrautes Gefühl. Es war dieselbe Lichtblase, die ich auch am Unfallort erlebt hatte. Ich spürte ihre beruhigende Wirkung. Ich spürte die Liebe, die das Licht fast greifbar machte. Ich spürte das vertraute Ziehen – das Angehobenwerden über meinen Körper – das mich nun offenbar immer höher über mein Klinikbett trug. Ich genoss das Gefühl, so ganz ohne Schmerzen und Trauer. Allerdings löste sich die Blase dieses Mal offenbar auf, und ich befand mich in der schönsten Gegend, die man sich nur vorstellen kann. Es kam mir so vor, als wäre ich zu Hause. Ich fühlte mich willkommen und angenommen. Ich war alleine, hatte aber das überwältigende Gefühl, dass ich diese Gegend kannte und sie mich. Ich fing an zu laufen, rannte voller Freude durch diese schöne Region, die ich nur als Heimat bezeichnen konnte.

Es war ein sehr körperliches Erlebnis. Ich konnte den warmen, weichen Boden unter meinen Füßen spüren. Ich konnte spüren, wie mir die Energie durch die Waden bis in die Schenkel hinaufschoss. Ich spürte die Freude an meiner Sportlichkeit, weil ich herumrennen konnte, ohne auch nur im Geringsten müde zu werden oder außer Atem zu kommen. Mein Körper war perfekt. Mein Geist war klar. Es gab keine Schmerzen, keine Trauer, nur Freude und Herrlichkeit. Ich war in Hochstimmung, und genau in diesem Moment wurde mir übermittelt, dass ich nicht bleiben durfte. Zugleich bemerkte ich links von mir einen Korridor, und ich wusste intuitiv, dass ich diesen Korridor entlanggehen sollte. Ich folgte ihm und sah, dass er ein Ende hatte. Am Ende des Korridors stand eine Babykrippe. Ich ging hin und schaute hinein. Zu meiner Freude lag darin mein jüngster Sohn, der noch ein Kleinkind war und den ich bei dem Unfall verloren hatte, und schlief. Er schlief ganz friedlich und wunderschön. Ich nahm ihn in die Arme, hob ihn heraus und drückte ihn an mich, was ebenfalls ein sehr körperliches Erlebnis war. Ich spürte die Wärme des kleinen Jungen. Ich spürte, wie sein Brustkorb sich beim Einatmen hob. Ich spürte seinen Atem an meinem Hals. Ich spürte seinen weichen Kopf an meinem Gesicht. Er war es. Er war es wirklich. Ich roch sein Haar und seine Haut. Es war mein kleiner Junge. Und es ging ihm gut.

Wie ich ihn so hielt, fing ich an zu weinen und wunderte mich, dass wir zusammen waren. Das konnte nicht die Wirklichkeit sein, und doch war es wirklich. Ja, es fühlte sich sogar wirklicher an als dieses Leben und das Klinikbett. Meinen Sohn im Arm zu halten, das war die Wirklichkeit. Während ich ihn im Arm hielt, spürte ich, dass von hinten etwas absolut Überwältigendes herankam. Was ich spürte, war sehr mächtig, sehr kosmisch, sehr weise, uralt, und doch ganz persönlich. Ich bekam Angst. Ich wagte nicht, mich umzudrehen. Ich wusste, ich war in der Gegenwart Gottes. Immer noch weinend, drückte ich meinen kleinen Jungen an mich. Meine Gedanken rasten, als ich spürte, wie diese überwältigende Präsenz näherkam. Ich brachte es nicht fertig mich umzudrehen, und mir kam der Gedanke: „Ich hoffe, mir wird vergeben." In diesem Moment spürte ich, wie liebevolle göttliche Arme sich um meinen Sohn und mich legten und uns umfangen hielten. Zugleich überkam mich die Gewissheit – nicht durch Worte, sondern durch einen absoluten Download in meine ganze Seele – dass es überhaupt nichts zu vergeben gab. Ja, das Wort „vergeben" und jegliche Vorstellung von einem Gericht wurden mir völlig fremd. Es gab nur Liebe. Ich wurde so sehr überwältigt von reiner, absoluter, bedingungsloser Liebe, dass Worte es nicht zu beschreiben vermögen. Ich war in dem Glauben aufgewachsen, dass Gott mich richten würde; und dass ich wahrscheinlich Ärger bekäme. Ich glaubte, das Leben sei eine Prüfung, und ich würde höchstwahrscheinlich kläglich versagen, obwohl ich mir größte Mühe gab. Doch in diesen liebevollen Armen gab es keinerlei Gericht. Nur reine, bedingungslose Liebe.

Es war, als würden wir ineinander verschmelzen. Mein Sohn wurde ein Teil von mir, und dann wurden wir beide Teil Gottes. Dann wurden wir alle drei Teil von allem, was ist und jemals war. Ich war zutiefst erstaunt. Das ganze Universum hatte sich in mich verwandelt, und doch stand ich da und nahm alles wahr, wie ein Beobachter aus einem sehr hohen Blickwinkel. Ich sah mein Leben. Ich sah Dinge, die ich für Fehler hielt, und doch gab es in diesen liebevollen Armen keine Fehler. Ich sah die Dinge, die ich sehr wohl als falsch erkannt und trotzdem getan hatte. In diesen Armen gab es keine Untaten, nur Liebe, Weisheit und Lernen. Mir wurde übermittelt – wieder nicht mit Worten, sondern durch reines Wissen – dass alle Urteile, mit denen ich die Ereignisse in meinem Leben belegte, lediglich meine Urteile waren und nicht das Geringste mit Gott und bedingungsloser Liebe zu tun hatten. In diesen Armen war ich vollkommen, hatte ich das Gefühl. Ja, ich war Göttlich und vollkommen verbunden mit allem, was je war oder sein würde. Es gab keine Zeit. Es gab nur den vollkommenen Augenblick, in dem das gesamte Universum zusammengekommen war, um mich und mein albernes kleines Leben zu ehren.

Ich sah den Unfall und alles, was bis dahin geschehen war, von meiner Kindheit und Jugend bis ins Erwachsenenalter, sowie alle Menschen, die in meinem Leben eine Rolle gespielt hatten, als perfekte Besetzung für ein perfektes Stück, das nur für mich und mein seelisches Wachstum geschrieben worden war. In diesem Moment strömte mir das Wissen zu, dass ich es selbst geschrieben hatte; dass ich die perfekten Erfahrungen für das übergeordnete Wohl meiner Seele inszeniert hatte. Das war merkwürdig; monatelang hatte ich in dem Klinikbett gelegen und gedacht, Gott hätte mir dies in einer seltsamen Anwandlung angetan. Das Ganze gehöre zu einer kosmischen Prüfung, an die ich bis dahin mein Leben lang geglaubt hatte und die ich wenigstens mit Hängen und Würgen bestehen wollte. Als ich nun all diese heiligen Momente meines Lebens an mir vorüberziehen sah, strömte mir das kraftvolle Wissen zu, dass das Leben keineswegs eine Prüfung war, sondern in Wirklichkeit ein Geschenk; dass jeder Tag und jeder Augenblick und jede Beziehung, Familie, Freunde oder Feinde, *für mich* war, damit ich die richtigen Erfahrungen mache, und dass alles irgendwie durch meinen Willen in Gang gesetzt worden war. Es kam mir vor, als habe das ganze Universum einfach nur ein donnerndes „Ja“ zu dem gesagt, was ich mir ausgesucht hatte, um es zu erleben und daraus zu lernen. Hier stand ich nun, in Gottes Armen, und beobachtete das alles, ohne jegleiche Verurteilung, in reiner Dankbarkeit.

Ich habe auch viel über Wahlfreiheit gelernt. Ich habe gelernt, dass man wirklich immer die Wahl hat. Es war, als laute die einzige Regel im gesamten Universum „freier Wille und Wahlfreiheit“, aber ohne Gericht, nur in bedingungsloser Liebe.

Allmählich wurde mir wieder bewusst, dass ich meinen Sohn im Arm hielt, und auch die Arme unseres Göttlichen Schöpfers spürte ich immer noch um mich. Ich merkte, wie sehr ich meinen kleinen Jungen liebte. Für mich war er vollkommen. Diese Gefühle durchströmten mich ganz intensiv, und dabei wurde mir klar, dass in Gottes Armen ich der kleine Junge war. Dass die Gefühle, die ich für meinen kleinen Sohn hegte, äußerst real und kosmisch universell waren, nur um ein Vielfaches größer. In Gottes Armen war ich vollkommen und wusste daher, dass wir alle vollkommen sind. Jeder Mensch ist einzigartig, aber vollkommen geliebt von Gott. Ich erkannte, dass Gott in uns allen ist und wir alle in Gott sind, wie Zellen in einem einzigen riesigen Menschheitskörper. Jede mit einer einzigartigen Funktion im Gesamtprozess, doch als ein Ganzes eine vollkommene Ordnung ergebend.

Ich hielt meinen Kleinen im Arm, der immer noch fest schlief, und auf kraftvolle, nonverbale Weise kam das Wissen über mich, dass sogar ich in Bezug auf ihn und das, was geschehen war, die Wahl hatte. Ich wusste, dass mein Sohn gestorben war. Ich wusste, dass ich nur einen Moment lang in dieser Welt wäre. Aber mir wurde übermittelt, dass ich dennoch bei alledem die Wahl hatte. Ich hatte die Wahl, ob ich mich als Opfer Gottes fühlen, ob ich immer mehr Selbstekel empfinden wollte, weil ich die Kontrolle über den Wagen verloren hatte, oder ob ich in diesem vollkommenen Augenblick meinen Sohn Gott übergeben wollte. Ich konnte also in der gesamten Situation meinen freien Willen ausüben. Ich konnte meinen Sohn Gott übergeben und nie mehr das Gefühl haben müssen, er sei mir genommen worden. Ich konnte ihn dankbar für die Zeit, die wir in diesem Leben miteinander hatten, in Gottes Arme hinein loslassen und so meinen Schmerz und meinen Groll in Dankbarkeit verwandeln. Ich drückte meinen Kleinen eng an mich und küsste ihn auf die Stirn. Schließlich brachte ich es fertig, ihn Gott zurückzugeben. Ihn zurückzugeben in Frieden, Geborgenheit und Heimat. Dann wachte ich auf, wieder im Klinikbett und mit allen meinen Verletzungen, den körperlichen wie den seelischen, doch mit einer völlig neuen Sichtweise. Mit einer Sichtweise, die sich so anfühlte, als erinnerte ich mich an etwas, was ich immer schon gewusst, aber zwischendurch vergessen hatte.

Bitte machen Sie sich nach alledem keine falschen Vorstellungen. Es ist durchaus nicht so, dass ich einen entsetzlichen Unfall und dann ein paar starke Nahtod- oder außerkörperliche Erfahrungen hatte, und schon war alles wieder gut. So war es ganz und gar nicht. Ich hatte einen schrecklichen Unfall, ich hatte tiefgreifende spirituelle Erlebnisse, aber ich brauchte sage und schreibe zehn Jahre, bis ich dies alles in einen Zusammenhang bringen und mich tiefergehend verwandeln konnte. Jahrelang war ich orientierungslos, auf der Suche nach der Liebe, die ich in den höheren Welten gespürt hatte. Ich musste mit einer

Beinprothese wieder gehen lernen. Ich kämpfte mich wieder ins Berufsleben zurück. Ich hatte sehr viele Menschen um mich, die bereit waren, mich im Alltag zu unterstützen, aber irgendetwas fehlte. Trotz allem, was ich erlebt hatte, suchte ich immer noch eine gewisse äußere Bestätigung dafür, dass ich in Ordnung war. Trotz der kosmischen Wahrheit, die mir ins Innerste meiner Seele heruntergeladen worden war, kam es mir so vor, als hätte ich permanent Heimweh nach jenen Göttlichen Welten.

Erst nach weiteren spirituellen Durchbrüchen, fast zehn Jahre später, ergaben die Dinge für mich endlich so allmählich einen Sinn, und die wahre Transformation konnte beginnen. Es war, als hätte ich die Summe gesehen, kannte aber die Gleichung nicht, und bis ich erkennen konnte, wie eins und eins zusammenzuzählen sind, konnte ich mir auf alles, was mir geschehen war, einfach keinen Reim machen. Ich hatte reine Göttlichkeit erlebt, suchte sie aber immer noch irgendwo außerhalb von mir. Erst als mir endlich klar wurde, dass alle Antworten in mir liegen, und ich mich wieder daran erinnerte, dass ich in Wirklichkeit göttlich bin, wurde ich wieder ganz und geheilt. Dies entdeckte ich dadurch, dass ich mir nicht nur für alles vergab, was geschehen war, sondern mich auch aufrichtig liebte. Erst dann fand die Transformation statt. Sie war eine große Veränderung, und ich hatte sie bewirkt. Dadurch dass ich mich selbst liebte, mir vergab und vertraute, erschuf ich Liebe und Vertrauen in meiner Umwelt. Erst durch die Liebe zu mir selbst kam wahre Liebe und wahre Transformation zustande. Nur in bedingungsloser Selbstliebe konnte ich heilen, wonach ich immer noch suchte, sowie andere und meine Umwelt aufrichtig lieben.

Die Transformation fand in mir statt, durch meinen freien Willen und meine Entscheidung. Sie war als Prozess gekommen. Als der Prozess des Lebens. Und ich hatte sie erschaffen. Der Schlüssel lag die ganze Zeit bei mir. Ich hatte ihn bloß nicht benutzt. Jetzt wusste ich endlich, was Gott mir gesagt hatte, als ich in seinen geliebten Armen war, aber es hat ganz schön lange gedauert, bis ich es endlich begriffen habe. Ich habe immer noch schwierige Tage. Ich will gar nicht erst so tun, als hätte ich die nicht. Ich habe meine verstorbenen Lieben noch nicht ganz gehen lassen, aber ich habe den Schmerz losgelassen – und dadurch spüre ich oft ihre Nähe. Ich spüre sie in den kleinen Dingen.

In Träumen, in Federn, die ich wie durch ein Wunder vor meinen Füßen finde, im Rascheln der Blätter, wenn ein Windhauch durch die Bäume fegt, und in jenen stillen Augenblicken, in denen ich mich der einfachen Vorstellung öffne, dass sie da sind und mir etwas sagen wollen. Transformation tritt dadurch ein, dass man sich dem Wunder im einfachen Alltagsgeschehen öffnet. Das Universum spricht zu denen, die zuhören. Darin findet wahre Transformation statt. Sie liegt im leisen Flüstern und nicht unbedingt in einer kosmischen außerkörperlichen Erfahrung.

An den schwierigen Tagen, wenn das Leben mir wieder einmal eine unangenehme Überraschung bereitet, denke ich daran, in die Stille zu gehen, in die Stille zu gehen und zu wissen. Und ich weiß, dass alles vollkommen in Ordnung ist. Dass ich, zusammen mit Gott, den Engeln und dem Universum, mein ganzes Leben so gestaltet habe, dass meine Seele, die bereits ewig ist, geweitet und verwandelt wird. Es gibt überhaupt nichts zu verlieren, aber alles zu gewinnen, ganz gleich, wie schmerzlich, freudig, anstrengend, verwirrend oder nichtssagend und völlig banal der Augenblick erscheinen mag. Das Leben ist perfekt für mich, weil ich es so erschaffen habe und das ganze Universum, wohl wissend, wer ich bin und wer wir alle sind, ja dazu gesagt hat. Das bewirkt die bedingungslose Liebe.

Ich habe gelernt, dem Prozess zu vertrauen, alles geschehen zu lassen, zuzuschauen, wie es sich entwickelt, und dabei einfach in jedem Augenblick die beste Entscheidung zu treffen, die mir gerade möglich ist – in dem Wissen, dass ich am Ende nicht verlieren kann. Es gibt viel zu viel Liebe, als dass sie mich je im Stich lassen könnte. Außerdem habe ich gelernt, mich an den einfachen, normalen Dingen des Lebens zu erfreuen. In Wirklichkeit ist das Kleine das Große. In einem Sonnenuntergang, in einer Umarmung, im Lachen und Weinen, ja sogar in den stillen, einsamen Momenten finde ich die größte Freude. Wenn ich dem Wind lausche oder zuschaue, wie ein Insekt seinen Weg durch sein transformierendes Dasein findet. Das Leben ist vollkommen in seiner Einfachheit. Hierin liegt der Himmel: In den kleinen Dingen, in den ganz normalen Dingen des Lebens. Halten Sie nach ihnen Ausschau. Nehmen Sie wahr, was Sie sehen, und Sie werden überall Wunder und Wohltaten erkennen. Mir geht es so. Dabei hat sich eigentlich gar nichts verändert – außer mir. Genau darum geht es bei wahrer Transformation: Verändere deine Sichtweise, und du veränderst tatsächlich die Welt.

Dies ist ein sehr beeindruckendes Beispiel, wie sehr Jeffs Erlebnisse ihm eine radikal andere Sicht der tragischen Verluste vermittelt haben, die er bei dem Verkehrsunfall erlitten hat. Sich nach einem solchen Unfall wieder zu erholen und derart lebensbedrohliche Verletzungen zu überstehen, ist an sich schon ein Kunststück, auch ohne den zusätzlichen Schmerz, Frau und Sohn zu verlieren. Doch seine Erlebnisse haben ihn offenbar mit der Kraft und dem Verständnis ausgestattet, die zu seiner Heilung unabdingbar dazugehören. Jeff hat zehn Jahre gebraucht, bis er zu diesem inneren Frieden gefunden hat, doch seine Erlebnisse haben offenbar den starken Bewusstseinswandel angestoßen, der für seine Heilung ausschlaggebend war. Was ist dran an diesen Erlebnissen, das zu einem derartigen Perspektivenwechsel führt?

Interessant ist, dass sein profundestes Erlebnis gerade dann eintrat, als die Anästhetika abgesetzt waren. Im Zuge meiner klinischen Forschung habe ich festgestellt, dass Menschen, die starke Schmerzmittel und Sedativa erhalten, eher seltener von einer Nahtod-Erfahrung berichten. Es ist, als senkten diese Medikamente die Wahrscheinlichkeit, dass solche Erlebnisse eintreten, ganz im Gegensatz zu der verbreiteten irrigen Meinung, Medikamente lösten diese Erlebnisse aus.

Ich frage mich, ob Jeff dies alles hätte verarbeiten und genesen, ganz zu schweigen davon, ob er Frieden im Leben hätte finden können, wenn er keine Nahtod-Erfahrung gehabt hätte. Es gibt immer noch sehr vieles, was wir aus Nahtod-Erfahrungen lernen können, und wenn wir uns nicht Fällen wie dem von Jeff zuwenden und uns mit ihnen beschäftigen, übersehen wir den Nutzen, der sich daraus für andere ableiten lässt.

10

Kurskorrektur bei voller Fahrt

Über die sozialen Medien kam Kelly mit unserer nächsten Nahtod-Erfahrenen in Kontakt. Diane Goble ist sechsundsiebzig Jahre alt und lebt in Sisters im US-Bundesstaat Oregon. Sie hat mehrere Bücher geschrieben, war Gast in vielen Radiosendungen und ist auf YouTube vertreten. Was als fröhlicher Tag begann, endete in einer Tragödie und sollte Dianes Leben verändern.

Im Jahr 1971, zwei Monate vor meinem dreißigsten Geburtstag, bin ich ertrunken und hatte, wie ich heute weiß, eine Nahtod-Erfahrung. Religion hatte in meinem Leben keine Rolle gespielt, bis ich zehn Jahre alt war und meine achtjährige Schwester bei einem Autounfall ums Leben kam. Meine Eltern sind nicht gut mit ihrer Trauer umgegangen, und ich bin jahrelang in einem Nebel aus ungelöster Traurigkeit versunken. Als Jugendliche suchte ich Antworten in verschiedenen Kirchen … bei den Presbyterianern, Lutheranern, Methodisten und Episkopalen. In der Highschool lud mich ein Freund zu einer Messe in seiner katholischen Kirche ein. Dort fand ich allmählich etwas innere Ruhe, wenn nicht sogar die Antworten auf meine Fragen. Aber kann ich nicht behaupten, dass ich ihre biblischen Geschichten wirklich geglaubt hätte.

Dennoch habe ich in dieser Kirche geheiratet und unsere drei Kinder dort taufen lassen. Doch ich bin ausgetreten, als ein Priester mir sagte, die Frage der Geburtenkontrolle müsse ich mit meinem Gewissen ausmachen (ich musste aus medizinischen Gründen die Pille nehmen). Ich bin nie wieder eingetreten und habe keinen weiteren Gedanken mehr an Gott oder Religion verschwendet … bis zwei Monate vor meinem dreißigsten Geburtstag, als ich in einem tosenden Fluss ertrunken bin und eine außerkörperliche Erfahrung in einer anderen Welt hatte, wo mir gezeigt wurde, wer wir in Wahrheit sind und warum wir hier sind. Ich entschied mich dafür, mit einer Botschaft, die ich weitergeben wollte, und einer Mission für mein Leben in meinen Körper zurückzukehren – was ich bei meiner Rückkehr prompt vergaß.

Das Erlebnis hat mich so grundlegend verändert, dass ich innerhalb von drei Jahren meinen Mann und mein Zuhause verlor und mir mein Ex vorübergehend die Kinder wegnahm, weil er behauptete, ich sei als Mutter ungeeignet. Er hielt mich schlichtweg für verrückt. Darüber hinaus war ich Hausfrau und Mutter gewesen und hatte seit zehn Jahren nicht mehr „gearbeitet". Keiner wollte mich einstellen. Allein und verängstigt verlegte ich mich auf Alkohol, Drogen und Sex – dies alles auf meiner Suche nach Antworten, die außen nicht zu finden waren.

Als Kind habe ich mit elf oder zwölf Jahren auf Long Island, wo ich aufgewachsen bin, Raupen gefangen und in einem Käfig gehalten, damit ich ihre erstaunliche Verwandlung aus der Nähe beobachten konnte. Ich fand es faszinierend, dass ein Geschöpf sich von einem wurmartigen Ungeziefer in eine breiartige Masse verwandeln und daraus dann als anmutiger, bunter, geflügelter Schmetterling hervorgehen kann. Heute könnte ich so den Transformationsprozess beschreiben, den ich während und seit meiner Nahtod-Erfahrung durchgemacht habe. Alles, was ich gewesen war, wurde zu einer Brühe eingekocht und dann zu einem Menschen wiederhergestellt, der weiterentwickelt war als zuvor.

Etwa zwanzig Jahre nach meiner Nahtod-Erfahrung traf ich in Coral Gables in Florida zufällig eine Freundin, die ich seit der Highschool nicht mehr gesehen hatte, und nach einem Abendessen, bei dem wir uns gegenseitig auf den neuesten Stand gebracht hatten, fragte sie mich: „Wer bist du, und was hast du mit meiner alten Freundin Diane gemacht?" Ich bin nicht mehr die, die ich vor meiner Nahtod-Erfahrung war. Einige Persönlichkeitsveränderungen zeigten sich sofort, andere Auswirkungen entwickelten sich, als ich mein Leben änderte. Anscheinend brauchen Betroffene etwa sieben Jahre, um eine Nahtod-

Erfahrung in ihr physisches Leben zu integrieren – es ist, als lichte sich dann allmählich der Nebel und als zeige sich der weitere Lebensweg. Die Betroffenen entdecken, dass sie das, was sie im Jenseits gelernt haben, im Diesseits umsetzen können, und tun dies auch bewusst. Nachdem ich durch die Hölle gegangen war, mein Leben vollkommen geändert und praktisch alles verloren hatte, beschloss ich noch in den ersten vier Wochen nach jenem berühmten siebten Jahrestag, mich um meine weitere Ausbildung zu kümmern. Einer inneren Führung folgend, studierte ich Psychologie, weil ich versuchen wollte zu verstehen, was zum Teufel mir da passiert war. Noch immer hatte ich nicht gehört, dass auch andere so etwas erlebt hatten, daher sprach ich immer noch nicht darüber. Allein mit drei kleinen Kindern in einer merkwürdigen neuen Stadt (ich war von Chicago nach Los Angeles gezogen), war ich schlicht damit beschäftigt durchzukommen.

Sogar mein Entschluss, mich um meine weitere Ausbildung zu kümmern, war geführt, nicht geplant. Bei meiner Arbeit in einem Fast-Food-Restaurant, wo ich schwere Behälter heben musste, zog ich mir einen Bandscheibenvorfall zu, verlor meine Stelle und konnte ein ganzes Jahr lang nicht wieder in Vollzeit arbeiten. Sobald ich wieder länger als nur ein paar Stunden aufrecht stehen konnte, arbeitete ich ehrenamtlich in einem Frauenhaus, einfach, damit ich etwas zu tun hätte. Dadurch merkte ich, dass ich Beraterin werden wollte, um anderen Frauen zu helfen, die im Teufelskreis des Missbrauchs gefangen waren.

Ich konnte genügend finanzielle Unterstützung auftreiben – Studiendarlehen und Stellen als Werkstudentin sowie ausreichend viele Putzstellen pro Woche – um meine Kinder und mich in den fünf Jahren, die es dauern sollte, bis ich meinen Bachelor in Psychologie und im Alter von zweiundvierzig Jahren meinen Master in Klinischer und Gemeindepsychologie hatte, durchzubringen. Mit neunzehn hatte ich das College abgebrochen, weil ich glaubte, ich sei dafür nicht intelligent genug. Jetzt stand ich in jedem Semester auf der Bestenliste, und außer in ein paar Fächern musste ich kaum etwas dafür tun. Anscheinend wusste ich alles intuitiv.

Seit vielen Jahren interessierte ich mich stark für Physik, subatomare Teilchen und Astrophysik, weil ich bei dem Film *Powers of Ten* (von Charles und Ray Eames, deutsch: *Zehn Hoch*) Flashbacks meiner Nahtod-Erfahrung hatte. Während meine Kinder am Strand spielten, las ich Bücher über theoretische Physik. Jahre später wurde mir klar, dass ich diese Informationen bei meiner Reise durch den Saal des Wissens während meiner Nahtod-Erfahrung erhalten hatte. Ich brach sie einfach in menschliche Sprache herunter, verstand sie aber von einer höheren Warte aus … ich konnte das große Ganze sehen.

Wenn ich mich mit einem Thema beschäftige, gewinne ich schnell den Überblick, weil ich Zugang zu einem größeren Wissensfundus habe als Menschen, die keine Nahtod-Erfahrung hatten, zu der ja auch ein Download universellen Wissens gehört. Das Erlebnis könnte neue Hirnzellen oder wenig genutzte Hirnregionen aktivieren – vielleicht wird ein neuer Genschalter aktiviert, der das Fenster zur Verbindung zwischen Seele und Geist öffnet. Es war ein ungeheures Aha-Erlebnis für mich, als ich mit einem schönen Lichtwesen an meiner Seite ins Licht schwebte. Ich weiß noch, dass ich über mich gelacht habe, wie ich so etwas hatte vergessen können, und auch, dass ich dachte, wie großartig es doch wäre, wenn uns noch zu Lebzeiten klar würde, dass zwar unser Körper stirbt, wir aber nicht! Vielleicht wären die Menschen dann mitfühlender zueinander, und Frieden wäre ihnen wirklich wichtig. Ich würde dies als Denken mit dem höheren Bewusstsein bezeichnen.

1979 arbeitete ich ehrenamtlich in einem Pflegeheim. Damals schrieb ich einen Artikel, der in einer Zeitschrift veröffentlicht wurde und in dem ich anregte, es müsse eine kleine blaue Pille geben, die Sterbenden die Kontrolle über ihren Tod ermöglichte. Dieser Vorschlag stützte sich auf Gespräche mit älteren Bewohnern. 1992 begann ich mein ehrenamtliches Engagement in der Hospiz-Arbeit, das ich mit Unterbrechungen über zwanzig Jahre in Florida, Kalifornien und Oregon beibehalten habe. Ich bin Mitglied bei der Sterbehilfeorganisation *Compassion & Choices* und trete für ein amerikanisches Sterbehilfegesetz ein. Ich schreibe einen Blog mit dem Titel *Let's talk about death and dying*, in dem ich das Für und Wider dieser Argumentation bespreche.

Im Rahmen meines Graduiertenstudiums konnte ich ein Praktikum bei einer Gruppe von Psychologen machen, die Familiensystem-

Theorie studierten. Außerdem tat ich mich mit einem ehemaligen Geistlichen zusammen, der Motivations- und Persönlichkeitsentwicklungs-Kurse präsentiert und vertreibt. Darüber hinaus habe ich Transpersonale Psychologie studiert und einen weiteren Master in Klinischer Hypnotherapie erworben, mich auf die Rückführung in frühere Leben spezialisiert und zur Pastorin ausbilden lassen. 1986 habe ich das Stress Management Center in St. Petersburg in Florida eröffnet (noch bevor allgemein bekannt war, dass Stress ein großes Problem ist), und im Jahr darauf eröffneten meine Schwester und ich eine Praxis zur Integration von Körper, Geist und Seele (noch bevor man wusste, dass die drei zusammenarbeiten). Wir waren unserer Zeit weit voraus. Die Arbeit, die wir vor dreißig Jahren geleistet haben, findet zum Teil erst jetzt Eingang in die Schulmedizin. Schon damals wurde mir klar, dass ich eine Pionierin bin, eine Betreiberin des Wandels, und das ist noch heute so.

1987 hatte ich während einer tiefen Meditation bei einer Zusammenkunft anlässlich der „Harmonischen Konvergenz“ ein spirituell transformierendes Erlebnis, das mir meine Nahtod-Erfahrung wieder in vollem Umfang zu Bewusstsein brachte. Später entdeckte ich das Buch *Strangers Among Us* von Ruth Montgomery, in dem sie ähnliche unerklärliche Erlebnisse beschreibt, und plötzlich wurde mir klar, dass ich nicht allein bin. Ich war nicht verrückt. Anderen ist das auch passiert. Da fing ich an, darüber zu sprechen ... Ich erzählte meine Geschichte, als wäre sie gerade erst gestern geschehen. Ich konnte alles immer noch deutlich vor mir sehen, und ich erkannte, wie es mich und den Verlauf meines Lebens verändert hatte.

Was mir passiert ist, war kein Zufall. Es sollte mich meiner höheren Führung öffnen und gehörte zu meinem Seelenweg, denn es war das Ziel meiner Seele, in dieses Leben zu kommen, um mit dazu beizutragen, dass das menschliche Bewusstsein sich seiner spirituellen Natur gewahr wird. Während ich, Diane, immer weiter erwache, wird mir bewusst, dass das, woran ich zu meinem eigenen spirituellen Wachstum arbeite, sich in der physischen Welt manifestiert und exponentiell über die ganze Erde verbreitet.

Damit will ich nicht sagen, dass ich deshalb etwas Besonderes bin; ungewöhnlich vielleicht, aber es gibt auf der ganzen Welt Millionen

Menschen, die von einer Nahtod-Erfahrung berichten, und wir alle zusammen versuchen, allen anderen klar zu machen, dass wir Menschen in Wirklichkeit Folgendes sind: Spirituelle Wesen mit der Fähigkeit, in einer physikalisch stabilen Umgebung eigenständig als biologische Wesen zu leben. Wir sind hier, um lieben zu lernen und nicht, um einander in jeder erdenklichen Form den Garaus zu machen. Es gibt keine bösen Kräfte oder zornige Götter oder räuberische Außerirdische, die irgendwo da draußen lauern und uns vernichten wollen. Wir erheben uns über unsere animalische Natur und entwickeln uns zu vollständig integrierten geistig-menschlichen Wesen. Ich betrachte unsere Zeit als die eines großen Erwachens der Menschheit, damit sie ihrer Göttlichen Natur gewahr wird, und als eine Chance, der Erde Frieden zu bringen. Erst muss alles zu einer unförmigen Masse werden, und dann geht daraus der schöne, vollständig verwirklichte Schmetterling hervor.

Hätte ich keine Nahtod-Erfahrung gehabt, hätte ich meinen Lebensweg wohl weiterhin als unausgefüllte, abhängige Hausfrau im Speckgürtel von Chicago bestritten, die in der Ehe mit einem untreuen Mann feststeckt, zu dem die Liebe erkaltet ist, und mit Sicherheit nie den Weg eingeschlagen, den ich dann genommen habe. Autodidaktisch studierte ich weiter die Weltreligionen, Philosophie und Physik, um mich zu vergewissern, dass das, was ich im Jenseits erfahren hatte, im Einklang stand mit dem Wissen, das die Menschen früher schon entdeckt hatten. Ich fing an, in Lichtzentren, Kirchen und bei Selbstentfaltungs-Konferenzen Vorträge zu halten und wurde spirituelle Lehrerin.

Im Zuge dieser Arbeit kam mir die Botschaft wieder zu Bewusstsein, die ich vom Licht erhalten hatte, um sie mitzunehmen und an andere weiterzugeben: *Es gibt keinen Tod! Wir sterben nicht!* Ja, unser Körper stirbt, aber wir sind nicht unser Körper. Ein physischer Körper ist die Gestalt, die wir anlegen, damit wir das Leben als physisches Wesen in einer physischen Dimension erfahren können. Das Eigentliche ist jedoch das geistige Wesen, das niemals stirbt. Das Erlebnis, dass mein Bewusstsein sich erhob und von oben die Suche nach meinem Körper beobachtete, spielte sich im selben Moment ab, in dem mein Körper vom Fluss mitgerissen wurde. Dazwischen war keine Zeit vergangen.

Das Letzte, woran ich mich erinnern kann, ist, dass ich seelenruhig beschloss, dass Ertrinken der bessere Abgang wäre und den Mann, der mich am Handgelenk festhielt, mit meinem letzten Quäntchen Luft anschrie, er solle mich loslassen … dass mein Körper in den gewaltigen Aufruhr unter dem großen gelben Floß gesogen wurde, welches durch die enorme Kraft des Wassers in dem Mahlstrom gefangen war, und dass dann alles schwarz wurde (genau wie ich es erwartet hatte, da ich die Religion inzwischen verworfen hatte und eher Atheistin geworden war … einfach Licht aus!).

Dann, als hätte ich nur mal eben einen Lidschlag getan und die Augen wieder geöffnet, schaute ich von oberhalb der Baumwipfel auf den tosenden Fluss hinunter, auf das Floß mit den beiden Männern darauf, das den Kräften des Wassers ausgeliefert war, während die zweite Frau aus unserer Besatzung in den flussabwärts führenden Stromschnellen um ihr Leben kämpfte. Ich sah meinen Mann und meine damals sechzehnjährige Schwester sowie weitere Menschen, die von der ruhigen Stelle unterhalb des Abschnitts mit den Stromschnellen flussaufwärts rannten, um nachzusehen, warum unsere ganze Ausrüstung den Fluss heruntergeschwommen kam.

Als mein Mann auf einen großen Stein sprang, um nach mir Ausschau zu halten, war ich neben ihm und versuchte ihm zu sagen, dass es keinen Zweck hatte, mich retten zu wollen. Ich streckte die Hand aus, um ihn zurückzuhalten. Da merkte ich, dass ich keine Hand und keinen Körper hatte, und dachte: „Oh mein Gott, ich bin tot!" Mit dieser Erkenntnis wurde ich schlagartig weggezogen von dem Fluss, weg von dem Wald, weg von der Erde, als raste ich durchs Universum auf ein strahlend helles, einladendes, weißes Licht in sehr weiter Ferne zu.

Das Gefühl war ehrfurchtgebietend, beglückend, erstaunlich. Ich war erfüllt von Ruhe und Freude sowie einem überwältigenden Gefühl, geliebt und vollkommen akzeptiert zu sein, als wäre ich wieder nach Hause gekommen und würde begrüßt. Anscheinend lernt die Seele im Tod, dass sie kein Körper ist. Ich wusste sofort, wohin ich gehen musste und dass ich das schon einmal gemacht hatte – meinen Körper verlassen und nach Hause gekommen, unzählige Male. Reinkarnation, die ich zuvor abgelehnt hatte, fand ich auf einmal vollkommen einleuchtend. Die Bibel, die ich zwar gelesen, aber immer nur für ein Märchenbuch gehalten hatte, fand ich auf einmal vollkommen einleuchtend – es sind lediglich ein paar wichtige Details weggelassen worden.

Ich spürte eine Präsenz neben mir und merkte, dass ich von einem schönen Lichtwesen begleitet wurde, das meinem Empfinden nach mein Schutzengel war. Ich wusste sofort, dass dieses liebevolle Wesen in allen meinen Leben bei mir gewesen war. Es war keine erkennbare religiöse Gestalt, hatte weder Geschlecht noch Form … es war reine, strahlende Lichtenergie. Wir kommunizierten telepathisch miteinander. Jede Frage, die ich hatte, wurde schon beantwortet, bevor ich sie stellen konnte, aber es war eher so, als fiele mir alles wieder ein, was ich mit der Annahme des Körpers vergessen hatte, und käme mir jetzt wieder in den Sinn. Ich begriff, wie alles funktioniert, und es war mir vollkommen klar; alle fehlenden Puzzleteile fügten sich zusammen. Ich schwor mir, dass ich dies im nächsten Leben im Gedächtnis behalten würde.

Gemeinsam bereisten wir Heilzentren, wo mir gezeigt wurde, wie ankommende Seelen von ihrer geistigen Familie begrüßt und getröstet werden, wie sie durch den Prozess ihres Lebensrückblicks geführt und von Traumata geheilt werden, die durch Missverständnisse über ihr gerade erlebtes Leben ausgelöst wurden. Außerdem besuchten wir mehrere Regionen, wo diese Wesen sich erholen konnten, bevor sie sich aufmachten zu anderen Aspekten des geistigen Lebens in anderen Dimensionen.

Dies alles war mir vertraut, weil meine Seele schon so viele Leben erfahren hatte; daher ging es hier nur darum, mich daran zu erinnern. Ohne es zu wissen, erhielt ich dabei Informationen, die mir bei meiner Rückkehr geholfen haben. Ich hatte keinen Lebensrückblick, aber das Lichtwesen versicherte mir, dass ich vollkommen geliebt und akzeptiert bin.

Wir glitten mit hoher Geschwindigkeit durch eine warme, samtige Dunkelheit auf ein funkelndes Licht zu, das beim Näherkommen stärker wurde. Es fühlte sich erfrischend, reinigend, beruhigend und sanft an. Das Lichtwesen und ich kommunizierten telepathisch über die Rückkehr in Dianes Körper und die Fortsetzung meines jetzigen Lebenswegs. Ich fühlte mich ganz wohl da, wo ich war, und wollte diese Dimension unbedingt noch weiter erkunden. Es hieß, ich hätte die Wahl: Ich könnte entweder die Liebe mitnehmen, die ich in diesem

Leben bereits erfahren hatte, und es loslassen … oder ich könnte auf meinem spirituellen Weg schneller vorankommen, indem ich in Dianes Körper zurückkehrte und dann in diesem Leben andere Entscheidungen traf und einen anderen Weg einschlug.

Das Lichtwesen gab mir zu verstehen, dass wir uns vor der *Halle des Wissens* befanden und ich, wenn ich mich für die Rückkehr und die Wiederaufnahme des physischen Lebens als Diane entschiede, Wissen aus dem höheren Bewusstsein über die Transformation der Menschen zu Geist-Menschen sowie ein besonderes Geschenk vom Licht erhielte, das ich der Menschheit weitergeben sollte, um andere für das Denken aus dem höheren Bewusstsein zu erwecken. Ich würde eine von vielen Lichtarbeiterinnen werden, die auf der Erde auftauchen und ihre innere Weisheit darüber, wer wir wirklich sind und warum wir hier sind, an andere Menschen weitergeben … und nebenbei dem Planeten Frieden bringen.

Wow! Mein erster Gedanke war, dass dies nach einer mächtig interessanten Aufgabe klang, und noch bevor ich die Konsequenzen abwägen konnte, wurde meine Energie in das inzwischen gigantische Kristallgebäude hineingezogen, dessen Turmspitze sich in die Unendlichkeit erstreckte. Im Inneren war es wie ein Hologramm: Nichts Festes, Bilder schwebten umher, entstanden und verblassten wieder. Es war wie in einer wirklich uralten Bibliothek; Bücherregale und Schriftrollen mit historischen Ereignissen hoben und senkten sich im Raum. Ich saß zu Füßen der Meister … Aristoteles, Platon, Sokrates, Galilei, Jesus, Mohammed, Buddha. Ich hörte zu, was sie sagten, und sie hörten mir zu. Tausend Jahre schien das so zu gehen, und doch gab es keine Zeit, alles geschah gleichzeitig. Aus dem Urgrund des Daseins erhoben sich Aspekte und lösten sich wieder auf, während ich mich immer höherschraubte, wobei ich Wissen in mich aufnahm und mein Bewusstsein erweiterte.

Ich spürte, dass ich mich der Spitze näherte, und fragte mich, was wohl als Nächstes geschehen würde, bis meine Energie plötzlich durch das Dach krachte und es aussah, als würden bunte Glasscherben in der Dunkelheit in alle Richtungen davonfliegen … und genau in diesem Moment stieß mein Kopf etwa hundert Meter flussabwärts vom Floß entfernt durch die Wasseroberfläche.

Ich konnte mich nicht daran erinnern, dass sich mein physischer Körper im Wasser befunden hatte, nachdem ich unter das Floß geraten war, dass ich versucht hatte, mich darunter hervorzukämpfen, dass ich gegen die Stromschnellen angekämpft hatte, den Steinen ausgewichen war, gegen Felsbrocken geknallt war, nach Luft gerungen hatte und gegen die Strömung angeschwommen war, bis mein Kopf an der ruhigen Stelle unterhalb der Stromschnellen an die Wasseroberfläche drang – ein Zeitraum, den ich einmal auf drei bis fünf Minuten schätzen würde (nachdem ich vor Kurzem ein Video über einen Kajak-Fahrer gesehen habe, der denselben Flussabschnitt befuhr). Ich klammerte mich am nächstbesten Stein fest, hustete ein wenig Wasser aus und wartete, bis mein Mann endlich herausgefunden hatte, wo mein Körper gelandet war, und wieder zurücklief, um mir aus dem Wasser zu helfen. Alle glaubten, ich sei tot. Aber ich musste nicht einmal wiederbelebt werden. Ich hatte weder blaue Flecken noch Knochenbrüche noch eine Gehirnerschütterung. Auch das war gut so, denn wir waren kilometerweit auf Feldwegen in den Wald gefahren und befanden uns quasi am Ende der Welt; damals gab es ja noch keine Handys oder Such- und Rettungshubschrauber.

Aber ich konnte kaum darüber sprechen, denn ich begriff nicht, was gerade mit mir geschehen war. Ich hatte noch nie gehört, dass jemand so etwas erlebt hätte. Zunächst konnte ich keine anderen Worte dafür finden als „Ich war anderswo“. Die Anwohner am Fluss vermuteten, ich sei mit dem Leben davongekommen, weil ich mich dem Fluss ergeben hätte.

Offenbar musste ich in den folgenden Jahren alles verlieren, was mein Ego für wichtig gehalten hatte, doch schließlich erkannte ich einen Sinn darin, die Welt aus dieser höheren Warte zu sehen und dies anderen weitergeben zu können, um dazu beizutragen, dass die Menschheit sich ihrer geistigen Natur bewusst wird. Es war ein erstaunliches Bindungserlebnis. Ich habe gelernt, mich weniger mit meinem Ego, meinem Körper und der physischen Welt zu identifizieren und meinem Seelenweg zu folgen, nicht meinen unersättlichen menschlichen Wünschen, und dies hat mir innere Ruhe sowie die Fähigkeit geschenkt, das zu leben, weshalb meine Seele Diane geworden ist.

Außerdem musste ich dadurch, dass ich zurückgekommen bin, nicht bis zum nächsten Leben warten, bis mir wieder bewusst wurde, dass ich ein geistiges Wesen bin, welches das Leben durch eine Gestalt in der physischen Dimension erfährt, was diesem Leben einen ganz neuen Sinn gibt, sobald man erst einmal damit klarkommt. Fünfzehn Jahre habe ich nicht über mein Erlebnis gesprochen, doch als ich erst einmal angefangen hatte, konnte ich nicht mehr aufhören.

1989 begann ich mit der Arbeit an einem Buch mit dem Titel *Through the Tunnel: A Traveller's Guide to Spiritual Rebirth* (erschienen 1993). Es fußt auf dem Ägyptischen und dem Tibetischen Totenbuch und stellt die Kunst des bewussten Sterbens aus der Sicht einer Nahtod-Erfahrenen dar, damit andere erkennen können, dass der Tod ein Übergang ist und kein Ende. Während ich daran schrieb, flossen mir weitere Informationen zu, die nichts mit diesem Buch zu tun hatten. Schließlich wurde mir klar, dass mehrere andere unkörperliche Wesen mir telepathisch Informationen für ein anderes Buch übermittelten. Daher schlossen wir eine Vereinbarung, dass ich ihr Buch transkribieren würde, wenn sie mir danach halfen, meines zu Ende zu bringen. Ihr Buch ist als E-Book mit dem Titel *Sitting in the Lotus Blossom* (erschienen 2010) erhältlich.

1996 begründete ich meine erste Website, www.BeyondtheVeil.net. Dort schrieb ich über meine Nahtod-Erfahrung, nahm auch ähnliche Geschichten auf, die Betroffene mir zuschickten, und stellte Ansprechpartner sowie Adressen für spirituell Suchende und ältere Menschen ein, die Informationen über Sterbebegleitung suchten. Da ich als eine der Ersten überhaupt mit diesen Themen online ging, wurde ich mit E-Mails von Menschen aus der ganzen Welt (aus 140 Ländern) überhäuft, die hofften, eine Nahtod-Erfahrene könne ihre existenziellen Fragen über Gott, Tod, Jenseits, Reinkarnation, paranormale Erlebnisse, den Sinn des Lebens und Spiritualität beantworten. Es wurde zu einem (unbezahlten) Vollzeitjob und ging über zehn Jahre lang so weiter. Ich postete ihre Fragen und meine Antworten im offenen Forum für Suchende auf meiner Website und habe einige davon vor Kurzem in einem Buch mit dem Titel *The Hitchhiker's Guide to Cosmic Consciousness* (Kindle 2016) zusammengefasst.

2008 habe ich eine Online-Ausbildung in der Kunst des bewussten

Sterbens für ganzheitlich arbeitende Ärzte und Heilpraktiker, Yoga-Lehrer, Pflegekräfte, Hospiz-Mitarbeiter und so weiter entwickelt, um sie bei ihrer Arbeit mit Menschen am Lebensende zu unterstützen; und ich habe weltweit Menschen ausgebildet, die diese Arbeit fortsetzen können. Nach dem Zusammenbruch der amerikanischen Wirtschaft konnte sich niemand mehr eine Ausbildung leisten, für die es am Ende keine Arbeitsstellen gab; daher fasste ich den Kurs 2015 in einem Arbeitsbuch für Pflegende und Patienten zusammen, damit sie gemeinsam die Kunst des bewussten Sterbens erlernen konnten. Es trägt den Titel: *Beyond the Veil: Our Journey Home*. Inzwischen gibt es Doulas sowie Sterbeammen und Sterbebegleiter zu Hauf, und ich hoffe, aus dem Arbeitsbuch wird ein Lehrbuch und ein Ratgeber für Menschen mit einer lebensverkürzenden Krankheit.

Meine spirituellen Lektionen über Reinkarnation habe ich von meiner Website in ein E-Book mit dem Titel *Reincarnation and the Evolution of Consciousness* (erschienen 2013) verschoben, in dem ich mein Verständnis von Geburt, Tod und Wiedergeburt als Weg zum Göttlichen Menschen erläutere. Dadurch, dass wir durch Beziehungen mit anderen Menschen und tatsächlich auch mit der gesamten Natur die vielen Aspekte der Liebe erleben, lernen wir, jederzeit und in jeder Dimension, in der wir leben, bedingungslose Liebe zum Ausdruck zu bringen.

Wenn ich heute auf die sechsundvierzig Jahre seit meiner Nahtod-Erfahrung zurückblicke, wird mir klar, dass es meine Bestimmung war, Katalysatorin für Veränderungen zu sein, die auf meinen Erlebnissen während der Nahtod-Erfahrung beruhen, was sich in den vielen Wendungen zeigt, die mein Leben auf der Erde genommen hat. Immer war ich Pionierin … Stress-Management, ganzheitliche Heilweisen und integrative Medizin, Nahtod-Erfahrungen, Rückführungen in frühere Leben und Reinkarnation, Spiritualität, bewusstes Sterben und Sterbebegleitung (durch Sterbedoulas und Sterbeammen), Sterbehilfe. Inzwischen haben wir in vier amerikanischen Bundesstaaten und in vielen Ländern der Welt Sterbehilfegesetze, und Patientenverfügungen werden zur Regel. Ich habe das Energiefeld aktiviert und meine schriftstellerischen Fähigkeiten genutzt, um die Informationen über Bücher und das Internet zu verbreiten, das wie durch eine glückliche

Fügung genau zum richtigen Zeitpunkt kam, um die Bewusstseinsentwicklung der Menschheit zu beschleunigen. Wenn man es recht überlegt, hatte ich hauptsächlich in den Jahren zwischen 1996 und 2010 Millionen Besucher auf meiner Website … im Laufe des letzten knappen halben Jahrhunderts habe ich viele Samen gelegt.

Ich habe mit meiner Arbeit nie Geld verdient oder Unterstützung dafür erhalten, und ich gehe auch nicht auf Tournee oder Lesereise, um für meine Bücher zu werben, daher habe ich das Marketing vor einiger Zeit an das Universum abgegeben. Ich bin nur die Autorin, das Marketing kommt von Euch, liebe Leute! Und nachdem ich jahrzehntelang geglaubt habe, ich könne gut mit dem Computer umgehen, kann ich heute mit der sich ständig ändernden Technik nicht mehr mithalten, weder kognitiv noch finanziell, deshalb muss ich meinen eigenen Rat befolgen: Loslassen und es in Gottes Hände legen.

Seit meiner Nahtod-Erfahrung haben sich meine Werte verändert. Meine Überzeugungen haben sich verändert. Meine Persönlichkeit hat sich verändert. Was ich bei anderen toleriere, hat sich verändert. Meine Einstellung zum Leben ist eine andere. Mein Leben hat eine völlig andere Richtung genommen. Ich bin klüger, abenteuerlustiger, vergebungsbereiter, bewusster, lebendiger. Ich fluche wie ein Bierkutscher. Ich habe keine Angst vor dem Tod, weil ich weiß, dass wir nicht sterben.

Ich habe unbewusst gelebt, darauf gewartet, dass man mir sagt, was ich tun und denken und wer ich sein soll, wohin ich gehen soll und wohin nicht, was wahr ist und was nicht. Doch im Licht habe ich von Angesicht zu Angesicht gesehen, und meine geistige Natur wurde wiedererweckt. Ich hatte keine Angst mehr, war nicht mehr allein, nicht mehr unvollständig oder unsicher, wer ich eigentlich bin. Ich weiß, ich werde nicht gerichtet, sondern voll und ganz angenommen und erfüllt mit bedingungsloser Liebe. Der Schleier war gefallen, und ich ließ mir nicht mehr von irgendwelchen Überlegungen, Wunschdenken oder Religionen sagen, was ich glauben sollte oder wie ich Gott gefallen konnte. Ich wusste durch und durch, dass es nichts gibt außer der Liebe und wir alle irgendwo auf dem Weg sind, Liebe zu werden.

Wenn ich es mir recht überlege, dann war meine Nahtod-Erfahrung wohl so etwas wie eine Kurskorrektur bei voller Fahrt. Ich war von meinem Seelenweg abgewichen. Meine Seele hatte beschlossen, in diesem Leben als Diane aufzuwachen und sich am Erwachen des menschlichen Bewusstseins zu beteiligen, aber Diane hörte nicht zu. Diane war völlig unbewusst. Ich musste daran erinnert werden, wer ich wirklich bin und warum ich hier bin, damit Diane ihre geistigen Gaben dazu nutzen konnte, diese Information an andere weiterzugeben, und zwar in Form der schlichten Nachricht, dass wir nicht sterben! Das hier ist noch nicht alles.

Wie anders würden wir Menschen leben, miteinander und mit unserer Erde umgehen, wenn dies allen klar wäre. Wir sind alle eins. Wir sind alle miteinander verbunden. Es gibt keinen Anderen.

Vielleicht war es von vorneherein so geplant. Etwa so: In den ersten dreißig Jahren kann Diane ihr Menschenleben so führen, wie sie will, dann hat sie eine Nahtod-Erfahrung, damit die Erinnerung an ihre Seelenaufgabe wieder geweckt und ihr ganzes weiteres Leben völlig verändert wird, so dass sie einen spirituellen Weg einschlägt. Wenn mir das nicht passiert wäre, hätte ich ganz bestimmt nichts von alledem getan, was ich getan habe.

Wenn ich heute, mit sechsundsiebzig Jahren, überlege, was Diane noch erwartet, dann denke ich, dass es an der Zeit ist, hier zu einem Ende zu kommen. Ich habe meine Aufgabe erfüllt. Ich bin im Reinen. Ich habe in diesem Leben alles getan, wozu ich zurückgekommen bin, auch wenn Diane auf ihrer Löffelliste durchaus noch ein paar offene Posten hat. Ich führe ein friedliches, ästhetisches Leben in einer Kleinstadt am Fuße eines schönen schneebedeckten Vulkangebirges im Nordwesten der Vereinigten Staaten. In letzter Zeit verwende ich mehr Zeit auf die Kontemplation und aufs Schreiben als auf alles andere, doch an Unternehmungen mit Familie und Freunden nehme ich noch teil, und ich arbeite weiter ehrenamtlich in meiner Gemeinde. Ich lebe lieber allein, nicht in einer Beziehung, und ich halte mich nicht gerne unter Menschenmassen oder an lauten Orten auf. Ich habe keinen Fernseher, höre aber oft genug Radio, um zu wissen, dass die Welt tief in der Pampe steckt. Daher hoffe ich, dass wir kurz vor dem Kipppunkt sind und aus der breiartigen Masse das Erwachen des höheren Bewusstseins der Menschheit heraufdämmert, wenn Millionen vollständig verwirklichter Menschen

aus ihrem Kokon ausbrechen und auf der ganzen Erde Licht, Frieden und Liebe verbreiten.

Dianes Leben hat sich infolge ihrer Nahtod-Erfahrung drastisch verändert, und nicht alle Veränderungen waren einfach. Eben noch war sie Hausfrau und Mutter dreier kleiner Kinder, dann verlor sie innerhalb kürzester Zeit beinahe alles. Trotz ihrer Mutterpflichten gelangen ihr im Studium ausgezeichnete Leistungen. Interessanterweise bemerkt sie einmal, dass ihr Studium eher ein Erinnern an die Informationen war, die ihr während ihres Erlebnisses in der *Halle des Wissens* übermittelt wurden. Diese Informationen hat sie dann in eine praktische Form gegossen, in der sie anderen von Nutzen sein konnten, und so weitergegeben. Diane ist ein klassisches Beispiel für eine Frau, die ihrer Zeit voraus ist und deren Nahtod-Erfahrung zu vielen innovativen neuen Praktiken geführt hat, die Jahre nach ihrer Einführung durch Diane zunehmend weitere Verbreitung finden.

Wie sehr viele andere Nahtod-Erfahrene hatte auch Diane Angst, über ihr Erlebnis zu sprechen, und versuchte, es zu vergessen. Unglaubliche fünfzehn Jahre sollte es dauern, bis sie zufällig ein Buch las, in dem weitere derartige Erlebnisse beschrieben wurden, und ihr klar wurde, dass sie damit nicht allein war. Vor dem Erlebnis war sie nicht besonders religiös, glaubte nicht an Gott oder ein Leben nach dem Tod und hatte keinen Grund, zur Kirche zu gehen. Danach änderten sich ihre Ansichten, und heute ist Diane sich sicher, dass nur der physische Körper stirbt und „das, was wir vor unserer Geburt waren, ewig ist“.

Diane glaubt, dass es ihre „Seelenaufgabe“ ist, zur Evolution des Menschen zu einem höheren Bewusstseinszustand beizutragen, der zu Frieden auf Erden führen wird. Dies erklären übrigens auch viele andere Nahtod-Erfahrene. Sie hat bereits mehrfach einen wichtigen gesellschaftlichen Beitrag geleistet, und ihre Arbeit spricht Bände. Sie beriet Unternehmen in Selbstentwicklung und gründete eines der ersten Stress-Management-Zentren, wo sie Meditation und Selbstentfaltung unterrichtete sowie eine Massage-Therapeutin einstellte. Sie richtete eine Website ein und lehrt heute die Kunst des bewussten Sterbens, in der es um das Annehmen des Todes im Gegensatz zu einer unnötigen Verlängerung des Lebens mit den Mitteln der Technik geht. Diese Arbeit wird heute weltweit allmählich bekannter und führt zu Verbesserungen in der Versorgung am Ende des Lebens.

Klug ergänzt Diane, ohne ihre Nahtod-Erfahrung hätte sie nie erfahren, dass das Leben mehr sein kann als das, was sie bis dahin erlebt hatte; sie hätte sich damit zufriedengegeben. Von Dianes Einsatz und ihrer revolutionären Arbeit seit ihrer Nahtod-Erfahrung haben sehr viele Menschen profitiert. Dianes Leben ist dadurch enorm bereichert worden. Dem können wir übrigens alle nachspüren: Haben Sie schon einmal gedacht, es müsste mehr im Leben geben?

11

Das Geschenk

Dieses erste kurze Kapitel hat sich aus den beiden E-Mails ergeben, die ich erhalten habe, als dieses Buch schon fast fertig war. Ich habe es selbst geschrieben. Die erste Mail kam von der dreiundvierzigjährigen Barbara Ireland. Ich war in der ungewöhnlichen Lage, dass ich beide Mails sofort beantworten konnte. Normalerweise verbringe ich Freitag nach der Arbeit meine gesamte Freizeit mit meinem zweijährigen Sohn, doch an diesem Freitag war ich allein. Ich befand mich in London in einer Wohnung im obersten Stockwerk des *College of Psychic Studies*, wo ich am nächsten Tag bei einer Konferenz einen Vortrag halten sollte. Ich las ein Buch, konnte mich aber kaum konzentrieren, weil ich jedes Knarren im Haus intensiv wahrnahm. Dies verunsicherte mich etwas, da ich ganz alleine in einem riesigen Gebäude war, in dem es seit vielen Jahren um übersinnliche Phänomene geht. Die E-Mails waren da eine willkommene Ablenkung, und schon bald ließ ich mich von dem, was Barbara zu sagen hatte, vollkommen vereinnahmen.

Im Folgenden finden Sie eine Zusammenfassung von Barbaras Geschichte und ihren weiteren Ausführungen.

Barbara ist eine erfolgreiche professionelle Sängerin, und ihre Geschichte entwickelte sich während eines Auftritts mit Stone Gossard von der Band *Pearl Jam*. Barbara fiel ein Mann im Publikum auf, dem das Konzert anscheinend nicht behagte. Statt auf die vielen hundert anderen zu achten, die sichtlich Spaß hatten und mittanzten, konzentrierte sie sich ständig auf diesen Kerl und wurde schließlich von Selbstzweifeln und selbstkritischen Gedanken überwältigt.

Barbara berichtete mir Folgendes: „Während des gesamten Auftritts tat ich drei Dinge gleichzeitig: (1) Singen, Tanzen, den Text präsent haben und auf Einsatz und Tempo der Band achten; (2) einem unaufhörlichen Ansturm negativer Gedanken zuhören, die von dem Kerl in der ersten Reihe stammten und (3) mir selbst bei alledem zusehen."

Als Barbara an jenem Abend schließlich ins Bett kam, war sie erschöpft. Sie analysierte den Abend, und dabei wurde ihr klar, dass sie wegen ihrer Selbstzweifel etwas unternehmen musste. Aus Verzweiflung schrieb sie sich kurz nach jenem Abend für einen sehr harten Kurs im Stil eines Trainingslagers ein, der sie extrem fordern und über ihre Grenzen führen sollte. Sie war entschlossen, sich ihren Ängsten zu stellen und ihre Selbstsabotage zu überwinden.

Tatsächlich wuchs Barbaras Selbstvertrauen mit jeder Herausforderung, wozu als extremere Formen unter anderem Klettern in großer Höhe, Schlafentzug und andere radikale Maßnahmen gehörten. Alles ging gut, bis sie am letzten heißen und sonnigen Tag an der abschließenden Ausdauerprüfung teilnahm.

Das erste Symptom, das sich zeigte, waren scheinbare Verzerrungen in den Gesprächen um sie herum; Menschen, die sich in einiger Entfernung unterhielten, konnte sie klar verstehen, doch die Gespräche in ihrer Nähe klangen weit weg und hallten nach. Die Knie wurden ihr weich, und alles schien wie von einem Schimmer umgeben. Barbara hielt durch, doch gegen Ende der Prüfung wirkten die Bewegungen der Menschen, die sie anfeuerten, verzerrt.

Zwar gab es im Team auch eine Sanitäterin, aber die war völlig unerfahren. Zum Glück hatte sich Barbaras Freundin ebenfalls zu dem Kurs angemeldet, und als sie bemerkte, wie schlecht Barbara aussah, blieb sie bei ihr und führte sie weg von den anderen in einen ruhigen Bereich, wo sie sich hinlegen konnte. Barbara sagte: „Ich glaube, niemandem war klar, in was für einem ernsten Zustand ich mich befand; es war nichts Offensichtliches wie etwa ein Herzinfarkt. Meine Ärztin sagte später (als ich wieder zu Hause war und sie wegen des Vorfalls aufsuchte), sie glaube, es sei wohl ein Hitzschlag in Verbindung mit niedrigem Blutdruck gewesen."

In den folgenden vier Stunden hing Barbaras Leben am seidenen Faden zwischen Leben und Tod, so glaubt sie.

Was als Nächstes geschah, schockierte Barbara: „Meine Arme und Beine wurden taub und ‚verschwanden', bis von mir nur noch Rumpf und Kopf übrig waren. Ich war nicht mehr in der Lage, mich zu bewegen. Meine Lebensenergie floss mir aus der Schädeldecke. Ich war zutiefst erschrocken. Ich wusste, dass ich im Sterben lag."

Danach erlebte Barbara einen ausführlichen Lebensrückblick, wobei sie sich an Szenen aus ihrem Leben nicht bloß erinnerte, sondern ihr diese vorgeführt wurden. Hin und wieder hielt der Rückblick an, und eine Stimme stellte Barbara eine Frage. Sobald sie geantwortet hatte, wurde die Szene gelöscht und durch eine andere Szene aus ihrem Leben ersetzt. So ging es über vier Stunden weiter, bis die Stimme sie schließlich vor die Wahl stellte, ihr Leben fortzusetzen oder den nächsten Schritt zu tun und zu sterben.

Während des Lebensrückblicks verspürte Barbara zugleich angenehme Gefühle der Liebe und des Friedens, daher war die Entscheidung nicht leicht, und sie musste der Stimme mehrere Fragen stellen, um sich ihrer Sache sicher zu sein. Als sie schließlich sagte, sie wolle leben, spürte sie, wie die Energie durch ihren Kopf wieder in sie hineinströmte und auch das Gefühl in ihren Armen und Beinen wiederkehrte. Als sie die Augen aufschlug, merkte sie, dass ihre Freundin für sie betete, und empfand unglaublich tiefen Frieden.

In den darauffolgenden Wochen lebte Barbara völlig im gegenwärtigen Moment. Sie nahm sich die Zeit, frisches Obst zu essen und an jeder Blume zu riechen, an der sie vorüberkam. Wenn sie Musik hörte, war ihr Empfinden extrem verstärkt, und sie staunte ehrfürchtig über die verschiedenen Rhythmen und Töne, die an ihr Ohr drangen – sie fühlte sich total lebendig.

Doch allmählich ließ dieser Zustand nach, und die Alltagsroutine gewann wieder die Oberhand. An Blumen ging sie vorbei, ohne sich zu bücken, um an ihnen zu riechen, ihr Essen schlang sie schnell herunter, und ihr Denken ließ sie wieder von Sorgen beherrschen. Als sie schließlich erkannte, dass diese negativen Gedanken ständig in ihrem Kopf kreisten, war dies für sie ein echtes Aha-Erlebnis.

Wenn sie über ihren Lebensrückblick nachdachte, wurde ihr klar, dass sie trotz aller Erfolge in ihrer Gesangskarriere und aller anderen Errungenschaften in ihrem Leben immer noch mit Ängsten beladen war, und dass ihre sorgenschweren Gedanken sich in ihrem Leben verwirklichten. Sie nahm seit Jahren Antidepressiva, konnte von ihren Einnahmen nicht leben und vermochte trotz des harten Kurses ihre negative Grundeinstellung nicht zu ändern.

Von dieser plötzlichen Erkenntnis umgetrieben, recherchierte Barbara eingehend über Denkmuster, Neurowissenschaften, Zellbiologie, Psychologie und Spiritualität. Bald wusste sie, weshalb negative Gedanken tiefe Wurzeln schlagen und im Kopf in „Endlosschleife" kreisen konnten. Diese Gedanken wiederum erzeugen negative Gefühle, die sich auf das Verhalten auswirken können. Menschen lassen schlechte Erfahrungen oft immer und immer wieder vor ihrem geistigen Auge ablaufen, was zu Depressionen, geringem Selbstwertgefühl, Einsamkeit und Angst führen kann. Sie war entschlossen, ihre destruktiven negativen Gedanken zu überwinden.

Vier Jahre lang probierte Barbara verschiedene Techniken zur Überwindung solcher schädlichen Denkmuster aus. Sie entdeckte, wie viel Macht der Mensch tatsächlich hat und dass wir alle über das Potenzial verfügen, unser Denken zu ändern und damit unser Leben neu auszurichten. Sie entwickelte ein Programm mit dem Titel „The 9 Ds of De-Looping" (In neun Schritten aus der Gedankenschleife), und je mehr sie diese Schritte anwendete, desto mehr staunte sie darüber, wie ihr Leben sich zum Besseren wendete.

Sie wusste, wohin sie wollte, und sie hatte das Gefühl, ihre wahre Bestimmung zu leben. Ihre negativen Denkmuster hörten auf, und sie wurde gesund und hatte jede Menge Energie. Ihre Beziehungen heilten und erlangten tiefere Bedeutung, auch finanziell ging es ihr besser, so dass sie sich Zeit für sich selbst nehmen und schließlich sogar ihre Antidepressiva absetzen konnte. Sie erlebt immer noch herausfordernde Situationen, aber jetzt kann sie diese bereits erkennen, wenn sie auftreten und ihr Denken daher zum frühestmöglichen Zeitpunkt ändern.

Wie viele Nahtod-Erfahrene beschrieb auch Barbara ein Gefühl der Verbundenheit von allem mit allem und sprach davon, dass ihre Nahtod-Erfahrung ihren Horizont erweitert habe. Sie ist nun nicht mehr selbst der Mittelpunkt ihrer kleinen Welt, sondern sieht sich als Teil des größeren Ganzen und lebt ihr Leben im Dienst an anderen. Dieses Kapitel schließt mit Barbaras eigenen Worten:

Die Idee des Sterbens ist für die meisten Menschen etwas sehr Abstraktes. Man kann sich fast nicht vorstellen, nicht mehr hier zu sein, nicht mehr auf Erden zu leben. Der eigenen Sterblichkeit direkt in die Augen zu blicken, nicht als intellektuelle Übung, sondern als Erfahrung … kann daher unerwartete Auswirkungen auf das eigene Leben haben – wie zum Beispiel eine große berufliche Veränderung.

Einer der größten Perspektivenwechsel war für mich die eindeutige Erkenntnis, dass es nicht um MICH geht. Es geht um UNS. Ich verspüre jetzt eine Verbundenheit zu jedem Menschen, jedem Tier und der Erde – ein geheimnisvolles und ehrfurchtgebietendes Gefühl. Und ich verspüre den starken Wunsch, dieser großartigen Matrix des Lebens zu dienen.

Da ich so vieles über Gedankenschleifen und Methoden zur Veränderung negativen Denkens herausgefunden habe, fragte ich mich: War es Führung, dass ich dies tue? Alles, was in meinem Leben vorgefallen war, deutete offenbar darauf hin. Falls es tatsächlich so war, dann bedeutete dies, dass ich mit meiner sehr persönlichen und mystischen Begegnung mit dem Tod „an die Öffentlichkeit gehen" sollte … und davor hatte ich Angst. Doch mein Wunsch, einen Beitrag zu leisten, war größer als meine Angst.

Zögerlich fing ich an, über meine Nahtod-Erfahrung zu sprechen und die „Neun Schritte aus der Gedankenschleife" weiterzugeben. Die Reaktionen waren authentisch und freundlich, und die Wandlung, die ich beobachtete, wenn Menschen aus ihrer „Hypnose" negativen Denkens erwachten, versetzte sogar mich in Erstaunen.

Eine Frau konnte Schamgefühle, die sie lange mit sich herumgetragen hatte, und ein geringes Selbstwertgefühl ablegen. Ein Mann erzählte, wie beglückend es war, wieder auf Partys gehen zu können, nachdem ihn „eine unspezifische Angst" jahrelang daran gehindert hatte, das Haus zu verlassen. Viele fanden den Mut, für sich selbst einzutreten und in schwierigen Beziehungen oder Situationen am Arbeitsplatz ihre Bedürfnisse zu äußern. Träume, die seit Jahren in die hinterste Ecke verbannt waren, wurden endlich hervorgeholt und entstaubt sowie mit ersten Schritten in die Tat umgesetzt. Die Leute kamen an ihr Potenzial heran.

Ich freute mich sehr und stellte mir vor, jeder glücklichere und erfülltere Mensch sei ein Schritt zu einer insgesamt glücklicheren Welt. Konnte man sich mehr wünschen?

Um die Botschaft noch weiter zu verbreiten, schrieb ich ein Buch, *How to Stop Negative Thoughts: What My Near-Death Experience Taught Me about Mind Loops, Neuroscience and Happiness* (So stoppt man negative Gedanken: Was meine Nahtod-Erfahrung mich über Gedankenschleifen, Neurowissenschaften und Glück gelehrt hat). Das Buch hat offenbar einen Nerv getroffen, denn es wurde gleich in der ersten Woche nach Erscheinen in zwei Kategorien zum Amazon-Bestseller und wird heute in zwölf Ländern gelesen.

Ich weiß, das ist nicht mein Verdienst. Es ist das Verdienst meiner Nahtod-Erfahrung und der Stimme, die mir lauter richtige Fragen gestellt hat. Ich bezweifle, dass ich ohne dieses Erlebnis je die Vorstellung von Gedankenschleifen entwickeln oder meine eigenen destruktiven Denkmuster so grundlegend hätte heilen können – ganz zu schweigen davon, dass ich den Mut gehabt hätte, meine Geschichte zu erzählen, im direkten Kontakt mit anderen zu arbeiten und ein Buch darüber zu schreiben.

Worte können auch nicht ansatzweise ausdrücken, wie viel Freude mir dies alles geschenkt hat. Wie faszinierend … dass der schrecklichste Tag meines Lebens am Ende zum größten Geschenk wurde, das ich mir je vorstellen konnte.

Dies ist ein wunderbares Beispiel dafür, wie die Botschaft einer Nahtod-Erfahrung zu positivem Handeln angeregt hat, das anderen hilft. Barbara hat nicht nur Methoden entwickelt, um nicht dienliche und negative Denkmuster zu erkennen und zu verändern, die sie dann an sich selbst ausprobiert und getestet hat; sie bietet sie inzwischen auch anderen an, damit auch sie selbstbestimmter leben können. In ihrem Buch beschreibt sie diese Methoden näher, und auf ihrer Website nennt sie weitere Ressourcen, die die Methodik unterstützen können.

12

Ein vermisster Hund, ein riesiges Universum und ein wertvolles Geschenk

Deirdre DeWitt Maltby ist fünfundsechzig Jahre alt und lebt in Salida im US-Bundestaat Colorado. Kelly wurde durch Rod Walton auf Deirdre und ihre Arbeit aufmerksam. Der britische christliche Priester, der sich seit 1975 mit Nahtod-Erfahrungs-Phänomenen beschäftigt, gründete das Bereavement Rescue Center (Trauerfall-Rettungszentrum), das eine völlig neue Anschauung in der Trauerbegleitung vertritt und seinen Ansatz auf die vorhandenen Beweise für ein Leben nach dem Tod stützt. Deirdre hat zwei Bücher über ihr Erlebnis geschrieben und war Gast in der Sendereihe *I Survived … Beyond and Back* des Fernsehsenders Biography Channel.

Es ist wirklich erstaunlich, wie schnell sich das Leben ändern kann. Was man eben noch für normal gehalten hat, wird auf einmal nie wieder so sein. Etwas so Schreckliches wie ein lebensgefährlicher Unfall war der Katalysator, den ich brauchte und der mich sozusagen aus meiner eigenen Denkschublade herausschleuderte. Er sollte mich auf eine Reise zu völliger Selbsttransformation schicken – zur Wandlung meines inneren Selbst. Durch eine unerwartete, aufeinander aufbauende Reihe von Erlebnissen sollte ich das größte Geschenk meines Lebens erhalten.

„Rettet meinen Hund!“, schrie ich an einem warmen Novembertag im Jahr 2008 nach einem Verkehrsunfall auf der Heimfahrt von einer üblichen Einkaufstour, der beinahe tödlich geendet hätte. In den darauffolgenden Augenblicken entwickelte sich der erste von mehreren außergewöhnlichen Vorfällen, die ich im Laufe der nächsten Wochen erleben sollte. Ich sollte die Chance erhalten, hinter den Vorhang zu blicken, der dieses Leben vom nächsten trennt; einen kurzen Einblick in die Welt hinter der unseren zu gewinnen. *Und* ich sollte meinem Schöpfer begegnen; den viele auf der Welt Gott nennen. Diese Erlebnisse sind bei mir sowohl im kritischen Zustand als auch unabhängig davon aufgetreten. Sie sind auf eine Art und Weise geschehen, dass ich annehmen kann, dass sie tatsächlich passiert sind, und sie sollten praktisch jeden Aspekt meines Denkens und Lebens verwandeln.

Gefangen in meinem zusammengequetschten Fahrzeug, versuchte ich zunehmend hektischer, nicht nur mich selbst zu befreien, sondern auch meinen Hund zurückzurufen, der gerade aus dem umgedrehten Auto geklettert und auf die stark befahrene Straße gelaufen war. Kaum dass mich die Sanitäter herausgeholt hatten, schoben sie mich in den Rettungswagen. Noch während sie sich an mir zu schaffen machten, wurde mir klar, dass mein Hund sich noch auf der Straße befand – es war eine vielbefahrene Landstraße – und möglicherweise verletzt war oder sogar im Sterben lag. Entsetzt flehte ich innerlich einen Gott an, den ich eigentlich nie kennengelernt hatte und an den ich aufgrund bestimmter Erlebnisse in der Kindheit nicht sonderlich fest glaubte: *Bitte, rette meinen Hund!* Als ich diese Worte sprach, geschah etwas sehr Seltsames. Kaum hatte ich meine flehentliche Bitte geäußert, war mir, als strahle eines der hellen Lichter am Innendach des Rettungswagens auf mich herunter und wärmte mir das Gesicht. Es fühlte sich so an, als würde es von mir absorbiert und wärmte mich von innen, während es sich von oben nach unten seinen Weg durch meinen ganzen Körper bahnte.

Mit diesem Licht ging ein Gefühl tiefer Ruhe und großen Wohlbefindens einher. Im nächsten Moment war mir, als erhielte ich auch eine stille Antwort auf meine Bitte, meinen Hund in Sicherheit zu bringen, verbunden mit dem unausgesprochenen Versprechen, dass es ihm bald wieder gut ginge, und mir auch; die Situation, in der mich befände, würde sich genau wie vorgesehen entwickeln. Meine Sorgen und meine Panik waren verschwunden. Sofort ergab ich mich in dieses seltsame, aber tröstliche Geschehen.

Im Krankenhaus wurde es unumgänglich, mich ins künstliche Koma zu versetzen, weil meine Lungen schwer geschädigt waren. Ich hatte Lungenblutungen; mein Zustand war kritisch. Das künstliche Koma wurde zwölf Tage aufrechterhalten, in der Hoffnung, dass meine Lungen sich selbst regenerieren würden. Die Ärzte gaben keine Garantie, dass ich überleben würde.

In dieser Zeit sollte ich ein weiteres Erlebnis haben. Irgendwie schien ich in meinem Koma aufzuwachen. Mir war, als schwebte ich in Farben. Zunächst waren die Farben dunkel, bedrohlich; ein Schmerz war da, fürchterlicher als alles, was ich bisher kannte. Ich gab diesem starken Schmerz nach und glitt in eine Schwärze. Irgendwann merkte ich wieder, dass ich in meinem Inneren bewusst war; alles Unangenehme war verschwunden. In diesem Moment war ich umgeben von den allerschönsten lebhaften Farben; sie bestanden aus leuchtendem Zartgold sowie tiefen Gelb- und Orangetönen. Die Farben waren unglaublich strahlend, leuchteten in mich hinein und waren außerdem sehr beruhigend. In diesem Zustand kam mir die Erkenntnis, dass ich weder Körper noch Gestalt noch Form hatte. Ich war reines Bewusstsein; im Grunde alles, was wirklich ICH bin, das innere Ich. Zugleich erkannte ich, dass ich mich von meinem Ego gelöst hatte. Es gab keine urteilenden Gedanken, Ängste oder anderen verletzenden Diktate, die das Ego offenbar mit sich herumträgt.

Irgendwann wurde mein Bewusstsein ohne Vorwarnung durch eine Art Kaleidoskop gedreht, das aus Hunderttausenden durchdringender, lebendiger Farben bestand. Die Farben gingen weit über das hinaus, was wir auf dieser Welt wahrnehmen können, und wirbelten mich jetzt durch ihre Essenz, wobei sie Muster und Formen bildeten. Mein geistiges Auge konnte mikroskopisch nahe herangehen, um winzige Details jeder Farbe und jedes entstehenden hochkomplexen Musters zu betrachten, oder es konnte weiter weggehen, um das gesamte Muster zu sehen wie bei einem mathematisch konstruierten, im Computer generierten Entwurf. Jedes komplexe Arrangement wirkte lebendig; auch dreidimensional. Jedes trug eine eigene Schwingung; eine eigene individuelle Frequenz. Außerdem war da Musik, die auf mich wie eine vollkommene, harmonische Komposition aus einer Million Stimmen, Instrumenten und Melodien wirkte; sie durchdrang die Farben und mich. Ich wusste, dass ich aus irgendeinem Grund, der damals mein Fassungsvermögen überstieg, mit Absicht in dieser Welt gehalten wurde, aber ich wusste weder, welches dieser Grund war, noch wollte ich es überhaupt wissen. Ich fand, ich war in dieser ungewöhnlichen Situation unbestreitbar glücklich und zufrieden.

Solange ich in dieser undefinierbaren Welt war, habe ich keine religiösen Gestalten, verstorbenen Verwandten oder Freunde gesehen oder mit ihnen interagiert. Allerdings kam mir irgendwann die Erkenntnis, dass ich von der Essenz, die mich erschaffen hat, im Arm gehalten oder gewiegt wurde; jede Zelle meines Körpers schien dies zu wissen, gerade so wie ein Kind weiß, dass es im Arm seiner Mutter liegt. Ich WUSSTE ohne irgendwelche Vorbehalte, dass dies mein Schöpfer war; *dies* war Gott. Diese elterliche Energie hielt nun mein innerstes Wesen im Arm. Es badete mich in der Wärme totaler, bedingungsloser Liebe und eines Verständnisses für mein Sein, das weit über alles hinausging, was ich je erlebt hatte. Es war, als würde meine Seele in einer warmen, liebevollen, zärtlichen Liebkosung von unsichtbarer Hand gestreichelt. Währenddessen wurde mir übermittelt, ich solle *aufhören zu denken; einfach aufhören zu denken – nur SEIN.* Wie zutiefst einfach das war. Als ich es tat, schmolzen die Farben dahin; jetzt befand ich mich in einer unermesslichen Welt der Sterne und Galaxien, die sich bis in die ewige Weite eines verdunkelten Universums erstreckte. Diese himmlischen Lichtpunkte waren, wie ich tief in meinem Inneren wusste, die Essenz lebendiger Seelen. Ich konnte sie spüren; ich konnte jede Seele spüren, die je existiert hatte, gerade existierte oder in Zukunft existieren würde. Ich, als reines Bewusstsein, dehnte mich aus, um dieser gesamten kosmischen Energie zu begegnen und eins mit ihr zu werden. Ich konnte die Verbundenheit *aller* Seelen und die Einheit von allem mit diesem großen, liebenden Schöpfer spüren. Die Erkenntnis unserer Verbundenheit ging mir durch und durch. Außerdem wurde mir klar, dass nichts vor dem Universum verborgen oder versteckt ist; alles wird gesehen, alles wird gewusst.

Meine Seele wurde mit dem kompletten universellen Wissen aufgefüllt, wie ich meine. Es erschien nun so einfach, das Universum zu begreifen; es war, als kenne ich von Natur aus alle Antworten auf das Leben an sich. Ich wusste, dass im Kern jeder Antwort die Liebe lag.

Außerdem wusste ich irgendwie, dass durch vertrauensvolles Loslassen ein symbiotischer Flow eintritt, der die Fähigkeit mit sich bringt, unter Einsatz dieser Energie namens Liebe gemeinsam mit der Kraft dieses Universums – unseres Schöpfers – in Harmonie und Schönheit zu erschaffen. Darüber hinaus kam mir die Erkenntnis, dass das Viele oder Wenige, das man von sich selbst in diesen Prozess einbringt, dann an das Universum zurückgegeben wird. So funktioniert das Universum. Es war eine zutiefst erstaunliche Erfahrung, die meine Fähigkeit übersteigt, sie vollständig zu beschreiben. Und doch war es auch eine Erfahrung, die mir viele Erkenntnisse geschenkt hat – mit deren Verarbeitung ich wohl noch mein ganzes weiteres Leben lang beschäftigt sein werde.

Als ich zum ersten Mal wieder in menschlicher Gestalt zu Bewusstsein kam, drehte sich mein Geist sofort in mir um, als wollte er umkehren, weil ich unbedingt dahin zurückwollte, wo ich gerade gewesen war. Doch die Mauer zur anderen Welt hatte sich geschlossen; ich war wieder vollständig in dieser Welt. Während meiner Nahtod-Erfahrung hatte es nur diese neue Welt gegeben, in der ich gewesen war, sonst nichts. Die Erinnerung daran, dass ich je einen physischen Körper bewohnt hatte, hatte ich völlig verloren. Ich muss schuldbewusst zugeben, dass ich auch jegliche Erinnerung an Familie, Freunde und liebe Menschen verloren hatte.

Bald nach meiner Rückkehr in die reale Welt stellte ich fest, dass das Versprechen bezüglich meines Hundes gehalten worden war. Nach einer langen und grauenvollen mitternächtlichen Suche an der stark befahrenen Straße, auf der mein Unfall passiert war, fanden meine Angehörigen in tiefschwarzer Nacht meinen treuen schwarzen Hund wohlbehalten auf. Auch wenn die Wahrscheinlichkeit hoch war, dass er umkommen würde, Gott hatte ihn unter seinen Schutz gestellt.

Während ich noch im Krankengaus lag und darauf wartete, dass meine Kräfte soweit wiederkehrten, dass ich entlassen werden konnte, ereignete sich ein sehr interessanter und seltsamer Vorfall. Ich erhielt keine Medikamente oder Narkotika, die mein Bewusstsein veränderten; als dieser Vorfall sich in Echtzeit abspielte, war ich bei vollem Bewusstsein. Von meinem Bett aus fiel am anderen Ende des Zimmers ein kurzes Flackern ins Auge. Ich schaute zur Wand hinüber und sah seltsam aufflackernde Bilder, die wie ein Film im schnellen Vorlauf an die Wand projiziert wurden. Es war eine nebelhafte Darstellung von Menschen und Ereignissen, die alle miteinander zu tun hatten, dann griffen die Bilder ineinander, und schließlich überlappten sie sich. Jede Handlung hatte Einfluss auf die nächste. Alles hatte eine gewisse Ordnung, aber ich begriff nicht ganz, was ich da eigentlich sah. Ich erkannte, dass alle Entscheidungen über ihr Leben trafen und diese Entscheidungen Auswirkungen auf andere hatten, die ebenfalls in ihrem Leben Entscheidungen trafen. Ich sah diese Entscheidungen und Handlungen, die zugleich Ursache und Wirkung waren, über Jahrhunderte hinweg; sie wurden eine nach der anderen in die Geschichte der Zeit eingewoben; dies alles geschah seit Anbeginn der Schöpfung. Ich schaute dieser zugegeben grotesken Vision an der Wand weiter zu und sah dann irgendwann Bilder aus meinem eigenen Leben. Ich sah meine Eltern, dann mich, dann alle, mit denen ich je zu tun hatte; und alle täglichen Entscheidungen im Leben – die großen und die kleinen – überkreuzten und verflochten sich, bis das Ganze schließlich ins Heute gelangte. Plötzlich löste sich diese neblige ätherische Vision von der Wand, und ich beobachtete, wie sie die Distanz zwischen Wand und Bett überbrückte, wo sie mit einem sanften Rauschen in meine Brust eingesogen wurde. Sofort wusste ich, dass ich mich im großen Plan des Lebens genau an der richtigen Stelle befand. Das Leben hatte sich zu jenem diesem Moment verflochten; alles war vollkommen! Ich erkannte, dass jede Entscheidung sich mit allem anderen verflicht und so das Leben zu dem macht, was es ist, ganz gleich, worum es bei diesen Entscheidungen geht.

Doch das Erlebnis, das mich am meisten transformierte, sollte erst noch kommen. Nach ein oder zwei Tagen zu Hause wurde ich in mein Schlafzimmer gebracht und hatte die ganze Nacht intensive Träume. Ich kann aufrichtig sagen, dass diese Träume weitaus realer waren als jedes andere Erlebnis, das ich je hatte, mit Ausnahme meiner Nahtod-Erfahrung. In diesem Traum befand ich mich in einem Operationssaal. Ich konnte nichts sehen, denn alles war in ein tiefes, undurchdringliches Saphirblau getaucht. Mit meinem geistigen Auge konnte ich jedoch erkennen, dass ich mich auf einem Operationstisch befand und mehrere Ärzte um mich herumstanden. Man sagte mir, es müsse eine bestimmte Maßnahme vorgenommen werden. Ich dachte, *das verstehe ich nicht*. Sollte ich irgendwie operiert werden? Alle wirkten unglaublich erwartungsvoll. Ich wusste, dass ich in Wirklichkeit zu Hause lag und schlief, was zum Teufel war jetzt also los? Es gab mehrere Momente stiller Anspannung und Angst meinerseits. Dann folgte ich den Blicken der Ärzte, die irgendwo über uns nach oben schauten, und sah eine abwärts treibende Rauchfahne. Sie wirbelte sachte und drang zwischen meinen Brüsten ganz sanft in meinen Körper ein. Recht unvermittelt wurde ich über mich hinausgehoben, und dann kam die Erkenntnis, dass ich mich nun mit den Augen meines Schöpfers sah. Ich war erfüllt von großer bedingungsloser Liebe zu der Gestalt unter mir, zu der Gestalt, in der ich mein ganzes Leben lang gelebt hatte. Doch nur Sekundenbrucheile später, kaum dass ich diese bedingungslose Liebe erlebt hatte, war ich wieder in meiner physischen Gestalt. Langsam spürte ich, wie Arme meinen Körper in einer liebevollen Umarmung umschlangen. Sofort kam die Erkenntnis, dass es sich dabei um meine eigenen Arme handelte und ich mich nun so liebte, wie ich es gerade von Gott erfahren hatte. Ich wachte auf und stellte fest, dass ich aufrecht im Bett saß und mir Tränen über die Wangen liefen. Ich war operiert worden, nicht um etwas zu entfernen, sondern um etwas hineinzutun. Ich hatte gerade ein schönes Geschenk erhalten – es war das Geschenk der Selbstliebe!

Wieder in meinem Alltag angekommen, stellte sich das Leben für mich völlig anders dar. Auch wenn ich noch keine Zeit gehabt hatte, viel von meinen faszinierenden und ziemlich unerklärlichen Erlebnissen zu verarbeiten, wusste ich doch, dass etwas sehr Tiefgreifendes geschehen war. Alle diese Erlebnisse, so schloss ich, waren auf mich maßgeschneidert worden, so dass ich sie gut verarbeiten und verstehen konnte. Im Laufe der Tage, Wochen, Monate und Jahre nahm ich allmählich die tiefere Bedeutung meiner Erlebnisse in mich auf. Außerdem musste ich erkennen, dass nicht schon allein deshalb, weil man das Glück hat, etwas zu erleben, was die Welt für eine Nahtod-Erfahrung hält, bereits alle Probleme gelöst wären oder man gar erleuchtet wäre oder das Leben voll und ganz begriffen hätte – obwohl ich auch weiß, dass dem irgendwo tief in meinem Bewusstsein so ist.

Wie vielen anderen Nahtod-Erfahrenen fiel es auch mir schwer, wieder im Alltag der Welt anzukommen. Eine Zeit lang konnte ich immer noch eine Trennung zwischen meinem Ego und meinem „Ich" erkennen; sie waren noch nicht wieder miteinander verschmolzen. Ziemlich lange stand ich offenbar mit einem Fuß in dieser und mit einem in der anderen Welt. Ich war ich, doch jetzt wusste ich auch zweifelsfrei, dass ich sehr viel mehr war als bloß der physische Körper.

Allmählich wurde aber natürlich mein Alltag klarer, und die andere Welt, die ich erlebt hatte, verblasste. Doch in meinem innersten Wesen hatte sich etwas grundlegend verändert. Ich wurde kopfüber in eine neue Sicht des Lebens katapultiert. Ich wusste ohne jeden Zweifel, dass unsere Existenz wirklich über diese irdische Gestalt hinausreicht, die wir nur begrenzte Zeit bewohnen; dass das, was wir hier haben, nur ein kleiner Teil dessen ist, was wir *dort* haben und wissen! Ich habe gelernt, dass wir das mitnehmen, was wir hier sind (in Herz und Seele), wenn wir auf die andere Seite gehen, wenn wir sterben. Wir *sind* die Summe dessen, was wir im Herzen tragen. Außerdem habe ich gelernt, dass das Geschenk meiner Selbstliebe kein andauerndes, sich selbst erhaltendes Geschenk ist. Es ist ein Geschenk, das ich täglich neu annehmen muss, wenn es von Wert sein soll. Mein vermeintlich fehlendes Selbstwertgefühl hatte ich in meinem Leben lange vor anderen verborgen; eigentlich hatte ich mein Leben lang nichts anderes gemacht. Doch heute kann ich täglich spüren, wie sehr ich geliebt werde. Das ist so eine Art Rettungsweste um meine Seele. Es gibt Momente, in denen ich mit meinen selbstzerfleischenden Gedanken darunter hindurchschlüpfen kann, doch nie mehr so weit oder so lange wie früher.

An einem bestimmten Punkt meines Erlebnisses wurde ich vor die Wahl gestellt zu entscheiden, ob ich dies alles für echt halten wollte oder nicht. Mit der Entscheidung für die Echtheit meiner Erlebnisse kam die Gewissheit, dass sich mein Leben für alle Zeiten ändern würde; es würde sich ändern wegen der Liebe, die mir geschenkt worden war, die ich gespürt und angenommen hatte. Dabei wurde mir zugleich die Gewissheit vermittelt, dass ich immer gleichermaßen geliebt wäre, egal wie ich mich entschiede. Ich erkannte, dass neben dem kostbaren Geschenk des Lebens die Wahlfreiheit oder der freie Willen das größte Geschenk ist, das uns gemacht wird. Nur einen Herzschlag später stand daher meine Entscheidung fest. Und ja, mein Leben hat sich wirklich weit stärker gewandelt, als ich mir je vorgestellt hätte. Äußerlich ist es zum größten Teil dasselbe geblieben: Gleicher Ehemann, gleiche Arbeit, gleiche Freunde und so weiter. Allerdings verfüge ich jetzt über eine neue Art der Wahrnehmung und eine neue Lebensweise: Es gibt ein neues Ich. Heute ist mein Leben eine ständige Beziehung zu einem Schöpfer, der keine eingebildete „Kraft" irgendwo da draußen mehr ist. Es ist eine unsichtbare Beziehung mit der Schwingung des Lebens selbst. Hier, in jedem Augenblick meines Lebens.

Ich bin mir meiner inneren Gedanken bewusster geworden, und auch der Auswirkungen, die selbst kleine Gedanken auf die Welt haben. Jeder Gedanke schlägt Wellen; er wird gesehen und gespürt. Nichts bleibt verborgen. Dies hat mein Denken verändert; und dadurch werden auch meine Entscheidungen bewusster. Wo ich heute im Leben stehe, ist eine direkte Folge aller meiner Entscheidungen in den Situationen, die ich durchlebt habe, und auch der Entscheidungen anderer, das ist mir klar. Viele Umstände in meinem Leben hatte ich nicht selbst in der Hand, doch ich habe erkannt, dass ich sehr wohl selbst entscheide, wie ich darüber denke und fühle. Aus meinen Gedanken und Gefühlen knüpft Gott dann den Teppich des Lebens. Damit kam mir auch die Erkenntnis, dass der Teppich des Lebens umso schöner wird, je höherstehend die Entscheidungen sind, die wir treffen.

Durch meine Nahtod-Erfahrung habe ich gelernt, dass ich total und vollständig geliebt bin; nicht wegen irgendetwas, was ich getan oder nicht getan habe, sondern einfach deshalb, weil es mich gibt. Mit dem Empfang dieser Liebe sind keine Bedingungen verknüpft, ganz egal was ich in diesem Leben für meine Fehler oder Versäumnisse halte. Außerdem habe ich gelernt, dass ich ein wertvoller Mensch und tatsächlich zu einem bestimmten Zweck auf der Welt bin. Mir wurde gesagt, wenn ich lernen könnte, andere so zu lieben wie ich geliebt bin und wie mir dies gezeigt worden war, dann werde sich mein Erdenleben so entfalten, wie es gedacht ist: In der Fülle dessen, was ich sein und geben kann. Mir wurde klar, dass dies wirklich das Höchste ist, wonach ein Mensch streben kann. Unser Leben und wie wir es führen wird zu unserer Gegengabe an Gott.

Sehr viele Prioritäten, die ich bisher für die wichtigsten in meinem Leben gehalten habe, haben sich verschoben. Auch Beziehungen, nicht nur zu Familie und Freunden, sondern auch zu flüchtigen Bekannten, sind mir wichtiger geworden. Ich sehe und erlebe die Wunder, die uns allen geboten werden, wenn wir im Hier und Jetzt präsent sind. Ich sehe Wunder, wo ich vorher nur ein ganz normales Leben gesehen habe; ein Leben, das viel zu sehr in Reue über Vergangenes oder Sorgen um Künftiges verstrickt war.

In der ersten Hälfte meines Lebens hat sich alles nur um mich gedreht: Meine Karriere, meine Gedanken an Familie, Ehe und so weiter. Nach meinem Erlebnis kam der Wunsch, in irgendeiner Weise zu dienen. Was sollte meine Berufung sein? Damit habe ich mich lange gequält, bis ich eines Tages in der Meditation und im Gebet die Antwort erhielt. Mein Herz wusste, dass ich die Geschenke, die ich erhalten hatte, nur behalten kann, wenn ich sie weitergebe. Außerdem wusste ich, dass ich nicht in die Ferne schweifen musste, um meine Berufung zu finden: Dienen konnte ich überall da, wo ich gerade war. In meinem Alltag konnte ich auch in den kleinsten Gesten Liebe schenken: Mit einem Lächeln für einen unbekannten Passanten; indem ich einer älteren Dame, die mit ihren Taschen zu kämpfen hat, die Tür aufhalte; indem ich jemandem sage, wie viel seine Freundschaft mir bedeutet, oder indem ich meiner Dankbarkeit für den kleinen Schmetterling Ausdruck gebe, der in der Morgensonne auf einer Blume vor meiner Tür sitzt. Was man auch tut, sei es groß oder klein, ich weiß, dass nur wirklich zählt, dass es mit Liebe geschehen muss; und nach dem Grad der Liebe, die wir hineingelegt haben, wird die Tat von Gott bemessen.

Ich gebe dies nun in jeder mir möglichen Art und Weise an andere weiter, weil dies alles sehr viel größer ist, als dass ich es in mir behalten könnte. Ich weiß heute, wie viele Menschen es auf der Welt gibt, die sich selbst geringschätzen und das Gefühl verinnerlicht haben, sie seien aus irgendwelchen Gründen nicht liebenswert. Zwar führen viele ein Leben, das nach außen hin den Anschein hat, es sei alles in bester Ordnung, doch sobald sie alleine sind, fällt es ihnen schwer zu lieben, was sie im Spiegel sehen. Ich weiß das, weil es mir selbst auch so ging.

Der wahre Weg zum Verständnis unserer Bestimmung im Leben

oder des Lebens selbst liegt nicht draußen in einer Welt, die scheinbar besessen ist von äußeren Insignien, die ein falsches Selbstwertgefühl aufbauen und falschen Sinn vorgaukeln. Ausgangs- und Endpunkt unserer wunderbaren Reise liegen im eigenen Herzen. Eine Reise, die, wenn sie aus aufrichtigem Verlangen unternommen wird, den Reisenden wie keine andere zu der Entdeckung führt, wer er wahrhaft ist und was er dem Schöpfer bedeutet. Die Lektionen, die wir auf Erden lernen, werden mit hoher Sicherheit erst dann voll ausgeschöpft, wenn es an der Zeit ist, dieses irdische Spielfeld zu verlassen. *Weil wir nicht sterben: Wir gehen nur in eine andere Lebensweise über!*

Ich finde, die Menschen müssen unbedingt erfahren, dass das, was Nahtod-Erfahrene durchleben, äußerst real ist. Doch ob man nun eine Nahtod-Erfahrung gehabt hat oder nicht, ich glaube, dass auf jeden Erdenmenschen ein Tor zur Entdeckung seiner selbst wartet; und man braucht keine Nahtod-Erfahrung zu haben, um dieses Tor, das immer offensteht, zu durchschreiten. Außerdem bin ich der Meinung, dass jeder Mensch so angesprochen wird, wie er allein es verstehen und verarbeiten kann. Dadurch, dass wir mehr erfahren – nicht nur über Nahtod-Erfahrungen, sondern auch über andere spirituelle Erlebnisse – können wir das universelle Tor ein wenig weiter aufstoßen und mehr über uns als kollektive Kraft der Liebe sowie über das lernen, was uns im Jenseits in dieser Liebe erwartet. Wenn ich nur eines sagen dürfte, dann dies: Die Reise, die du in dein Inneres unternimmst, trägt reichere und süßere Früchte als jede Reise im Äußeren (außerhalb deines Herzens). Du trittst eine großartige Reise an, auf der du die Liebe zu dir selbst, den Schöpfer und den Weg in deine wahre Heimat entdeckst. Mit Liebe und Mitgefühl füreinander können wir uns gegenseitig helfen, diese Reise anzutreten.

Wie der spirituelle Lehrer Ram Dass so schön gesagt hat: „Wir alle bringen einander nur nach Hause.“ Oh ja! Und in was für ein Zuhause!

Dies ist ein weiteres starkes Beispiel für den Bewusstseinswandel, von dem sehr viele Nahtod-Erfahrene sprechen. Besonders beeindruckend ist für mich, dass Deirdre in der Genesungsphase bei vollem Bewusstsein und nicht unter dem Einfluss irgendwelcher Medikamente eine weitere Vision hatte. Sie ähnelte offenbar einem

Lebensrückblick und hat Deirdre vermittelt, dass alles im Leben miteinander verbunden ist.

Außerdem beschreibt Deirdre sehr intensive Träume, in denen sie sich wieder mit diesem Bewusstseinszustand verbunden fühlte. Interessanterweise schildert sie, dass sie sich zutiefst geliebt fühlte und dadurch zur Selbstliebe fähig wurde. In diesem Moment erwachte sie, die Arme um sich selbst geschlungen. Auch Kelly beschrieb, dass sie am Ende ihrer Nahtod-Erfahrung mit liebevoll um den Körper geschlungenen Armen aufgewacht ist, und auch sie hatte den Eindruck, dass in ihrem Leben in erster Linie die Liebe zu sich selbst fehlte.

Deirdre sprach davon, dass Ereignisse in ihrer Kindheit und auch im Erwachsenenleben sie von Gott vertrieben und ihr vermittelt hätten, sie sei nicht liebenswert; doch ihr Erlebnis hat dies grundlegend geändert. Eine der größten Transformationen, die sie beschreibt, ist die Entwicklung einer neuen Wahrnehmung. Auch dies ist etwas, wovon wir alle profitieren könnten, wenn es uns gelänge, diese Wahrnehmung zu übernehmen. Obwohl sie immer noch Vorbehalte hat, man könnte sie für verrückt halten, spricht Deirdre heute, gestärkt durch ihre persönliche Transformation und die erneuerte Liebe zu sich selbst, über ihre Botschaft, damit auch andere dazu inspiriert werden können, sich der Liebe zu sich selbst zu erinnern.

13

Die Verbindung

Erica McKenzie wurde durch Robert Tremblay, der in diesem Buch ebenfalls vertreten ist, auf Kelly und ihre Vision aufmerksam. Gleichzeitig war Kelly von Amit Kainth, dem Moderator einer gleichnamigen Fernsehsendung, auf Erica und ihre Arbeit hingewiesen worden. Kelly war in einer Folge mit dem Titel „Seven Steps to Heaven" (Sieben Schritte in den Himmel) über ihre Nahtod-Erfahrung interviewt und auch Erica war in eine Sendung von Amit eingeladen worden, um dort über ihre Nahtod-Erfahrung zu sprechen; daher schlug er vor, die beiden sollten sich miteinander in Verbindung setzen. Erica ist examinierte Krankenschwester und war schon von Kindheit an sehr empfänglich für ungewöhnliche Erlebnisse. Ihr Leben lang versuchte sie, ihren Kampf mit ihrem Körperbild und Suchttendenzen zu verbergen. Dies endete im Jahr 2002, als sie eine Nahtod-Erfahrung hatte, die ihr Leben für immer veränderte. Seit ihrer Nahtod-Erfahrung arbeitet Erica in einem Forschungsteam an der medizinischen Fakultät der Johns Hopkins University, in dem Mediziner, Neurologen, Psychiater und Verhaltensforscher fächerübergreifend über Bewusstseinszustände forschen. Heute ist sie dort Sprecherin der anonymen internetbasierten Studie des Teams über Nahtod- oder andere ungewöhnliche Erfahrungen, welche die öffentliche Auffassung oder das Verständnis von Tod und Sterben grundlegend verändert haben. Außerdem hat sie an zahlreichen Presseartikeln mitgearbeitet und spricht häufig bei Konferenzen auf der ganzen Welt.

Wir kommen auf diese Welt, um unseren Heimweg zu finden. Wir sind geistige Wesen, die eine menschliche Erfahrung machen. Ja, dies ist die Erdenschule, und wir sind hier, um zu lernen. Woher ich das weiß? Ich erinnere mich an meine erste Erdenlektion, noch vor meiner Nahtod-Erfahrung. Ich war in der Vorschule, und meine Lehrerin bestrafte mich hart, weil ich Linkshänderin bin. Zum Zeitpunkt des Geschehens versuchte ich verzweifelt, mir zu erklären, warum mir so etwas Schreckliches geschah. Durch die Behandlung der Lehrerin fühlte ich mich anders als meine Klassenkameraden, und sofort lief mein Herz über vor Trennungsschmerz. Ich hörte eine Stimme, die eindeutig nicht von jemandem aus meiner Umgebung kam. Die Stimme sagte mir, sie habe mich erschaffen und sei immer bei mir, weil sie mich liebe.

Ich schaute mich im ganzen Zimmer um, sah meine Klassenkameraden und hörte, wie die Stimme mir sagte, sie habe auch sie erschaffen und liebe sie ebenfalls. Die Stimme ließ mich wissen, dass wir alle einzigartig sind; dies gehöre zu einem wichtigen Plan, und Liebe sei die Lösung. Auf einmal erfüllte diese Liebe wie eine Lebenskraft mein ganzes Wesen. Von mir strömte sie zu jedem meiner Mitschüler und wieder zurück zu mir. Wir waren alle von ihr umgeben. Diese Liebe stellte eine so starke Verbindung dar, dass ich mir wünschte, sie würde niemals aufhören. In dem Moment wurde mir klar, woher die Stimme kam – sie war das, was ich Gott nenne. Die Bezeichnung war nicht wichtig; wichtig war die Verbindung, die wir hatten. Von diesem Tag an waren Gott und ich miteinander verbunden.

Diese Verbindung war der Türöffner zu einem Leben mit einer Vielzahl ungewöhnlicher spiritueller Erfahrungen, darunter Begegnungen mit dem Göttlichen, unerklärte Phänomene und die Fähigkeit zur Kommunikation mit dem Jenseits; und jede ging mit einer Lektion einher.

Als ich größer wurde, konnte ich diese „Liebesverbindung" zwischen mir und meinesgleichen spüren, und mir wurde klar, wie wichtig sie ist. Später, in der weiterführenden Schule, waren viele Kinder, die sich früher geliebt und akzeptiert hatten, anscheinend gehässig und voreingenommen geworden. Sie schikanierten mich und andere und schlossen uns aus, weil wir anders waren. Zunächst verspürte ich den Drang, dafür zu sorgen, dass sie uns anders behandelten, doch je mehr ich versuchte zu helfen, desto mehr scheiterte ich. Die Schikanen wurden so anstrengend, dass sich dadurch am Ende meine Fähigkeit, mich als einzigartig zu lieben und zu akzeptieren, zutiefst veränderte. Ich kam zu dem Schluss, die einzige Lösung sei, mich selbst zu verändern und mich anzupassen. Ich fing an, anfallsartig Unmengen zu essen und anschließend wieder zu erbrechen – ein schmutziges kleines Geheimnis, das zwölf Jahre währen sollte.

Als frisch examinierte Krankenschwester lernte ich den Appetitzügler-Cocktail Fen-Phen kennen. Durch meine Ausbildung wusste ich, dass man dieses Kombipräparat nur maximal drei Monate und unter ärztlicher Aufsicht nehmen darf. Außerdem wusste ich, dass es ein Narkotikum der Klasse vier ist, und war mir über die Gefährlichkeit seiner Wirkung im Klaren. Doch trotz dieses Wissens beschloss ich, meine Bulimie-Sucht auf eine Sucht nach diesem tödlichen Cocktail zu verlagern. Ich habe das Präparat fast neun Jahre lang eingenommen.

Am 1. Oktober 2002, so erinnere ich mich, tat ich meinen letzten Atemzug und wunderte mich, dass ich keine Schmerzen hatte. Tatsächlich stieg meine nun nicht mehr durch die Schwerkraft gebundene Seele nach der Trennung von meinem Erdenkörper, der zusammengebrochen war und leblos auf dem Boden lag, zur Decke auf. Die Decke gab nach, und rasch befand ich mich in einem Tunnel, der erfüllt war von der Energiefrequenz der Liebe und des Lichts. Offenbar befand ich mich auf einer Autobahn in eine andere Dimension. Ich war ein Geistgefährt und mit Überschallgeschwindigkeit unterwegs.

Bis ich endlich am Ende des Tunnels angelangt war, schien es, als habe ich die Sterne hinter mir gelassen. Mit nicht enden wollender Energie schwebte ich umher, und mir wurde klar, dass dies zum Teil an der fehlenden Schwerkraft lag. Menschliche Worte können das Gefühl, das jede Zelle meines Körpers durchdrang, nicht genau beschreiben – mit mehr Liebe als man sich vorstellen kann.

Ich wurde in Gottes Hände übergeben. Sofort wurde mir bewusst, dass der Himmel direkt hinter mir lag. Ich war umgeben von seinem Schwingungsfeld und von der hocherhabenen Liebe, die davon ausging. Gott und ich begannen eine telepathische Kommunikation, und augenblicklich erkannte ich seine Stimme wieder. Es war die Stimme, die ich damals in der Vorschule und seither immer wieder in meinem

Leben gehört hatte. Gott sagte, ich solle aufschauen, und als ich es tat, teilten sich die Sterne … und dann begann der Lebensrückblick von Erica McKenzie.

Am Ende meines Lebensrückblicks wandte Gott sich mir zu und reichte mir eine Brille. Ich setzte sie auf, und Gott sagte, ich solle noch einmal hinschauen. Die Sterne wurden wie ein Vorhang zurückgezogen, und es begann ein zweiter Lebensrückblick. Zum ersten Mal in meinem Leben konnte ich sehen! Ich war hin und weg. Dieses Mal sah ich nicht das, was ich beim ersten Lebensrückblick gesehen hatte. Bei beiden war es so, dass Gott, sobald mir ein Gedanke oder eine Frage zu einem Ereignis in meinem Leben kam, darauf ohne Verurteilung antwortete und mich mit unbegrenztem Wissen über das Universum erfüllte.

Auf Erden war ich wegen meiner äußeren Erscheinung von anderen verurteilt worden. Die Leute machten sich immer Sorgen wegen meines Aussehens, und ich konnte mich dem Druck der gesellschaftlichen Erwartungen nie entziehen. Ich dachte an meine erste Erdenlektion als Mensch. Gottes Liebe durchströmte mich wie damals in der Schule. Sie veränderte meine Energiefrequenz und löschte alle Gedanken an Beurteilungen und Enttäuschungen aus. Ich wollte nie wieder von Gott getrennt sein. Ich wusste, dass ich endlich *zu Hause* war.

Gemeinsam betrachteten Gott und ich zahlreiche Lektionen: „Der Wellen-Effekt", „Die Geschenke", „Ewiges Leben", „Freier Wille" und „Die neue Erde", um nur einige wenige zu nennen. Im Laufe jeder Lektion wurde ich mit mehr Göttlichem Wissen angefüllt, als man sich vorstellen kann, und ich begriff, wie wichtig es ist, dieses Wissen mit anderen zu teilen.

Als meine Lektionen bei Gott abgeschlossen waren, drehten wir uns um und wandten uns dem Himmel zu. Ich war hingerissen über den außergewöhnlichen Anblick, der sich mir bot. Es war ein Wunder; denn der Himmel war ein goldener Planet. Ich fühlte mich mit dieser heiligen Welt verbunden. Sie war so riesig, dass die Erde im Vergleich dazu wie ein winziges Sandkorn wirkte.

Ich lief auf den Himmel zu und dachte keinen Augenblick daran, auf die Erde zurückzukehren. Noch einmal hörte ich Gottes Stimme, und er sagte mir, solange ich nicht lernte, *mein einzigartiges Ich zu lieben, würde ich meine Aufgabe auf Erden nicht erfüllen können.* Beim Abschied vom Planeten Himmel verlieh Gott mir zwei weitere Gaben. Er schenkte mir die Gabe des Wissens und die Gabe der Weisheit. In Gottes Gegenwart stehend, spürte ich, wie sich mein Kopf an der obersten Stelle öffnete, und ich trank das Göttliche Wissen und die Göttliche Weisheit, die in ungeheuren Mengen telepathisch in mich heruntergeladen wurden.

Als dieser Prozess abgeschlossen war, sagte mir Gott, er schicke mich aus zwei Gründen wieder zurück. Erstens hatte meine Mission gerade erst begonnen und zweitens erinnerte er mich daran, dass ich für ihn arbeitete. Außerdem teilte er mir mit, dass ich nach meiner Rückkehr auf die Erde zu schweigen und denen zuzuhören hätte, die in mein Leben geführt würden. Dann würde ich mit der dadurch gewonnenen Geduld und Schönheit sowie in diesem neu gefundenen Wissen und der Weisheit zu Millionen Menschen sprechen, deren Leben dadurch verändert würde. Ich verspürte den Drang, dem Argumente für meinen Verbleib im Himmel entgegenzusetzen, doch noch bevor ich anfangen konnte, merkte ich, dass ich in einen dunklen Tunnel versetzt wurde. Dieser Tunnel war mein Fahrzeug zurück zur Erde, und meine Verbindung zu Gott erhielt mich am Leben. Ich habe keine Ahnung, wie lange ich in diesem Tunnel unterwegs war, bis ich zum Stillstand kam und mich am Rande der Hölle befand. Hier konnte ich das einzige Mal während meines Erlebnisses meine Verbindung zum Göttlichen nicht spüren. Ich war mehr als zutiefst erschrocken. Ein Gefühl der Hilflosigkeit lähmte mich, und ich kann das Ausmaß des schieren Entsetzens, das mich dabei packte, nicht in Worte fassen. Das Einzige, was ich noch tun konnte, war ein telepathischer Aufschrei: „Hilf mir, Gott! Warum bin ich hier? Bitte, hilf mir!“ Ich erfuhr, ich sei hier, um zu lernen. Als meine Lektionen abgeschlossen waren, wurde ich wieder in den dunklen Tunnel versetzt, in mein Gefährt für die Rückreise zur Erde.

Aufs Neue mit meinem Schöpfer verbunden, begann ich meinen Abstieg und drang in das Schwerkraftfrequenzfeld der Erde ein. Ich spürte einen riesigen Magneten auf dem Rücken, der mich in meinen leblosen und primitiven menschlichen Körper schob. Zu meiner davor hoch entwickelten Blaupause an Wissen und wissenschaftlichen Fähigkeiten hatte ich nun keinerlei Zugang mehr. Mein Körper fühlte sich schwer an, gebunden an die Erdanziehungskraft, und ich hatte keine Energie. Durch all die Gefühle, die mit meinem kranken und erschöpften Körper verbunden waren, der in einem solchen Widerspruch zu meinem geistigen Körper stand, fühlte ich mich eingeschränkt und unterdrückt.

Nach der Göttlichen Unermesslichkeit eines Lebens als unsterblicher Geist mit Zugang zu Göttlicher Wahrheit, die ich gerade erst auf dem Planeten Himmel erlebt hatte, war dies ein enormer Abstieg. Im Himmel hatte ich als vieldimensionales Wesen mit unbeschränktem Zugang zu allem gelebt, was notwendig war, um ewiges Leben aufrechtzuerhalten. Ich war zu Hause und in Gottes Gegenwart gewesen – nur um dann wieder zurück in die nackte Realität eines begrenztdimensionalen Bewusstseinskörpers gezwungen zu werden, der mit einer Unmenge physiologischer, gesellschaftlicher und umweltbezogener Probleme behaftet war. Wie sollte ich fassen, dass ich dahin zurück musste?

Als ich wieder zu Bewusstsein kam, saß mein Mann an meiner Seite. Ich war wütend. Die Gefühle und Gedanken im Zusammenhang mit meiner Reise überforderten mich total. Ich versuchte, mit meinem Mann zu sprechen und ihm zu erklären, wo ich gewesen war. Aber ich hatte keine Stimme!

An dieser Stelle erinnere ich mich nur, dass ich mehrfach das Bewusstsein verlor und wieder zu mir kam, ohne zu wissen, wie viel Zeit vergangen war. Ich war ziemlich krank, brauchte unbedingt Pflege, Unterstützung und einen Entzug. Ich musste das Gift der vielen Jahre, in denen ich anfallsartig Unmengen gegessen und dann wieder erbrochen hatte und außerdem medikamentenabhängig gewesen war, aus Körper, Geist und Seele ausleiten. Darüber hinaus brauchte ich Heilung von den körperlichen Schäden, die ich mir dadurch eingehandelt hatte.

Gerade als ich verzweifelt versuchte, die Ereignisse irgendwie einzuordnen, kam mein behandelnder Arzt ins Zimmer. Mir war, als müsse ich mich erbrechen, doch dann merkte ich, dass meine vermeintliche Übelkeit meine Stimme war. Sie kam aus mir heraus, und ich schilderte meine Nahtod-Erfahrung. Noch während ich versuchte, über mein Erlebnis zu sprechen, bekam ich Medikamente und wurde gegen meinen Willen in die Psychiatrie verlegt. Der Arzt ließ sich seinen Behandlungsplan für mich von seinen Gefühlen diktieren. Er schenkte meinen physiologischen Komplikationen keinerlei Beachtung und weigerte sich, mir zuzuhören. Stattdessen setzte er sich völlig über mich hinweg und diagnostizierte meine Reise in den Himmel und in die Hölle sowie meine Lektionen bei Gott als Psychose statt als Nahtod-Erfahrung. Zur Behandlung leitete er daher gegen meinen Willen meine Verlegung in eine geschlossene psychiatrische Anstalt in einem anderen Bundesstaat ein.

Wenn ich heute zurückblicke, muss ich an meine Zeit als Schwesternschülerin in der Psychiatrie denken, Jahre vor meiner Nahtod-Erfahrung. Man sagte mir, die Patienten seien verrückt, und Medikamente seien das Mittel der Wahl. Doch einige Patienten verfügten anscheinend über die Fähigkeit, mit etwas zu kommunizieren, was die meisten Menschen nicht sehen konnten. Ich dachte an meine eigene Fähigkeit zur Kommunikation mit dem Jenseits, die in der Kindheit eingesetzt hatte, bis ich diese Gabe schließlich abwürgte. Ich hatte geglaubt, dann würde ich von den anderen akzeptiert, und sie könnten mich gut leiden. Doch nun war ich wieder da, Jahre später und als Patientin, also in genau derselben Position wie einige Patienten von damals, missachtet und medikamentiert, weil ich ein Erlebnis gehabt hatte, das der Arzt nicht erklären konnte.

Durch mein eigenes Erleben wurde mir bewusst, dass Patienten Unterstützung durch aufgeklärte, empathische und fürsorgliche Pflegekräfte brauchen, die die Realität ihrer Erlebnisse akzeptieren. Ich spürte, dass die verschriebenen Medikamente bei etlichen Patienten Auswirkungen auf die Fähigkeit zu klarem Denken hatten. Die Medikamente veränderten die Patienten und unterbrachen offenbar ihre Fähigkeit, mit unserem Schöpfer zu kommunizieren. Dies versperrte ihnen den Zugang zu dem transformierenden physiologischen Neuvernetzungsprozess, der zu ihrer vollständigen Heilung nötig gewesen wäre.

Meine Nahtod-Erfahrung hat den Lauf meines Lebens tiefgreifend verändert. Da ich nun sowohl Krankenschwester als auch Patientin gewesen war, konnte ich klar erkennen, wie kaputt unser Gesundheitssystem ist. Ich erkannte, wie dringend notwendig Aufklärung über

Nahtod-Erfahrungen und andere ungewöhnliche Phänomene ist. Es ist zwingend geboten, dass Heilverfahren die Bedürfnisse von Körper, Geist und Seele ansprechen.

Wenn ich heute über die letzten fünfundvierzig Jahre meines Lebens nachdenke, wird mir klar, dass meine gesammelten Lebenserfahrungen, die Ereignisse, die sich während meiner Nahtod-Erfahrung abgespielt, und auch die, welche zu meinem Tod geführt haben, mit meiner Lektion in der Vorschule begonnen haben. Meine Ausflüge in den Himmel, in die Hölle und in die Psychiatrie haben mich darauf vorbereitet, dass ich anderen eine Stimme geben und in ihrem Leben transformierende Heilung ermöglichen kann. Davon abgesehen, konnte ich, nachdem ich mich selbst geheilt hatte, gar nicht anders, als die Aufgabe auszuführen, die Gott für mich vorgesehen hatte.

Ich wünschte, ich könnte sagen, nach der Rückkehr in meinen leblosen physischen Körper sei ich nach menschlich-medizinischem Verständnis geheilt worden. Doch das ist nicht eingetreten. Es zeigte sich, dass meine unfreiwillige Verlegung in die Psychiatrie – weil ich versucht hatte, von meiner Nahtod-Erfahrung zu erzählen – der Augenöffner war, den ich gebraucht hatte, um mir über mich selbst klar zu werden: Um mutig zu werden, die volle Verantwortung für mein Leben zu übernehmen und meine Fähigkeiten nicht mehr zu verleugnen.

Meine Nahtod-Erfahrung hat es mir ermöglicht, mein ewiges und geistiges Ich zu heilen. Schnell wurde mir klar, dass es nichts bringt, wenn ich erwarte, dass die Ärzte – und übrigens auch alle anderen – schon wissen, was gut für mich ist; dies ist ja die Erdenschule, wo wir lernen. Jeder Mensch lernt anders, und deshalb ist auch „die Arbeit“ für jeden eine andere. Mit der Zeit konnte ich mir selbst und auch allen anderen vergeben, die mir meiner Meinung nach im Leben etwas angetan hatten. Gelungen ist mir dies aufgrund der Lektionen, die ich im Himmel, in der Hölle und im Dazwischen gelernt habe. Ich musste lernen zu überleben und die Barriere der verordneten medikamentösen Behandlung zu durchbrechen, der zufolge es als Genesungsfortschritt galt, wenn ich gegenüber meinen Ärzten und Pflegern mein Göttliches Erlebnis verleugnete.

Eine der wichtigsten Lektionen, die ich gelernt habe, lautet: Unser Wert liegt in unserer Einzigartigkeit. Unser Wert ist unser Beitrag hier auf dieser Erdenreise. Außerdem ist es wichtig, zu schweigen und den Menschen zuzuhören, die in unser Leben treten. Ich finde, dass es zuweilen durchaus eine Herausforderung sein kann, die „Arbeit" an sich selbst zu leisten, die erforderlich ist, damit man diese Lektionen annehmen kann. Und manchmal zermartern wir uns sogar das Hirn bei der Suche nach dem Sinn einer solchen Aufgabe. Wenn wir uns jedoch dafür entscheiden, diese Erkenntnisse anzunehmen, wohl wissend, dass diese Lektionen tatsächlich für jeden Menschen gelten, erhalten wir reichlich Gelegenheiten zum Lernen. Und jede birgt das Potenzial, dass am Ende die Göttliche Heilung steht. Oft kommen sie von Lehrern, von denen wir es am wenigsten erwarten, und können gerade deshalb unsere größten Geschenke werden. Daher müssen wir gut darauf achten, Verurteilungen durch Liebe zu ersetzen.

Ich habe zwar nicht alle Antworten, aber ich weiß, dass wir hier sind, um uns selbst und andere lieben zu lernen, und dass wir lernfähig sind, solange wir auf dieser Erde weilen. Es ist unerlässlich, dass wir einander annehmen und stärken und im Leben zusammenarbeiten.

Meine Nahtod-Erfahrung hat eine tiefe persönliche Veränderung ausgelöst. Ich wusste, dass ich meinen Wert nicht mehr bei anderen suchen und mich fragen durfte, was wohl über mich spekuliert wird. Ich musste mich weigern, mich von solchen Gefühlen bestimmen zu lassen. Unsicherheitsgefühle sind tatsächlich … in Ordnung. Ich habe gelernt, sie anzuerkennen und sie als Instrumente zu nutzen, die mir helfen, darauf zu vertrauen, dass es nichts gibt, was ich nicht durchstehen kann. Ich glaube fest, dass Gott in meinem Leben wirkt. Er kennt alle Antworten, daher muss ich mir nicht selbst irgendwelche Lösungen überlegen. Dies gibt mir die Freiheit, mich auf meine Verantwortung zu konzentrieren, präsent zu sein für die Veränderungen des Lebens, sie nicht kontrollieren zu wollen, sondern sie anzunehmen. Ich habe endlich den Mut gefunden, auf meine Gefühle, auf meine Intuition und auf Gott zu hören. Ich nutze sie als Motivation für ein gesundes Leben. So begann meine eigentliche „Arbeit".

Wenn Sie von meinen schwierigen Lebenserfahrungen lesen, dann fällt Ihnen wahrscheinlich auf, dass es immer um Veränderung und Entscheidungen geht, darum, meine Mängel, Unvollkommenheiten und Fehler aufzuzeigen. Rückblickend vertraue ich darauf, dass diese

Erfahrungen kein Versehen waren, sondern Gelegenheiten zum Lernen. Sie traten zu unterschiedlichen Zeiten in meinem Leben auf, und zwar als Krebs; Essstörungen; Tablettensucht; Gruppendruck; Schikanen; Lernschwäche; Endometriose, frühe Menopause; Berufslaufbahn; Mutterschaft; Gefühl, verurteilt und nicht akzeptiert zu werden; Einsamkeit; Herzschmerz; Wut; Depressionen; schwierige Beziehungen; Unsicherheit; Frustration; schlechter Gesundheitszustand; eine Nahtod-Erfahrung und mehr. Manchmal haben mich diese Erfahrungen schier in den Wahnsinn getrieben und waren potenzielle Blockaden auf meinem Weg.

Aufgrund meiner Nahtod-Erfahrung ist mir bewusst geworden, dass diese *potenziellen Blockaden* unglaubliche Lernchancen bergen. Wenn ich meine Wahrnehmung dieser Erfahrungen verändere, indem ich ins Handeln komme (und damit die Lektion in jedem Erlebnis annehme), treten sie nie als Blockaden auf. Dann stellen sie für mich vielmehr eine Alternative dar, durch die ich mich für eine Veränderung entscheiden kann, die zu tiefer Heilung und zum Erwachen führt, sowie eine tiefgreifende persönliche Transformation bewirkt.

Bei der Suche nach den Lektionen in meinen Lebenserfahrungen stellte ich fest, dass ich oft an meine Nahtod-Erfahrung dachte. Eine der wichtigsten Botschaften, die ich damals erhalten habe, lautet: *Deine Einzigartigkeit ist dein Wert, und dein Wert ist dein Beitrag zu dieser Erdenreise.* Es spielt keine Rolle, wer du bist oder nicht bist. Allein dass du hier auf diesem Planeten bist, bedeutet schon: *Du bist wertvoll!*

Durch unsere Verbindung zu unserem Schöpfer können wir Körper, Geist und Seele heilen. Wir können unsere Gaben entwickeln und sie in dem Umfang anwenden, für den sie gedacht waren, und wenn wir uns dabei mit Gott verbinden, können wir unsere Gaben auf eine ganz neue Ebene heben. Durch diese Liebe wird es uns gelingen. Ich habe die Bedeutung dieser Erkenntnisse schätzen gelernt, weil ich jetzt endlich verstehe, dass meine Einzigartigkeit mein Wert ist, da sie meine einzigartige Blaupause und meine einzigartigen Begabungen enthält, die mir wahrhaft zur Erfüllung meiner Lebensaufgabe dienen. Ja, sie ist, was ich bin und was mich ausmacht. Der Geist ist eine unglaublich starke Ressource, und das Wissen, das in ihm wohnt, ist Göttliche

Macht. Wenn wir möchten, können wir die Antworten auf alle unsere Fragen entschlüsseln, indem wir nach innen schauen und uns durch unser Herz wieder mit Gott verbinden. Meiner Überzeugung nach erinnern wir uns durch die Verbindung mit unserem Schöpfer wieder daran, wer wir sind; und durch diese Verbindung können wir wachsen und bedingungslose Liebe zu uns selbst entwickeln.

Diese *bedingungslose Liebe* ist der Schlüssel, mit dem wir die Macht in uns entfachen können. Wenn wir diese Macht suchen, erhalten wir das Wissen, das wir brauchen und das uns in jeder Lebenssituation hilft, darüber hinaus entdecken wir unsere zentrale Blaupause sowie unsere Gaben. Unsere Blaupause ist einzigartig und planvoll: Wir sind geistige Wesen, die eine menschliche Erfahrung machen. Wenn wir uns für ein Leben ohne Angst entscheiden, können uns Grenzen, die unser authentisches Leben einengend definieren wollen, nichts anhaben. Außerdem vermögen wir dann zu erkennen, dass wir durch die Verbindung zu unserem Schöpfer alle grundlegenden menschlichen Einschränkungen überwinden können. Darüber hinaus erhalten wir Zugang zu dem notwendigen Wissen, damit wir alles, was sich uns in den Weg stellt, bewältigen und uns davon heilen können, ganz gleich, wie schwierig oder unvorstellbar es erscheint. Wir können Herausforderungen meistern, wachsen und furchtlos werden, weil unsere Blaupause die allerwichtigste Information enthält, damit wir Veränderung aus vollem Herzen annehmen und völlige Gesundheit sowie absolutes Wohlbefinden erlangen können. Wir können das notwendige Wissen erwerben, um von unseren schwierigen Lebenserfahrungen zu heilen.

Rückblickend kann ich ehrlich sagen, dass ich froh bin, gegen meinen Willen in die Psychiatrie eingewiesen worden zu sein, da ich dadurch den Zustand unseres Gesundheitssystems aus eigener Betroffenheit erleben konnte. Das war eine wichtige Lektion. Die Einweisung hat mich darauf vorbereitet, mit eigenen Augen zu sehen, wie schadhaft das System ist und welche Auswirkungen es auf die Patienten hat. So konnte ich dazu beitragen, die Abläufe im Gesundheitswesen zu ändern und die Menschen unterstützen, indem ich ihnen helfe, für ihre Rechte einzutreten. Diese Erlebnisse zeigen eindeutig, dass es uns in Bezug auf ungewöhnliche Erlebnisse und Phänomene an Wissen mangelt. Aus professioneller medizinischer Sicht bin ich entschlossen, die

Öffentlichkeit und medizinische Fachkräfte über Nahtod-Erfahrungen und andere ungewöhnliche Erlebnisse aufzuklären. Darüber hinaus geht es mir darum, auf psychiatrischem Gebiet das Bewusstsein für spirituelle Krisen und das transformative Potenzial von Traumata zu wecken. Betroffene würden dadurch in die Lage versetzt, an solchen Erfahrungen aus eigener Kraft zu wachsen und zu heilen, statt sie zu verdrängen und zu pathologisieren. Die Gegenwart Gottes und unsere Fähigkeit, uns mit unserem Schöpfer zu verbinden, sind ein Wunder, kein medizinisches Problem. Ja, diese Erfahrungen schenken den Betroffenen, der Menschheit und unserer Erde sogar große Heilung.

Meine Aufgabe ist es, Menschen mit ähnlichen Erfahrungen zu ermutigen, darüber zu sprechen; denn wenn eine Geschichte, ein Erlebnis, das jemand hatte, angenommen und als Lernchance genutzt wird, dann hat es das Potenzial, zu einem hochwirksamen Instrument der Heilung und des Erwachens zu werden. Seit ich meine Geschichte öffentlich gemacht habe, nehmen Menschen aus aller Welt mit ihren Fragen Kontakt zu mir auf; viele haben mir großzügig ihr Herz geöffnet und mir ihr Erlebnis sowie die Veränderungen geschildert, die es in ihrem Leben ausgelöst hat. Ich bin diesen Erlebnissen nachgegangen, und zwar durch persönliche Befragung der Betroffenen sowie durch Zusammenarbeit mit Fachleuten, die durch ihre Forschung den Beweis dafür liefern, dass diese Erlebnisse echt sind, zum Beispiel Dr. Roland Griffith von der medizinischen Fakultät der Johns Hopkins University und Dr. Claude Swanson, Physiker am MIT bzw. der Princeton University. Persönlich beschäftige ich mich seit fünfzehn Jahren mit diesen ungewöhnlichen Phänomenen. Mein Ziel ist es, diese Geschichten über spirituell transformierende und andere ungewöhnliche Erlebnisse einer breiteren Öffentlichkeit bekannt zu machen und ihre Heilkraft aufzuzeigen, und zwar durch die investigative Fernsehserie, die ich geschrieben habe und heute moderiere. Für die Sendung arbeite ich mit Experten zusammen, und durch diese Zusammenarbeit bin ich auf der ganzen Welt herumgekommen, immer auf der Suche nach Antworten auf Fragen wie: Sind wir miteinander verbunden? Da ich in der Sendung umstrittene Phänomene und ihre Nachwirkungen untersuche, deckt meine Lebensreise außergewöhnliche Geschichten über spirituell transformierende und andere ungewöhnliche Erlebnisse auf. Aus meiner Erfahrung, dass ich das Jenseits besuchen und von dort Lektionen mitbringen durfte, darunter die überzeugende Erkenntnis von einer bewusstseinsbasierten Blaupause, können wir lernen, dass wir jedes Hindernis zu überwinden vermögen, was wiederum zu völliger Heilung und Erwachen führt. Die Sendung befasst sich mit tiefgreifenden Themen, wobei führende Experten aus Naturwissenschaften und Medizin Beweise liefern, die Erlebnisse wie Nahtod-Erfahrungen, empathische Erlebnisse mit Sterbenden, Kommunikation mit Verstorbenen, Reinkarnation, außerkörperliche Erfahrungen, Vorahnungen, Träume, Erscheinungen, Zeichen und Botschaften bestätigen. Außerdem geht es darum, wie Jenseits-Phänomene unsere Sicht des Lebens und des Todes potenziell verändern und so der Menschheit den Weg frei machen für den nächsten Schritt hin zu einer bewussten Evolution. Mit der Sendung hoffe ich, den Zuschauerinnen und Zuschauern Licht, Liebe und Wissen zu vermitteln, damit alle spüren und wissen, dass sie nicht allein sind, sondern so, wie sie gedacht sind, bedingungslos geliebt werden – jeder Mensch als sein einzigartiges Ich. Wissen ist Macht.

Ericas Erlebnis hatte tiefgreifende Auswirkungen auf ihre Ansichten über und ihren Umgang mit Herausforderungen im Leben. Ihre neue Sicht führte zu einem tieferen Verständnis dieser Herausforderungen sowie zu der Fähigkeit, sich ihnen zu stellen und sie als Lernchancen anzunehmen.

Ich bin immer tief beeindruckt, wie andere Krankenschwestern oder medizinischen Fachkräfte sich nach ihrer Nahtod-Erfahrung verändern. Ganz besonders interessierte mich, wie Ericas Ansichten sich verändert haben, nachdem sie selbst zur Patientin geworden war, und inwiefern ihr durch ihr Erlebnis Mängel im Gesundheitssystem deutlich wurden, das drastisch verbessert werden muss. Sie schreibt, sie habe einen Download an Wissen und Weisheit erhalten. Beides setzt sie im Rahmen ihrer Arbeit um, wenn sie über ihre Nahtod-Erfahrung spricht und andere über derartige Erlebnisse aufklärt. Erica ist sich sehr klar bewusst, dass es im Gesundheitssystem in Bezug auf diese Erlebnisse große Wissenslücken gibt, und sie versucht zu erreichen, dass Informationen darüber in die Ausbildung aller medizinischen Fachkräfte aufgenommen werden.

Das Schockierende an Ericas Erlebnis war für mich, dass ihre Nahtod-Erfahrung fälschlich als Psychose diagnostiziert und sie in ein psychiatrisches Krankenhaus eingewiesen wurde, wo man ihr Medikamente verabreichte, die das Erlebnis verdrängen sollten. Daran zeigt sich deutlich ein großes Missverständnis in unserem heutigen Gesundheitswesen, in dem Ärzte, Krankenschwestern und weitere medizinische Fachkräfte nicht über Nahtod-Erfahrungen und andere spirituelle Erlebnisse aufgeklärt werden, was dazu führt, dass es für die Betroffenen keine psychologische Unterstützung gibt.

14

Das Kind aus dem Strudel

Mit der vierundvierzigjährigen Katherine Baldwin kam Kelly über die sozialen Medien in Kontakt. Sie lebt im australischen Melbourne und war erst drei Jahre alt, als sie ihre erste Nahtod-Erfahrung hatte – die ihr Leben aber von so früher Kindheit an stark beeinflussen sollte. Später hatte Katherine eine zweite Nahtod-Erfahrung, ebenfalls mit gravierenden Auswirkungen auf ihr Leben.

Ich war erst drei Jahre alt, als ich meine erste Nahtod-Erfahrung hatte. An mein kurzes Leben vor dem Tag, an dem ich ertrunken bin, habe ich keinerlei Erinnerung. Seither erinnere ich mich jedoch detalliert und deutlich an jeden einzelnen Tag.

Es war ein typischer heißer Tag im australischen Sommer. Einer jener Tage, an denen die Sonne gnadenlos brennt und sich kein kühles Lüftchen regt. Mit der ganzen Familie vergnügten wir uns in Omas Swimmingpool, spielten mit einem Wasserball, lachten und flachsten miteinander herum. Mein fünfjähriger Bruder und ich waren auch im Pool und spielten in einem aufblasbaren Kanu.

Plötzlich hüpfte der Ball über den Beckenrand, und meine Mama und mein Papa stiegen aus dem Wasser, um ihn zu holen. In diesem Sekundenbruchteil kenterte unser Kanu plötzlich mit Schwung. Es passierte unglaublich rasch, und in Sekundenschnelle war ich mitsamt dem Kanu kopfüber unter Wasser. Mein Bruder konnte an die Oberfläche schwimmen und versuchte verzweifelt, mich zu retten, doch so viel Mühe er sich auch gab, er konnte mich nicht herausziehen.

Ich weiß, dass das wahrscheinlich merkwürdig klingt, aber ich hatte überhaupt keine Angst; es war, als beobachtete und fühlte ich nur, was vor sich ging. Während ich zu Boden sank, konnte ich die Sonnenkringel an der Wasseroberfläche sehen sowie die Stimmen und das Gelächter meiner Familie hören. Ich verspürte keinerlei Schmerz und hatte überhaupt keine Angst. Es war völlige Hingabe; ein Loslassen, bis alles völlig still und dann schwarz wurde. Plötzlich überkam mich ein erstaunlich tiefer Friede, und um mich herum veränderte sich alles. Die Dunkelheit verwandelte sich sehr schnell in ein helles Licht, das sich sehr tröstlich und ruhig anfühlte. Das Licht war nicht bloß Licht; heute würde ich es als bewegliche Energie betrachten, die um mich herumwirbelte und sich hin und her bewegte. Ich wurde so leicht wie das Licht, und als ich abhob und durch diese einzigartige Energie schwebte, verspürte ich ein erstaunliches Tempo. Alles fühlte sich vollkommen anders an als das, woher ich gerade gekommen war.

Ich geriet immer weiter von dort weg, wo ich gewesen war, und allmählich konnte ich auch wieder etwas erkennen. Ich war nicht mehr im Swimmingpool; ich schaute nach unten und beobachtete meinen Bruder. Er hatte große Angst, versuchte, mich an meinem Pferdeschwanz hochzuziehen, und schrie um Hilfe. Glücklicherweise hörte meine Mutter sein Rufen. Sie schrie und zeigte in seine Richtung, während mein Vater angerannt kam, meinen leblosen Körper aus dem Becken zog und mich auf den Boden legte, um mich wiederzubeleben.

Meine Familie hatte keine Ahnung, was für ein unglaubliches Erlebnis ich gerade hatte, und dass dieses mein ganzes weiteres Leben verändern sollte. Noch einmal war ich in die euphorische weiße Lichtenergie getaucht, als plötzlich eine wunderschöne, weiße, engelsgleiche Frauengestalt vor mir stand. Sie war sanft und hatte doch ungeheure Macht; sie war Frieden. So würde ich jedenfalls ihre Energie beschreiben. Eine solche Liebe hatte ich noch nie erlebt. Heute weiß ich, dass sie Geraldine ist, eine meiner wichtigsten Geistführerinnen. Sie streckte die Arme aus und hüllte mich in Liebe und Frieden. Dann sprach sie mit hypnotisierender Stimme: „Möchtest du wieder dorthin zurück oder nach Hause kommen?“ Ich schaute auf in ihr weißes Gesicht und dachte einen Moment über ihre Frage nach. Dann nickte ich und sagte: „Ich gehe wieder dorthin.“ „Bist du sicher?“, fragte sie. Ich wollte unbedingt zurück zu meiner Familie! „Ja! Ich bin so weit!“ Dann bekam ich eine innige Umarmung, und als Nächstes weiß ich nur noch, dass ich wieder in meinem Körper war, hustete und nach Luft japste! Ich war am Leben! Ich fror und war nass, aber ich war am Leben.

Nach diesem Tag war nichts mehr wie zuvor. Im Alter von drei Jahren war meine Seele erwacht, und ich hatte so viel Wissen und Weisheit, wie sie andere Kinder meines Alters nicht hatten. Ich war jetzt wach und verfügte über die Erkenntnis, dass wir alle eins, alle miteinander verbunden sind. Ich wusste, wer ich bin. Ich wusste, dass der Ort, an dem mich Geraldine umarmt hatte, seit Urzeiten mein wahres Zuhause ist. Ich wusste, dass das Leben auf Erden kurz ist und ich ewig bin. Ich wusste, dass mir das niemand mehr nehmen konnte, egal was andere mir antun würden.

Als mein Vertrauen wuchs und ich öfter und länger mit dem Universum zusammen war, wurde mir völlig klar, dass alle Tiere, Menschen, Pflanzen – einfach alles – denselben Ursprung haben. Die Kraft und die Liebe, die daher rührt, dass man alle anderen liebt und begreift, dass wir nicht allein, sondern unendlich und herrlich sind, war mir ein großer Trost. Jedes Blatt an einem Baum, die Muster in den Farben sowie die Aura der Menschen und die Energie darin sehen zu können, war etwas ganz Besonderes. Täglich sah ich Geistwesen und unterhielt mich mit ihnen, wie ich das heute auch noch tue, zum Beispiel mit meiner verstorbenen Großmutter, so als würden sie noch unter uns leben. Auf einmal sang ich jeden Tag. Meine schöne, sehr aufmerksame Mutter ließ mich Gesangsunterricht nehmen, damit ich mich ausdrücken und singen lernen konnte. Ich hatte das Gefühl, ich könnte alles! Ich fing an zu meditieren und mit dem Universum zusammen zu sein. Ich hatte großes Glück, so wunderbare Eltern zu haben: Sie wussten, dass ich anders bin, und hatten mich trotzdem lieb. Meine Mutter hat mir immer gesagt, ich sei schön und wunderbar.

Ein Jahr nach diesem spirituellen Erwachen in meiner Kindheit wurde das Leben sehr schwierig. Meine Mama und mein Papa mussten beide Vollzeit arbeiten, damit wir über die Runden kamen, wie in den meisten australischen Familien. Ich musste oft bei meinen Großeltern bleiben. Meine Großmutter war schizophren, und das Zusammenleben mit ihr war sehr schwierig. Ich musste meine ganze Schlauheit aufbringen, um ihrer Zucht so gut wie möglich zu entgehen. Dann gab es noch Opa. Er war ein psychisch schwerkranker Mann, dem man sehr viel mehr durchgehen ließ, als gut gewesen ist. Wenn ich dort war, musste ich mich schützen. Oft lief ich vor meinen Großeltern weg. Um Oma zu entkommen, versteckte ich mich unter ihrem Bett, oft fünf Stunden hintereinander. Ich schlief unter dem Bett einfach ein. Außerdem achtete ich darauf, nie Widerworte zu geben und mich so still zu verhalten, wie ich nur konnte. Ich redete nur, wenn ich gefragt wurde. Wie ich es hasste! Zum Glück habe ich nie zugelassen, dass ich wegen meiner Großeltern, egal was sie getan haben, vergessen konnte, wer ich wirklich bin. Ich glaube, das hätte ich ohne meine Nahtod-Erfahrung so nicht erlebt.

Als ich neun Jahre alt war, konnte ich das alles nicht mehr aushalten und lief weg, zu meiner Tante, die ein paar Häuser weiter wohnte. Ich weigerte mich, wieder zurückzugehen. Kurz danach sind wir aufs Land gezogen, und ich musste nie wieder bei meinen Großeltern bleiben. Endlich war ich frei, aber ich musste heilen und ihnen all das Schreckliche, das sie mir angetan hatten, vergeben. Mit vierzehn wandte ich mich dem Alkohol zu, um den Schmerz zu betäuben, und mit neunzehn hatte ich ein schweres Alkoholproblem. Da beschloss ich, dass es an der Zeit war, mit dem Trinken aufzuhören und an mir zu arbeiten.

Ich gab mir große Mühe, wieder einen Bezug zu mir selber herzustellen und aufrechtzuerhalten, was schwierig war nach allem, was ich durchgemacht hatte. Ich brauchte Zeit, um wieder zu lernen, wer ich bin. Mit einundzwanzig zog ich zu Hause aus und zu meinem Freund. Ich heiratete, wie man das eben so macht, und arbeitete in Berufen, an denen mir nicht lag. Ich wollte immer anderen helfen, wusste aber nicht, auf welche Weise. Ich hatte ein gutes Leben, aber ich wusste, dass es für mich noch mehr geben musste. Tief im Herzen wusste ich, dass ich nicht mein Leben führte, sondern das von jemand anderem. Ich brauchte einen Weckruf, um mich ändern zu können, aber welchen? Nun denn, dafür sorgte das Universum!

Mit sechsundzwanzig bekam ich plötzlich wie aus dem Nichts starke Unterleibsschmerzen. Aufgrund einer Erbkrankheit, von der ich nichts wusste, war meine Gallenblase gerissen, und ich wurde ins Krankenhaus gebracht. Die Ärzte hatten Schwierigkeiten herauszufinden, was passiert war, und schoben meine Behandlung auf, bis es für eine Operation fast zu spät war. In diesem Zusammenhang hatte ich unter der Narkose meine zweite Nahtod-Erfahrung.

Ich wurde notoperiert, und auf dem Operationstisch setzte bei mir dreimal die Atmung aus; außerdem hatte ich einen Herzstillstand. Doch dieses Mal kehrte ich nicht in meine spirituelle Heimat zurück. Ich erinnere mich nur, dass ich von der Decke aus auf meinen Körper herunterschaute und zusah, wie sie versuchten, mein Herz wieder zum Schlagen zu bringen. Als ich den ganzen Lärm, das Piepsen und das Geschrei hörte und sah, wie alle um mich herumrannten, überkam mich plötzlich eine heftige Gefühlswelle: „So nicht! So soll es nicht enden! Ich habe in diesem Leben noch etwas zu erledigen." Mir war, als rauschte ich wieder in meinen Körper; ich wollte um mein Leben kämpfen!

Etwa einen Monat lag ich im Krankenhaus, die meiste Zeit zwischen Leben und Tod, und die Ärzte hatten Sorge, ich würde es nicht schaffen. Doch ich kämpfte hart, und ich wusste, ich würde nicht aufgeben. Mein Körper war schwach, aber mein Geist war stark. Ich wusste, dass ich nicht mehr wegwollte. Ich hatte eine Aufgabe zu erfüllen. Dies war mein letztes Leben hier auf Erden, und ich musste so viel wie möglich herausholen!

Ich ging nach Hause und versuchte herauszufinden, wie mein Leben verlaufen sollte, denn ich wusste, dass es noch mehr gab, weshalb ich hier war. Ich musste nur herausfinden, was es war. Ich meditierte wieder, wie ich es mit drei und zehn Jahren getan hatte. Ich musste wieder etwas finden, was mich glücklich machte. Ich rang mit meiner Ehe und kam schließlich zu dem Schluss, dass ich mein Leben ändern musste. Mit einunddreißig verließ ich meinen Mann, damit ich noch einmal von vorne anfangen und die Dreijährige wiederentdecken konnte, die ich nach meiner ersten Nahtod-Erfahrung erlebt hatte.

In dieser Zeit lernte ich im Internet einen liebenswürdigen Mann namens Jamie kennen. In dem Moment, in dem wir uns kennenlernten, spürte ich, dass er mein Seelenpartner war. Er sah genauso aus und klang auch genauso wie ich mir einen Seelenpartner immer vorgestellt hatte. Es war Liebe auf den ersten Blick, oder vielleicht sollte ich eher sagen, auf den ersten Klick. Er wohnte in Essex, in England. Interessanterweise habe ich als Kind immer behauptet, mein Mann würde einmal aus England kommen und Jamie heißen.

Er war mein Fels in der Brandung. Endlich hatte ich jemanden gefunden, der mich verstand. Jamie hörte zu, als ich alles erklärte, was ich über das Universum wusste. Ich erzählte ihm Tag für Tag alles, was ich entdeckte und lernte. Wir passten perfekt zusammen.

Nach meiner zweiten Nahtod-Erfahrung waren meine medialen Fähigkeiten wieder in voller Stärke da, und ich spürte alles sehr intensiv. Damals arbeitete ich als Filialleiterin für eine Kosmetikfirma, daher kamen viele Frauen zu mir und redeten stundenlang. Viele Frauen, um die ich mich kümmerte, waren Krebspatientinnen, die ihr Haar verloren hatten. Nun saßen sie bei mir, während ich ihre Augenbrauen nachzeichnete. Oft kamen sie später noch einmal und berichteten, wie viel glücklicher und energiegeladener sie sich seit dem Gespräch mit mir fühlten. Da wurde mir klar, dass ich mit diesen schönen Frauen nicht nur redete, sondern sie auch heilte.

Ich ging nach Hause und unterhielt mich eine Weile mit Geraldine und meinen anderen Geistführern. Ich fragte sie, woran es lag, dass ich diese Frauen mit meiner Stimme heilte. Ich erfuhr, dass es zwei Dinge waren: Der Ton meiner Stimme hat sehr stark heilende Eigenschaften, hinzu kommt, dass die gechannelten Worte, die ich spreche, so wohltuend sind, dass es den Frauen einfach besser gehen muss. Jetzt konnte ich die Wahrheit nicht mehr ableugnen. Ich wagte den Sprung ins kalte Wasser und kündigte meine Stelle.

Von da an übte ich mich jeden Tag etwa acht Stunden am Stück in Meditation und Heilmethoden. Ich glaube, man könnte es mit einem harten spirituellen Trainingslager vergleichen, das ich mir auferlegte. Außerdem fing ich an, wöchentlich dreißig Stunden umsonst als Medium im Internet zu arbeiten. Damit wollte ich meine Fähigkeiten verbessern und so viel lernen, wie ich nur konnte. Ich wollte auf spirituellem Gebiet nicht nur tätig sein, ich wollte eine der Besten sein, die es gibt, damit ich so vielen Menschen wie möglich helfen konnte.

Mir wurde eine Stelle als spirituelle Lehrerin angeboten, und ich erlernte viele unterschiedliche Heilweisen. Ich war mehr als ein Naturtalent. Nach und nach empfing ich eigene Patienten in Einzelsitzungen.

Dies war die Geburtsstunde meines Unternehmens *Angel Soul Healing* (Engel-Seelen-Heilung). Ich arbeitete zu Hause und in jedem Zentrum, das es mir erlaubte. Wenn ich nicht arbeitete, heilte ich mich selbst. Je mehr ich mich heilte, desto mehr sah und erlebte ich die Ursprungsenergie in allem, was ich tat. Diese herrliche reine Lichtenergie durchströmte mich in allen meinen Teilen. Sowie ich lernte, mich zu lieben und das Licht in mir zu spüren, wurde es immer erfüllender. Ich glaube, jeder hat das Recht, sich so zu fühlen: Jene Einheit und liebevolle Quelle zu erleben, die sich bei meiner ersten Nahtod-Erfahrung um mich gekümmert hat.

Vom Team meiner Geistführer zu lernen, half mir, alle mit der Spiritualität verbundenen Ängste loszulassen. Ich lernte eine meiner wichtigsten Geistführerinnen kennen – was war das für ein Schock! In dem Moment, in dem ich sie sah, wurde ich sofort in meine erste Nahtod-Erfahrung zurückversetzt; denn dabei waren wir uns begegnet. Sie war es, die mich umarmt hatte! Sie war es, die mir die Kraft zum Weitermachen gegeben hatte! Ich war sehr dankbar, dass mir damit gezeigt wurde, dass das ganze Erlebnis echt und wahr gewesen war und es sich nicht bloß um eine Erinnerung an einen Traum handelte. Sie war Geraldine!

Ich wusste, dass ich auf dem richtigen Weg war. Ich kam so schnell voran, dass ich mich eines Tages, mitten im Channeln, wieder an jenen erlesenen Ort versetzt sah, wo alles friedlich und ruhig wurde. Ich sah das Gewebe der Zeit, ich konnte wieder reines weißes Licht und das Universum sehen. Von da an vermochte ich jeden Tag den tiefen Frieden der Einheit zu spüren: Dass alle Menschen würdig und liebenswert sind und wir alle dieselbe Fähigkeit haben, uns miteinander zu verbinden, wenn wir es zulassen, wenn wir es üben. Es war, als befände ich mich wieder in meiner Nahtod-Erfahrung, aber ohne sterben zu müssen, um dorthin zu gelangen. In diesem Frieden verweile ich bis zum heutigen Tag. In dieser vollkommenen Glückseligkeit zu sein und nie wieder ins Negative zurück zu verfallen, ermöglicht mir, das liebevolle Leben der Erleuchtung zu führen, das ich nun erlangt habe.

Ein großer Teil meines inneren Friedens rührte daher, dass Jamie so liebevoll war und mich so sehr unterstützt hat, als wir unsere Internetbeziehung weiterentwickelt und einander von unseren spirituellen

Erlebnissen erzählt haben. Ich trug sehr viel Liebe im Herzen, und in dieser überglücklichen Zeit wurde mir offenbart, ich sei nun endlich so weit, mein Team heilender Geistführer kennenzulernen.

Ich begegnete Führern wie Jesus und Kwan Yin sowie fünf Erzengeln: Michael, Metatron, Gabriel, Uriel und Raphael. Alle sagten, sie gehörten meinem Hauptteam an und müssten mich eine neue Form der Heilung lehren. Ich recherchierte im Internet über diese Meister, und es traf mich wie ein Schlag, dass sie mit mir arbeiten wollten und zu meinem Team gehörten! Ich fühlte mich sehr gesegnet und wusste, dass dies meine Chance war, die beiden Nahtod-Erfahrungen, die ich gehabt hatte, nicht verkümmern zu lassen. Mir wurde klar, dass ich anfing, das leidenschaftliche Leben zu führen, das mir von jeher bestimmt war.

Ich channelte jeden Tag mit diesen Meistern. Ich teilte meine Energie mit ihnen, weil ich gebeten worden war, alles hinzugeben, was ich war. So konnten zunächst sechs mit mir channeln, dann fünfzehn, dann dreißig und so weiter. Ich hatte keinerlei Angst vor allem Geistigen und wollte meine Dienste der Quelle, der Göttlichen Einheit des Universums, zur Verfügung stellen. Ich begriff, dass ich jetzt alles in mir hatte, um das Licht zu sein. Innerhalb von nur zwölf Monaten konnte ich mit zahllosen reinen, nichtphysischen Wesen channeln, wie ich es in allen *Vortex*-Heilsitzungen tue. Ich bin jetzt das, was viele als erleuchtet bezeichnen, und lebe in der zehnten Dimension und darüber hinaus. Die konzentrierte Energie der Quelle in mir ist wie eine Urgewalt; sie lässt nie nach.

Mir wurde klar, dass alle Klienten, die zu mir kamen, im Grunde dieselben waren: Liebevolle Menschen, die wollten, dass es ihnen besser ginge. Ich wusste, dass ich ein reines Leben führen und in jeder Hinsicht so handeln musste, wie ich es lehrte, dass ich immer authentisch bleiben musste, damit ich ein reiner Kanal für die Ursprungsenergie bleiben und diese durch mich wirken konnte. Mir wurden die ungewöhnlichsten Fälle geschickt. Ich erhielt ein erstaunlich breites Spektrum unterbewusster Klienten, die negative Muster aus ihrem Unterbewusstsein ablegen mussten. Menschen mit multipler Persönlichkeit; Krebspatienten; Menschen mit Verbrennungen, psychischen Problemen, tiefsitzenden Ängsten oder Mustern, die tiefgreifende Auswirkung auf ihr Leben hatten. Die Heilweise, die mir gechannelt wurde, sollte zur schnellsten und effektivsten werden, die ich je angewandt habe. Weil Krankheit eine Schwingungsfrage ist, können wir, wenn wir tief in unser Inneres gehen und an die Wurzel der Erkrankung im Unbewussten, in Körper und Geist, gelangen, alles entfernen. Nicht wahr?

Ich arbeitete mit allen diesen erstaunlichen Fällen, und dabei wurde vollkommen klar, dass jedes Unterbewusstsein genauso selten und einzigartig ist wie die Klienten, die zu mir kommen. Denken Sie nur einmal darüber nach. Fünf Menschen können dasselbe Erlebnis haben und es doch auf fünf verschiedene Arten wahrnehmen! Der eine kann darin das Positive und ein anderer etwas Negatives sehen. Es hängt alles davon ab, an welche Saite von einer oder mehreren früheren Erfahrungen gerührt wird, als die Betroffenen aufgewachsen sind und sich das Gespinst ihres Unterbewusstseins ausgebildet hat. Mein Team und ich suchen und erfassen die Neuronen im Gehirn, verfolgen sie ganz vorsichtig zurück bis in die Fäden des Unterbewusstseins und entfernen sie; wir klären sie und bringen den Menschen bei, wie sie ihre Konditionierung seit der Geburt wieder verlernen können. Sodann, wie sie ihr Leben von diesem neuen Ausgangspunkt aus führen und ein neues Glaubenssystem aufbauen können.

Wir brauchen keine Nahtod-Erfahrung zu haben, um alles werden zu können, was wir sein möchten; wir müssen nicht um ein Haar sterben und ins Leben zurückkehren, um zu erkennen, dass alles, was wir über uns zu wissen glaubten, nicht stimmt. In Wahrheit haben wir alles, was wir brauchen. Wir waren alle würdig, bevor wir uns entschlossen haben, hier auf dieser Erde zu inkarnieren. Wir sind alle vollkommen würdig, wenn wir geboren werden, ohne Ausnahme; vollkommen würdig auch jetzt, ganz egal, was wir gerade durchmachen. Alle Fehler, die wir zu haben glauben – wir sind lediglich alle miteinander dabei, die Konditionierungen, die wir unterwegs gelernt haben, wieder zu verlernen.

Als wir beschlossen haben, hierher zu kommen, wussten wir, dass unser Universum und unsere Geistführer mit jedem Atemzug von uns die Vorteile aus unserem Leben einstreichen würden. Wir wussten, dass das Nicht-Physische noch vor uns die Früchte ernten würde, wenn wir entdecken, wer wir sind. Wir haben alle gesagt: „Ja, das mache ich – ich werde leben und lernen und mein Bestes geben“, damit die Quelle mehr werden kann. So freigiebig sind wir, so besonders und gutherzig sind wir. So stark und voll ist das Licht, das in uns allen lebt. Wir müssen uns nur daran erinnern. Wir müssen nur alle Regeln und einschränkenden Überzeugungen vergessen, die unsere Familie uns unbewusst beigebracht hat; denn wenn wir uns erinnern, wird uns klar, dass wir unbegrenzt sind. Wenn wir sehen, wer wir sind, strahlen wir. Wir werden zum strahlenden Licht, das vielen leuchtet, damit auch sie sich auf ihr inneres Licht ausrichten können.

Ich setzte meine Ausbildung in der sehr technischen körperlichen Heilmethode fort. Ich fragte, wie weit sie wohl gehen könne. Wieder antwortete das Universum so, wie ich es nicht erwartet hätte. Gerade als ich mein Flugticket kaufen wollte, um mich mit Jamie zu treffen, wurde ich von einem alkoholisierten Autofahrer angefahren, und der Aufprall zerschmetterte meinen rechten Fuß. Ich brauchte wiederherstellende chirurgische Eingriffe, und man sagte mir, ich würde mit hoher Wahrscheinlichkeit nie wieder selbstständig gehen können. Ich wurde nach Hause geschickt und sechs Monate krankgeschrieben, weil die Ärzte sich unsicher waren, was sie tun sollten, um mich wieder in Ordnung zu bringen. Man sagte mir, ob ich je wieder gehen könne, hänge davon ab, was in diesen sechs Monaten geschähe. Ich heilte meinen Fuß mithilfe der unterbewussten *Vortex*-Heilung, die ich täglich über mehrere Stunden anwandte. Ich meditierte von morgens bis abends und baute meine Knochen, Sehnen und Nerven wieder auf. Meine Zehen fingen an, sich zu bewegen, und ich konnte spüren, wie sich die Knochen unter meiner Haut ganz von selbst bewegten.

Nach Ablauf der sechs Monate ging ich wieder in die Klinik, und zum Erstaunen des behandelnden Arztes war klar, dass ich wieder gehen würde. Der Arzt sagte: „Ich weiß nicht, was Sie gemacht haben oder was passiert ist. Aber was es auch war, machen Sie weiter so!“ Da wusste ich, dass mit dieser Heilmethode alles möglich wäre, und heute habe ich bei jedem Klienten, zu dem ich hingeführt werde, um ihm zu helfen, einen unerschütterlichen Glauben an das Verfahren.

Jetzt, da meine Praxis lief und ich wieder gehen konnte, war es an der Zeit für einen letzten Schritt in tiefem Vertrauen: Mein Flugticket zu kaufen und zu meinem Seelenpartner zu kommen. Nachdem ich sechs Jahre lang übers Internet mit Jamie gesprochen hatte, lernten wir uns endlich persönlich kennen. Noch einmal war es Liebe auf den ersten Blick. Nach nur vier Wochen und am Tag, bevor wir nach Paris in Urlaub flogen, machte Jamie mir einen Heiratsantrag. Wir beantragten ein Visum für Jamie, und es wurde nach nur zweieinhalb Stunden noch am selben Abend erteilt. So flogen wir frisch verliebt nach Paris. Zwölf Tage danach flogen wir zu mir nach Australien.

Sechs Monate später heirateten wir, und mittlerweile arbeiten wir seit drei Jahren gemeinsam bei *Angel Soul Healing.* Da wir ein eigenes Haus und Heilungszentrum gebaut haben, können wir endlich unseren Traum leben und Millionen Menschen helfen, das Licht zu werden. Ein Zentrum voller Liebe, in dem die unterschiedlichsten Heilverfahren angeboten werden.

Nach meiner ersten Nahtod-Erfahrung habe ich herausgefunden, wer ich bin. Durch meine zweite Nahtod-Erfahrung habe ich meine Bestimmung im Leben gefunden. Ich weiß jetzt, was hier auf Erden meine Aufgabe ist, und ich werde immer Möglichkeiten finden, diese unglaubliche Bestimmung zu leben! Was ich weiß, werde ich allen weitergeben, die für diese Hilfe bereit sind. Meine Vision nach der Nahtod-Erfahrung und meine Lebensaufgabe ist es, Millionen Menschen Licht und Liebe zu bringen. Wir sind hier, um diese Welt zu einem besseren Ort für alle Lebewesen zu machen. Ich freue mich sehr, diesen wunderbaren, reinen, aus tiefstem Herzen kommenden Traum leben zu dürfen.

Deshalb bin ich stolz darauf, Geschäftsführerin und Gründerin von *Angel Soul Healing* und die Begründerin des international geschützten *Vortex*-Klangheilungsverfahrens zu sein, das mit dem Unbewussten arbeitet, sowie unsere Heilschule zu betreiben. Unsere neuen Produkte helfen den Menschen, wahre Größe zu erreichen. Ich bin überglücklich, viele aufgestiegene Meister channeln zu können, die mich durch die Inhalte geführt haben, die Sie heute auf unserem mit internationalem Markenzeichen geschützten Happy Stick finden. Jede Note, jeder Klang und jede Schwingung auf diesem Produkt wurde von ihnen angeleitet. Ich weiß, dass dieses neue Heilprodukt, das wir hergestellt haben, ein benutzerfreundliches Instrument und ein Schlüssel ist, mit dem jeder auf seiner Reise zu allem, was er sein kann, ganz bequem zu Hause Hilfe findet. Der Happy Stick ist eine Weltneuheit. Er ist ein neues Produkt mit USB-Anschluss für Affirmation, Meditation und Heilung, das jeden Menschen überall auf der Welt erreichen kann, der Zugang zu einem Computer hat. Der Happy Stick ist entwickelt worden, um Menschen jeglicher Herkunft zu helfen!

In Melbourne hat dieses unglaubliche Heilungs-Instrument bereits großen Anklang gefunden. Mit Zweigstellen in ganz Australien und aller Welt sind unsere Träume nun wahr geworden. Wir freuen uns auch sehr, dass wir den ersten Happy Stick für Kinder herausbringen konnten: Das erste Produkt seiner Art für Kinder. Warum sollte man schließlich mit seiner Heilung warten müssen, bis man erwachsen ist? Wir sollten bei unserem größten Geschenk anfangen: bei unseren Kindern. Wir freuen uns auf viele neue Innovationen, etwa unsere neue „I AM"-Serie und die „I AM"-Bewegung. Wir freuen uns über die Wirkung, die unsere neuen Produkte und Angebote bei Frauen in unserem Leben und in unserer Gemeinschaft zeigen. Wir arbeiten alle gemeinsam daran, und Jamie und ich haben es uns zur Lebensaufgabe gemacht, dies weiterzugeben.

Ich glaube, wenn wir erst einmal wirklich wissen, wer wir sind, dann haben wir auch die Pflicht, dieses Wissen weiterzugeben und damit allen anderen zu helfen, dass sie erkennen können, wie großartig sie sind. Wir alle haben die besondere Bestimmung, ein individuelles liebevolles Licht zu werden. Die Welt braucht mehr Liebe, und du bist der Schlüssel dazu. Sobald wir Liebe oder Erleuchtung erlangt haben, ist es an der Zeit, anderen zu helfen, dass sie sie auch erreichen können.

Mein Herz und meine Seele sind voller Liebe zur Menschheit, und ich möchte jedem Wesen danken, den körperlichen und den unkörperlichen, dass sie mit mir gemeinsam in diesem Leben erschaffen. Ich freue mich auf den Tag, an dem wir alle in unserer wahren Heimat wieder vereint sind.

Es ist offensichtlich, dass Katherines Nahtod-Erfahrung tiefgreifende Auswirklungen auf ihr Leben hatte. Dass ihre erste Nahtod-Erfahrung bereits im Alter von drei Jahren eintrat, scheint ihre weitere Entwicklung stark beeinflusst zu haben, denn sie kam nicht in

Konflikt mit den üblichen gesellschaftlichen Meinungen, die uns im Laufe des Lebens eingeflößt werden. Dies hat ihr später die Selbstsicherheit gegeben, das umzusetzen, was sie bei ihrer Nahtod-Erfahrung gelernt hat, und sich von den Ansichten anderer nicht davon abbringen zu lassen.

Katherine sagt, sie habe meditiert und sei „mit dem Universum zusammen gewesen"; beides als freiwillige Leistung ist bei einem so kleinen Kind ungewöhnlich. Viele junge Menschen werden von anderen häufig entmutigt, wenn sie anfangen, offener über ihre Nahtod-Erfahrung zu sprechen. Wohlmeinende Verwandte und Freunde versuchen oft, alle Ansätze, über die Nahtod-Erfahrung zu sprechen, im Keim zu ersticken, doch bei Katherine ist dies anscheinend nicht geschehen.

Interessanterweise war ihre zweite Nahtod-Erfahrung anders und hat sie auch in etwas anderer Weise beeinflusst. Die erste Nahtod-Erfahrung bestätigte ihr, dass sie mehr ist als bloß ein Körper, während die zweite ihr half, ihre Bestimmung im Leben zu finden und wiederum anderen zu helfen. Außerdem beschreibt sie, dass ihre medialen Fähigkeiten nach ihrer zweiten Nahtod-Erfahrung erneuert und verfeinert wurden. Dies kommt nach einer Nahtod-Erfahrung sehr häufig vor.

Die Verbindung zu der Geistführerin, der sie bei ihrer ersten Nahtod-Erfahrung begegnete, und auch zu denen, die sie seither kennengerlernt hat, erhält sie weiterhin aufrecht. Das mag als eine kühne Behauptung von Katherine erscheinen, da weder zu beweisen noch zu widerlegen ist, dass es derartige Geistführer gibt. Allerdings hat Katherine mit ihrer Heilarbeit offenbar vielen Menschen geholfen. Auch viele andere Nahtod-Erfahrene haben von Begegnungen mit archetypischen Wesen, wie sie Katherine beschrieben hat, berichtet. Katherines Fähigkeit zur Begegnung mit archetypischen Wesen nach ihrer Nahtod-Erfahrung hat sich anscheinend durch ihre fortgesetzte spirituelle Praxis entwickelt. Sehr wichtig ist auch, dass sie diese Techniken bewusst bei sich selbst angewandt und ihren Fuß geheilt hat. Dies umfasst eine Behandlung des ganzen Menschen, nicht nur des physischen Teils. Ich habe auch andere Betroffene kennengelernt, die ebenfalls behaupten, nach ihrer Nahtod-Erfahrung eine körperliche Verletzung geheilt zu haben.

Wissenschaftlich lässt sich vieles, was Katherine beschreibt, nicht überprüfen. Doch statt die therapeutische Intervention, die sie entwickelt hat, zu ignorieren, wäre es förderlich, sie durch wissenschaftliche Tests näher zu untersuchen. Dies könnte den Weg dafür freimachen, dass manche Interventionsformen ergänzend zur modernen Medizin angewandt werden können, um Heilung und Genesung nach einer Erkrankung zu unterstützen – und dies hätte weitreichende Vorteile.

15

Das Shared-Crossing-Projekt: Empathische Erlebnisse mit Sterbenden

Die zweite E-Mail, die ich während meines Aufenthalts am *College of Psychic Studies* erhalten habe, kam von William Peters. Wir verabredeten uns zu einem Skype-Telefonat, und William schilderte die wunderbare Arbeit, die er im Zusammenhang mit empathischen Erlebnissen mit Sterbenden leistet und die sich aus seiner Nahtod-Erfahrung entwickelt hat. Im Folgenden eine Zusammenfassung unseres Gesprächs.

1979 hatte William einen Ski-Unfall, bei dem er sich schwere Verletzungen zuzog. In der Bewusstlosigkeit erlebte er seine erste Nahtod-Erfahrung. William meinte, wenn er recht darüber nachdenke, habe diese Nahtod-Erfahrung von da an sein Leben unbewusst gesteuert. Als der Unfall sich ereignete, war William sehr schnell unterwegs, und beim Aufprall hatte er das Gefühl, er werde aus seinem Körper geschleudert und steige immer höher über den Schauplatz des Geschehens auf, so dass er erst die gesamte Umgebung überblicken konnte, dann den amerikanischen Kontinent und schließlich die Meere und alle übrigen Kontinente.

Gleichzeitig erlebte er einen tiefgehenden Lebensrückblick. Daraus konnte er intuitiv erfassen, wie sein Handeln sich auf jeden Menschen, mit dem er je in Berührung gekommen war, ausgewirkt hatte. Umhüllt von einem hellen Licht, wurde ihm bewusst, dass er gestorben war; zugleich fand er aber auch, dass er sein Leben vergeudet hatte. Er bat inständig darum, wieder zurück ins Leben geschickt zu werden, um seine Arbeit abschließen zu können. Mit einem starken Energieschub kehrte sich der ganze Prozess um, er sah seinen Lebensrückblick in umgekehrter Reihenfolge und spürte dabei, dass er der Erde immer näherkam. Er trat wieder in seinen Körper ein und bemerkte mit Entsetzen, dass er gelähmt war. Er flehte Gott (das Licht) an, dass er nicht gelähmt bliebe, und spürte, wie das Gefühl in seinen Körper zurückkehrte. Die Wirbelsäulenverletzung, die er sich zugezogen hatte, bedeutete jedoch, er würde körperlich nicht mehr so aktiv sein können wie vorher. Dies entfremdete ihn seinen unbeschwerten College-Freunden und isolierte ihn zusehends.

Nach seinem Abschluss schwor sich William, dass er mit Bedürftigen arbeiten würde. Sein weiterer Lebensweg führte ihn in die ganze Welt. Er engagierte sich bei einem Freiwilligeneinsatz der Jesuiten-Mission in Belize und Peru. Bei dieser Arbeit fühlte er das Leiden derer, denen er half, empathisch mit und wurde infolgedessen selbst traumatisiert. Nach seiner Rückkehr studierte er Theologie und Philosophie in dem Versuch, alles, was ihm begegnet war, zu verstehen. Danach wurde er Sozialarbeiter in San Francisco und leistete Sterbebegleitung für AIDS-Kranke.

1993 zog William sich eine seltene Blutstörung zu und hatte daraufhin seine zweite Nahtod-Erfahrung. Wieder verließ er seinen Körper und konnte dieses Mal sogar die Gespräche der Krankenschwestern hören. Er bekam mit, wie der Arzt neben seinem Bett stand und ihm eine Frage stellte. Wohl wissend, dass er wesentlich mehr war als ein physischer Körper, zwang William sich mit Willenskraft in seine physische Gestalt zurück. Danach war er erschöpft. William kam wieder zu Kräften, doch 1998 erlebte er ein weiteres bedeutendes Ereignis, das seine künftige Arbeit prägen sollte. Er kümmerte sich um seine sterbende Großmutter und bekam mit, dass sie ein lebhaftes Gespräch mit einer unsichtbaren Wesenheit führte.

Kurz danach erlitt William aufgrund einer Fußverletzung, die ihn arbeitsunfähig machte, eine schwere Depression. Um dieser entgegenzuwirken, fing er an zu meditieren, und schließlich sprach seine Verletzung auf chirurgische Eingriffe und Physiotherapie an. Durch seine Meditationspraxis und das Sterben seiner Großmutter hatte er erkennen können, wie wichtig es ist, um den Tod herum vollkommen präsent zu sein.

Im Zuge seiner ehrenamtlichen Hospizarbeit hatte William sein erstes empathisches Erlebnis mit einem Sterbenden. Er saß am Bett eines sterbenden Mannes, da verließ er plötzlich seinen Körper und sah sich dem Mann gegenüber, der seinen Körper ebenfalls verlassen hatte.

Später hatte William eine Reihe mystischer Erlebnisse, als er auf seinen Reisen durch Brasilien João de Deus aufsuchte. Danach ließen sich William und seine Familie in Santa Barbara nieder, wo er seither als Familientherapeut tätig ist. Im Jahr 2009 hörte William im Rahmen eines Workshops über den Tod einen Vortrag von Dr. Raymond Moody über empathische Erlebnisse mit Sterbenden. Nun konnte er benennen, was er bei seiner Arbeit im Hospiz mit dem sterbenden Patienten erlebt hatte. William „wusste“, dass er empathische Erlebnisse mit Sterbenden herbeiführen konnte. Es war ein lauter Weckruf, und er erkannte, dass dies seine Bestimmung war.

Er fuhr wieder nach Hause und machte sich an die Arbeit, um ein Verfahren zu entwickeln, wie empathische Erlebnisse mit Sterbenden herbeigeführt werden können. Er wandte seine Methode bei Freunden und Verwandten an, entwickelte sie weiter und verbesserte sie, wo nötig. Heute bietet er im Rahmen seines *Shared-Crossing*-Projekts Workshops und Ausbildungen an.

William hat zwei Kurse entwickelt: *Life Beyond Death* (Leben über den Tod hinaus) und den *Shared Crossing Pathway* (Weg zum gemeinsamen Übergang). Bis jetzt haben über zweihundert Menschen daran teilgenommen. Beim *Shared Crossing Pathway* geht es um Vorbereitungen für einen würdevollen Tod – ein bewusstes, verbindendes und liebevolles Erleben am Ende des Lebens, zu dem auch Verfahren gehören, die gemeinsame Erlebnisse beim Übergang ermöglichen. Der Schwerpunkt liegt auf empathischen Erlebnissen mit Sterbenden.

Ich war neugierig und wollte mehr über Williams Arbeit erfahren. Er war so freundlich und nahm sich die Zeit, folgende Fragen zu beantworten, die ich an ihn hatte:

Welche Rückmeldungen haben Sie von Menschen erhalten, die die Verfahren erlernt und angewandt haben?

Die meisten Menschen berichten, dass unsere Verfahren ihnen ganz direkt und auf eine sehr lebensbejahende Weise eine Beziehung zum Tod vermitteln – zu ihrem eigenen und zu dem ihrer Angehörigen. Sie sagen, dass sie sehr bewegt sind über die herzlichen Verbindungen, die sie sowohl mit lebenden als auch mit verstorbenen Freunden und Angehörigen erleben. Beim Lernen überrascht sie die Einfachheit und Klarheit der Verfahren.

Über achtzig Prozent der Teilnehmer am *Shared Crossing Pathway*, die die Verfahren in der Praxis anwenden, berichten, dass sie eine Form des gemeinsamen Übergangs erleben. Über fünfzig Prozent berichten von empathischen Erlebnissen mit Sterbenden. Die bemerkenswerteste Erkenntnis ist vielleicht diese: Wenn unsere *Pathway*-Absolventen an ein Sterbebett kommen, haben andere Angehörige, Freunde oder Pflegende häufig ohne jegliche Ausbildung oder Kenntnis unserer Verfahren empathische Erlebnisse mit dem oder der Sterbenden. Es ist, als ob unsere *Shared-Crossing*-Absolventen das Wissen, wie empathische Erlebnisse mit Sterbenden möglich werden, mit sich tragen. Offenbar erzeugt diese Fähigkeit ein Bewusstseinsfeld, an das sich Angehörige anschließen und so Zugang zu empathischen Erlebnissen mit Sterbenden finden.

Was zeigt Ihnen das *Shared-Crossing*-Projekt? Was lehrt es uns?

Wir haben erfahren, dass wir Menschen darin unterrichten oder sie dazu ausbilden können, wie man empathische Erlebnisse mit Sterbenden oder andere gemeinsame Erlebnisse beim Übergang haben kann. Menschen, die einen gemeinsamen Übergang erlebt haben, berichten, dass die Verstorbenen versuchen, mit ihnen durch den Schleier hindurch zu kommunizieren. Diese gemeinsamen Erlebnisse im Übergang verweisen auf Phänomene am Lebensende, die insofern stark beziehungsbezogen sind, als sie für die Betroffen sehr persönlich und hochbedeutend sind. Die Hinterbliebenen haben oft den Eindruck, ein Geschenk oder eine Nachricht erhalten zu haben, das oder die ganz speziell für sie gemacht ist. Ein gemeinsamer Übergang ist Teil eines würdevollen Sterbens.

Gemeinsame Erlebnisse beim Übergang bestehen typischerweise aus vier Elementen, von denen die Betroffenen übereinstimmend berichten:

1. Eine tiefe, herzliche Verbindung zwischen den Sterbenden und ihren Angehörigen, Freunden oder Pflegenden, die häufig am Sterbebett anwesend sind.
2. Erweiterte Wahrnehmung oder erweitertes Bewusstsein. Inmitten ihres Verlustes sprechen viele von einem Gefühl tiefen Vertrauens oder Wissens, das ihnen sagt: „Alles ist gut so, wie es ist."
3. Erhebende Gefühle von Dankbarkeit, Güte, Demut, Liebe, Frieden und Glückseligkeit.
4. Lebensbejahende Gedanken und Gefühle, die größere Wertschätzung und Empathie für sowie Staunen über das Geschenk des menschlichen Lebens zum Ausdruck bringen.

Inwiefern profitieren die Absolventen von der Teilnahme an dem Projekt?

Das auffälligste Resultat ist weniger Angst vor Tod und Sterben. Diese Erlebnisse sind sehr hilfreich, wenn man eine andere Sichtweise und ein anderes Verständnis des Todes entwickeln will. Die Teilnehmenden berichten außerdem, dass sie im Umgang mit Freunden oder Angehörigen, die bald sterben werden, ruhiger und gelassener sind. Dies kann zu einer Vertiefung der Beziehungen führen, insbesondere wenn man den Kurs gemeinsam mit dem Angehörigen oder Freund macht.

Viele Teilnehmer sprechen auch von einer Rückbesinnung auf ihr Lebensziel. Das Projekt kann zum Nachdenken über die eigene Lebensführung und zu einer Neubewertung anregen.

Außerdem stellen die Teilnehmenden fest, dass sich sowohl bei ihnen selbst als auch bei ihren Lieben die Tendenz zu gemeinsamen Erlebnissen im Übergang verstärkt. Darüber hinaus bietet das Projekt dauerhafte Unterstützung durch die Gemeinschaft und Fortbildungen sowie authentische Verbindungen zu Gleichgesinnten. Viele stellen fest, dass sie der Idee eines schönen Lebens nach dem Tod aufgeschlossener gegenüberstehen oder sogar vermehrt daran glauben.

Absolventen des *Shared-Crossing*-Kurses, die empathische Erlebnisse beim Übergang hatten, berichten:

1. Die Gewissheit, dass der verstorbene Angehörige im Jenseits tatsächlich lebt und wohlauf ist, vermittelt ein Gefühl inneren Friedens. Eine verbreitete Aussage lautet: „Ich weiß, dass es meinem lieben Verstorbenen gut geht." In diesem Wissen liegt Zuversicht.
2. Angst und Sorge vor dem Tod verschwinden. Anscheinend werden die mit dem Tod verbundenen Ängste stattdessen einfach losgelassen. Wie Nahtod-Erfahrene berichten auch Menschen, die empathische Erlebnisse mit Sterbenden hatten: „Wegen meines Todes mache ich mir keine Sorgen." Es besteht außerdem eine große „Gelassenheit und innere Ruhe in Bezug auf den Tod".
3. Es kommt zu einer Rückbesinnung auf das eigene Lebensziel. Das menschliche Leben erscheint in einem neuen Zusammenhang; die Teilnehmenden haben oft das Gefühl, sie müssten ihre Aufgabe hier zu Ende bringen, weil sie wissen, dass sie nicht allzu lange hier sind. Häufig treten in Beziehungen und Beruf Veränderungen ein, und die Betroffenen machen persönliche Wachstumsprozesse durch. Eine Teilnehmerin wurde danach zum Beispiel professionelle medial-intuitive Beraterin.
4. Es entsteht Gewissheit über ein Leben nach dem Tod. Zuversicht auf ein Wiedersehen mit lieben Verstorbenen tritt ein. Wir erhalten Kommentare wie: „Ich weiß, ich werde meine Lieben wiedersehen." „Ich weiß, dass das Leben weitergeht." Wie Nahtod-Erfahrene verfügen auch Menschen, die empathische Erlebnisse mit Sterbenden hatten, danach über eine *ruhige Gewissheit über ein gütiges Leben nach dem Tod*. Sie berichten, ihre empathischen Erlebnisse mit Sterbenden seien *weitaus realer* gewesen als ihr menschliches Erleben. Aus dieser Sicht erscheint die Menschenwelt wie ein Traum.

5. Die Trauer wird stark gelindert. Ich habe festgestellt, dass Menschen, die empathische Erlebnisse mit Sterbenden haben, einen stark verminderten Trauerprozess durchlaufen und nach Verlusten schneller heilen. Sie trauern natürlich noch, denn Trauer ist ein natürlicher und gesunder Prozess, aber ihre Trauer fügt sich in einen größeren Kontext, der den Tod des Menschen als zum menschlichen Leben dazugehörend begreift. Die meisten betrachten den Tod nicht als das Ende, sondern vielmehr als Übergang in einen anderen Bewusstseinszustand, der angenehm und wünschenswert ist. Angesichts dessen ist ihre Trauer tendenziell weniger stark, und sie werden leichter damit fertig.

Williams Arbeit ist unglaublich wichtig. Ich habe mit vielen Menschen gesprochen, die empathische Erlebnisse mit Sterbenden gehabt haben, und auch sie wurden dadurch auf ähnliche Weise verändert wie William es im Rahmen seiner Arbeit festgestellt hat.

In meinem Beruf als Krankenschwester habe ich oft Menschen gepflegt, die nicht über den Tod eines geliebten Menschen hatten hinwegkommen können. Viele hatten sich dem Alkohol verschrieben oder waren von ihrer Trauer schlicht so sehr vereinnahmt worden, dass ihre Gesundheit darunter zu leiden begann oder sie sich selbst völlig vernachlässigt hatten. Wenn Kurse wie die von William weiter verbreitet wären, hätte dies großen Einfluss auf unsere Möglichkeiten, Menschen bei Schwierigkeiten in ihrem Trauerprozess zu helfen.

Ich bin leidenschaftlich überzeugt, dass diese Arbeit aufgenommen und weiterentwickelt werden sollte. Weil es keine wissenschaftliche Erklärung und kein wissenschaftliches Verständnis für solche Erlebnisse gibt, werden sie leider einfach übersehen und nicht als lohnendes Forschungsgebiet betrachtet. Daher gibt es auch keine Gelder für derartige Entwicklungen, und die Menschen, die darum ringen, mit ihrer Trauer zurechtzukommen, werden in ihrem Leid allein gelassen. Zum Glück haben sich Einstellung und Verständnis in den letzten Jahren gewandelt, und zunehmend mehr Wissenschaftler stehen einer Untersuchung dieser Erlebnisse aufgeschlossener gegenüber. Dank Menschen wie William, die auch weiterhin Kurse wie das *Shared-Crossing*-Projekt entwerfen, wird sich meiner Meinung nach ein tieferes Verständnis des Todes entwickeln, was zu einer anderen Einstellung zum Leben und dazu führen wird, dass der Trauerprozess leichter auszuhalten ist.

16

Und es waren Worte

Über soziale Netzwerke kam Kelly mit Robert Tremblay in Verbindung. Als Kelly ihre Idee zu diesem Buch erwähnte, bemerkte Robert mit einem leisen Hinweis auf eine Synchronizität: „Ich glaube, das Buchkonzept ist eine clevere Idee. Es wird sicher viele Menschen erreichen. Pennys Buch war das erste, was ich durch einen glücklichen Zufall nach meinem Erwachen gelesen habe. Das gefällt mir." Roberts Nahtod-Erfahrung hatte tiefgreifende Auswirkung auf ihn. Seither lebt er völlig anders. Er hatte eine Diagnose erhalten, wonach er nicht mehr lange zu leben hätte, war in ein Hospiz verlegt worden und dem Tode nahe, als seine Nahtod-Erfahrung eintrat. Sein Kapitel beginnt mit einer Schilderung seiner subjektiven Sicht des Geschehens, als er, dem Tode nahe, im Bett lag. Robert ist in zahlreichen Radio- und Fernsehsendungen aufgetreten, darunter bei CBS, Turning Stone und MMTV, um nur einige wenige zu nennen. In jüngerer Zeit war er in dem Dokumentarfilm „Back from the Light" zu sehen, der darüber berichtet, wie Betroffene mit den Nachwirkungen einer Nahtod-Erfahrung fertig werden.

Es wurde nicht gesprochen; denn die Lippen der Gestalten bewegten sich nicht; ebenso die meinen. Aber es gab Worte, und sie waren deutlich und klar. Die Stimme war tief, laut und rau, wie ich sagen würde. Es war eine Frage: „Bist du bereit?" An ihrer Bedeutung hatte ich keinerlei Zweifel. Ich antwortete, obwohl sich meine Lippen nicht bewegten und ich mich nicht erinnern kann, dass ich tatsächlich gesprochen hätte, doch ich weiß, dass meine Stimme laut und klar war. Ich sagte einfach: „Nein, ich bin noch nicht bereit." Das kam mir merkwürdig vor, denn in meinem wachen Zustand und Körper hatte ich bereits aufgegeben und war bereit zu sterben. Offensichtlich war ich aber an diesem Ort, was immer er war, nicht dazu bereit; das stand völlig außer Zweifel und war absolut sicher.

Die nächsten und letzten Worte waren tief bewegend, aber voller Hoffnung und Zielsicherheit: „***Es gibt etwas Wichtiges, was du noch tun musst.***" Bei diesen Worten trat ein Lächeln ins Gesicht des Mannes, und beinahe überall schossen noch mehr Lichtstrahlen daraus hervor. Wie Sonnenstrahlen, die durch das Blattgrün eines Baumes fallen. Ohne nachzudenken, aber mit einer Sehnsucht, wie ich sie noch nie im Leben empfunden hatte, streckte ich die Hand nach seinem Gesicht aus, nicht ängstlich, aber tastend. Bedenkenlos legte ich meine Hand an seine Wange. Diesen Frieden wollte ich anfassen. Zunächst hatte ich gedacht, er stünde deutlich außerhalb meiner Reichweite und schwebte über der Weite, aber dem war nicht so. Ich merkte, dass das rote Lichtband, das ich zuvor gesehen hatte, weg und nur noch das weiße strahlende Licht aus der Kugel da war, dessen Helligkeit und Schwingung ständig größer wurden. Das Gesicht des Mannes umspannte ihren Umfang … und ich stand staunend davor.

Als ich meine Hand langsam und zielstrebig ausstreckte und seine Wange berührte, erzitterte ich am ganzen Körper, und das Licht steigerte sich an Intensität und Helligkeit, während sein Lächeln sich immer weiter ausdehnte. In der Berührung und der Wärme lag ein Kribbeln, das bis heute unbeschreiblich ist. Sie war eine betäubende, schmerzlose Schwingung, andererseits war sie warm und geradezu voll. Um ganz ehrlich zu sein, ich spürte, wie ich alles losließ, sogar meine Blase, und es war mir komplett egal. Er war golden wie die Sonne, aber nicht gelb. Er war rein weiß und strahlte immer noch mehr. Ich begann, die unterschiedlichen Strukturen in seinem Gesicht zu erforschen, und diese Berührung dauerte scheinbar ewig. Dann merkte ich, dass es mir so vorkam, als wäre ich schon einmal hier gewesen. Ich hatte mehrere Déjà-vu-Momente. Das Zeitgefühl oder vielmehr den Mangel daran, den ich dort erlebte, kann ich kaum beschreiben. Je lebendiger und heller das Licht wurde, desto mehr verstärkte sich auch das Summen und das Pulsieren, und sein Lächeln wurde immer breiter, bis es das Bild seines Gesichtes verzerrte. Fast schien es, als würden sich durch das Bild, das ich berührte, andere, dem ursprünglichen jedoch ähnliche Gesichter entwickeln. Wie eine Milliarde Gesichter in einem, dachte ich. Als sein Lächeln immer noch breiter wurde, löste es das Bild seines Gesichtes auf, und das Licht wurde noch einmal lebendiger. Mir war, als würde ich fallen, aber ich hatte mich nicht bewegt und hatte auch keine Angst.

Plötzlich war ich von Tälern, Bergen, Bächen und kleinen Punkten umgeben, die offenbar Menschen und sogar Tiere waren und sich in dem Bereich unter mir befanden – in großer Ferne, aber klar erkennbar. Im Nachhinein betrachtet, kam es mir zu kurz vor, doch es war ein vollständiges Bild eines idyllischen Ortes von undefinierbarer Farbe. Grüner als jedes Grün, das ich je gesehen hatte, blauer als blau. Bis heute kann ich die Farben, die ich gesehen habe, einfach nicht erklären. Vor dem Erlebnis gab es sie in meiner Erinnerung nicht. Mein ganzes Gesichtsfeld wurde zu weißem Licht, und als es mich umhüllte, fühlte mich ich schwerelos. Auf meiner Netzhaut war alles völlig weiß, als ob man in die Sonne schaut, aber ohne Schmerzen, und dadurch wurden sogar noch weitere Schichten eines Farbspektrums offenbar, die ich noch nie gesehen hatte. „Farben ohne Namen“, sagte ich mir. Irgendwie entstand ein Gefühl der Geschwindigkeit. Ich spürte, dass mein Körper dahinglitt, und meine Sicht verschwamm. Das weiße Licht war so ähnlich, als würde man im dichten Schneesturm Auto fahren, außer dass es schneller und wilder war.

Innerhalb von Sekunden befand ich mich wieder in meinem Klinikbett. Ich hatte Angst und war doch ruhig. Die Schmerzen, die ich zuvor verspürt hatte, waren völlig weg, aber ich war auf eine verwirrende Weise hellwach. Als wäre ich überhaupt nicht krank.

Minuten nach diesem Erlebnis verlangte ich dringend nach allen meinen Ärzten. Es gab etwas Wichtiges, was ich tun sollte. Sie erschienen alle ganz selbstverständlich und scheinbar sofort, so kam es mir vor. Es waren genau zwölf. Ich bezeichnete sie liebevoll als meine Jünger und bat jeden, offen zu sprechen und meine „Optionen“ und „Chancen“ zu erklären. Jeder Arzt tat dies auch unverzüglich, und ich schaute jedem in die Augen, wenn er sprach. Ich war konzentriert und aufmerksam. Anscheinend konnte ich spüren, was von jedem kam, aber ich konnte nicht alles verstehen. Alle schauten mich etwas merkwürdig an, als wunderten sie sich, woher plötzlich meine Kräfte kamen, insbesondere da ich mich seit meiner Einlieferung praktisch in einem komatösen Zustand befunden hatte. Die Veränderungen waren bereits offensichtlich. Ich hörte von jedem nur Positives und saugte jedes Wort wie ein Schwamm in mich auf.

Ich sprach sie als Gruppe an und sagte ihnen, dass ich leben müsse. Insbesondere sagte ich ihnen, es gäbe „etwas Wichtiges, das ich tun müsse“. Dieser Tag war der Beginn einer lebensrettenden Behandlung, die über das gesamte Jahr intensiv fortgesetzt werden und viele Herausforderungen mit sich bringen sollte, die bis heute anhalten.

Vor meinem Erlebnis damals im Krankenhaus war ich ein tempogeladener, abenteuerlustiger, wenn nicht gar von seinem Ego getriebener Mann gewesen und hatte in einer Welt gelebt, in der ich nur Arbeit kannte. Ich war Soldat gewesen, dann Polizist und schließlich Ausbilder und Lehrer für Management und Verkauf. Ich nahm mich ungeheuer wichtig und kannte nur zwei Geschwindigkeiten: Tausend Stundenkilometer oder totaler Stillstand, dazwischen gab es nichts. Vierzehnstundentage waren bei mir ganz normal. Wenn ich nicht arbeitete, spielte ich nicht minder intensiv.

Meine Nahtod-Erfahrung hat mich vollkommen verändert. Die Wirkung zeigte sich sofort, völlig ohne mein eigenes Zutun. Plötzlich entdeckte ich Schönheit in allem und jedem auf dieser Welt. Für einen Mann, der es bisher immer eilig gehabt hatte und mit seinem Urteil über andere schnell bei der Hand gewesen war, war dies war ein völlig anderes Leben. Ich fand mich kindlich. Ich war neugierig auf Dinge, die ich schon tausendmal gesehen hatte, doch jetzt sah ich sie mit einer ganz neuen Leidenschaft und unstillbarer Neugierde. Wenn ich mich lange genug konzentrierte, strömten mir die Ideen nur so zu, wie das funktionierte, was ich gerade anschaute, ganz gleich, was es war, vor allem aber über seine Rolle in einer „Einheit“, die mir so sicher erschien. Das Licht, das ich damals im Krankenhaus gesehen hatte, gestattete mir nun, verfügbare Informationen ganz einfach herunterzuladen, die universeller Natur und umfassend, wenn nicht gar unendlich erschienen.

Ich erinnere mich, dass in jenem ersten Jahr nach meiner Nahtod-Erfahrung, als ich mich auf den langen Weg endloser medizinischer Eingriffe begab, Lachen zum regelmäßigen Bestandteil meines Lebens wurde. Kaum einmal frustriert oder schlechter Laune zu sein, wurde mein neuer Normalzustand. Aber das Erlebnis hatte auch etwas Unheimliches, das mir nachging, weil ich es nicht benennen konnte. Eines war allen klar, die mich kannten – ich war in nahezu jeder Hinsicht anders und, ganz ehrlich, es machte ihnen Angst. Manchmal konnte ich ihre Angst sehr stark fühlen. Dies war eine weitere Veränderung, die mich belastete. Anscheinend konnte ich die Gefühle anderer klar und deutlich spüren. Ich experimentierte oft damit. Es schien, als würde ich die Menschen bis ins Innerste kennen, als wären wir alle miteinander verwandt.

Nach einem Jahr toxischer Medikamente und Behandlungen traf ich in völligem inneren Einverständnis eine der schwierigsten Entscheidungen, die ein Mensch treffen kann. Ich stellte die medizinische Behandlung ein. In völliger Ruhe und mit der Gewissheit, dass es die richtige Entscheidung war, gab ich auf. Ich hatte fünfzig Kilo abgenommen, war schwach und hatte die Behandlungen satt. Meine Intuition schrie mir zu, ich solle aufgeben, und das tat ich ohne den geringsten Zweifel und ohne jegliche Angst. Hätte ich mich fürs Weitermachen entschieden, hätten mir noch mindestens acht Monate toxischer Behandlungen bevorgestanden, doch ganz ehrlich: Meine Batterien waren komplett leer.

Ich begab mich in ein Hospiz und setzte sämtliche Medikamente und Behandlungen ab. So begann die glücklichste Zeit meines Lebens. Es mag merkwürdig erscheinen, wenn man den Aufenthalt in einem Hospiz so beschreibt, doch die Wahrheit ist: Ich fühlte mich frei und unbelastet von jeglichem Druck außer dem Vorüberziehen der Tage – auch etwas, was mich seit meiner Nahtod-Erfahrung in Erstaunen versetzte. Es war wirklich ein Geschenk, die Gegenwärtigkeit in allem zu begreifen. Interessanterweise obwohl ich ja jetzt als Sterbender abgestempelt war. Drinnen hielt mich nichts mehr. Leben in jeglicher Form konnte mich jederzeit begeistern, und die Sonne wurde anscheinend mein Gott. Ich ging jeden Tag spazieren und zwang mich, immer etwas weiter zu gehen. Ich verschwand stundenlang im Wald und verlor mich einfach in dem Klang und dem Frieden der sich im Wind wiegenden Bäume. Alles sprach zu mir, und meine kindliche Haltung war gekennzeichnet von Neugierde, aber auch einem klaren Verständnis von allem, womit ich mich beschäftigte. Nach meiner Nahtod-Erfahrung fing ich an, über die Veränderungen in mir zu schreiben, sowohl die seelischen als auch die körperlichen. Die Liste wuchs auf annähernd fünfzehn handgeschriebene Seiten an. Mein Blutdruck war sogar noch niedriger geworden. Ich hatte Schwierigkeiten mit elektrischen Geräten. In meiner Gegenwart setzten sie buchstäblich aus. Ich hatte Visionen, die später eintraten und mich, ehrlich gestanden, zu Tode erschreckten. Aber ich wurde jeden Tag stärker, und ich aß alles, was ich in die Finger bekommen konnte. Nach sechzig Tagen im Hospiz hatte ich wieder dreißig Kilo zugenommen; in meinen Augen lag ein Funkeln, und meine Schritte hatten einen Schwung, der von Hoffnung zeugte – deutlich, aber auch verwirrend.

Meine Intuition, die mich seit meiner Nahtod-Erfahrung offenbar nie verließ, wurde jeden Tag vernehmlicher, und am sechzigsten Tag im Hospiz hörte ich endlich auf sie. Ich ging wieder zu den Ärzten und erklärte, angesichts meiner wiedergewonnenen Kraft und meiner Gewichtszunahme würde es sich meiner Meinung nach lohnen, die toxische Behandlung wiederaufzunehmen, denn ich sei sicher, mein Körper und meine Psyche könnten nun die verbleibenden acht Monate überstehen. Es gab etwas Wichtiges, was ich tun musste, und das ließ mir keine Ruhe. Wir machten zunächst einige Tests, um zu sehen, wie viele Schäden in den sechzig behandlungsfreien Tagen entstanden waren. Zur allgemeinen Überraschung (nur nicht zu meiner) war fast jede Erkrankung, an der ich zuvor gelitten hatte, ohne Medikamente oder toxische Behandlungen geheilt. Als ich ins Hospiz ging, hatte ich zahlreiche Krankheiten und Beschwerden, die dadurch noch erschwert wurden, dass mein Immunsystem zerstört ist. Von einer Blutinfektion im Zusammenhang mit Tuberkulose über Netzhautblutungen, die mich praktisch blind machten, bis zu Hypokalzämie, aufgrund der ich mich ständig am Rande eines Schlaganfalls befand, und insulinpflichtiger Diabetes, um nur einige zu nennen. Sie waren einfach verschwunden. Ich verließ das Krankenhaus mit einem Hochgefühl der Freude und überließ die Ärzte und Krankenschwestern ihrem ungläubigen Staunen. Eine Krankheit gab es allerdings noch, und sie sollte der Antrieb sein, der mich zu einer Nebenbeschäftigung inspirierte, der ich bis heute nachgehe.

Es war zwei Jahre nach meiner Nahtod-Erfahrung, und ich stand, wie ich hoffte, kurz vor dem Ende meiner medizinischen Behandlung. Da erhielt ich zu Weihnachten von meiner Mutter einen Kalender. Der Kalender hatte in unserer Familie seit Jahren Tradition und enthielt für jeden Monat Bilder und Erinnerungen. Während ich so dastand und die Bilder durchsah, fiel mir ausgerechnet in meinem Geburtstagsmonat ein Schwarz-Weiß-Foto auf, das nicht so recht zu passen schien. Das Bild zeigte einen Mann – und ich erkannte ihn sofort. Mir blieb die Luft weg, und die Tränen liefen in Strömen. Geradezu hyperventilierend taumelte ich fassungslos auf einen Stuhl. Sobald ich meine Sprache wiedergefunden hatte, sagte ich meiner Familie, dies sei das Gesicht des Mannes in der riesigen Lichtkugel, das ich im Krankenhaus gesehen hatte. Meine Familie erklärte, der Mann sei mein Großvater, der Jahre vor meiner Geburt gestorben sei. Ich kann mich nicht erinnern, je Bilder von ihm gesehen zu haben; in meiner Kindheit hatte er nie eine Rolle gespielt. In diesem Moment wurde mir klar, dass mein Erlebnis tatsächlich eine Nahtod-Erfahrung gewesen war. Dieser Moment der Erkenntnis öffnete anscheinend die Schleusentore zu sogar noch mehr Veränderungen. Tag für Tag wurde ich mit Offenbarungen über Themen überflutet, die mich bisher nicht im Geringsten interessiert hatten: Physik, Chemie, Quantendies und Quantendas; mathematische Gleichungen und zahlreiche Downloads über Verbindung und Energie, über die ich tagelang nachforschte, nur um dann herauszufinden, dass es sich um wissenschaftliche Erkenntnisse von Männern handelte, die eindeutig größer waren als ich. In gewisser Weise war ich dafür dankbar.

In dieser Zeit schrieb ich viel und begann auch einen Blog über mein Erlebnis und dessen Nachwirkungen, die sich weiter Tag für Tag zeigten. Heute blicken wir auf fast vierzig Jahre bestätigter Forschung über diese „Nachwirkungen" zurück, und ich bin mir sicher, dass es sich dabei um ein Element handelt, von dem wir durch das Dramatische des eigentlichen Erlebnisses abgelenkt werden. In diesen Nachwirkungen gibt es eine große Synchronizität, bis hinunter zu den Zeitabläufen bei uns allen. Ich denke, wir müssen dies stärker beachten, deshalb habe ich über die Erkenntnisse in meinem Blog geschrieben und auch in meinem Buch *Twenty Seconds*.

Der Blog ging viral, doch mich quälte, dass ich den medizinisch bemerkenswertesten Teil der Reise verschwiegen hatte. Die „Einheit", die ich verspürte, war jeden Tag klar und präsent, und ich begab mich hinein, wo und wann immer ich konnte. Ich engagierte mich ehrenamtlich oder unterhielt mich einfach mit so viel Liebe und Mitgefühl mit Fremden, dass sie ihre Lebensgeschichte vor mir ausbreiteten. Ich liebte jeden und alles, und das ist bis heute so. Doch der Aspekt, der mich einfach nicht losließ, war die vollständige medizinische Wahrheit, die tatsächlich das Bemerkenswerteste an der Geschichte ist. Es brauchte Zeit und ein wenig Mut, um schließlich ein Buch zu veröffentlichen, in dem ich endlich alles erzählte. Als ich die Diagnose meiner tödlichen Erkrankung erhielt, war dies für einen verheirateten heterosexuellen Mann der Schock seines Lebens. Mit meiner Frau an meiner Seite hatte ich am 16. Februar 2011 die Diagnose erhalten, ich litte an AIDS IM ENDSTADIUM. Diese Erkrankung hatte ich bis dahin in die Schublade „Schwulenkrankheit" gesteckt und daher geglaubt, sie beträfe mich nicht. Die Nachricht zog mir und meiner Frau, die sich übrigens wie durch ein Wunder nie angesteckt hat, den Boden unter den Füßen weg. Allerdings hat sie auch praktisch sofort das Ende unserer Ehe besiegelt.

Das Buch, das ich schrieb, war schonungslos und ehrlich. Ich habe die medizinischen Einzelheiten meiner Erkrankung und Behandlung direkt aus meiner Krankenakte übernommen. Es sprach Bände über einen Aspekt meiner Erfahrung, der sich immer und immer wieder zeigt: Die Auswirkungen von Angst auf unseren Körper sind drastisch, bis hinunter zur Zellebene. Die Angst vor AIDS und seine Stigmatisierung bestehen nach wie vor in einem alarmierenden Ausmaß. Bei manchen führt dies dazu, dass sie einen Test meiden, durch den die weitere Verbreitung dieser tragischen Krankheit möglicherweise verhindert werden könnte. Weil ich so lange gewartet habe, bis ich mich testen ließ, kam es zur Diagnose „Endstadium". Wäre die Erkrankung bereits im Anfangsstadium entdeckt worden, hätte ich ein sehr viel normaleres Leben führen können, weil neue Medikamente das Gesicht der Krankheit stark verändert haben. Unter den Neuinfektionen mit HIV machen heute FRAUEN im Alter zwischen dreizehn und vierundzwanzig Jahren den am schnellsten wachsenden Anteil aus. Vor unseren Augen hat sich die Krankheit weiterentwickelt und greift jetzt unsere Kinder an. Es lag nahe, dass dieses Buch nicht nur für mich selbst wichtig war, sondern für alle, die diese Krankheit in dieselbe Schublade stecken wie ich. Es war meine intuitive Berufung, mutig meine Geschichte zu erzählen und mich dafür einzusetzen, dass weiter über AIDS aufgeklärt und dabei die veränderte Zielgruppe berücksichtigt wird.

Meine Geschichte enthielt weitere Abweichungen von der Norm, die eine Stimme brauchen. Viele berichten nach einer Nahtod-Erfahrung von einer wundersamen Heilung. Dadurch wurde eine groß angelegte Debatte über die Kraft des menschlichen Körpers und unseres wunderbaren Immunsystems ausgelöst. Aber meine Geschichte hatte etwas, das geradezu nach Aufmerksamkeit schrie: Wie heilt man auch nur eine der Krankheiten, die ich hatte, wenn man kein funktionierendes Immunsystem mehr hat? Dies stellte die Ärzte von Vermont bis zur Mayo-Klinik vor ein Rätsel, aber mich verblüfft es nicht. Weil meine Diagnose so spät kam, hat mein Immunsystem auch heute nur eine Leistungsfähigkeit von einem Zehntel der Norm. Aber ich lebe nicht nur immer noch, sondern es geht mir sogar blendend, und ich erzähle meine Geschichte auf der ganzen Welt. Ich habe nicht nur neues Licht in die Nahtod-Erfahrungen gebracht, sondern auch in HIV.

Ein Aspekt meiner Reise hat sich mit jedem Tag vervielfacht, und das ist die Liebe, die ich zu mir und jedem habe, der meinen Weg kreuzt. Dies bleibt für mich die größte Veränderung in meiner Persönlichkeit, und dafür bin ich ewig dankbar. Es ist mir wichtig, jeden Morgen beim Aufwachen den Sonnenaufgang zu betrachten und meinen Tag mit einem Blick auf den Sonnenuntergang zu beschließen. Wenn das erste Tageslicht mein Gesicht wärmt, sage ich einfach: „Danke für einen weiteren Tag.“ Es gibt etwas Wichtiges, was unbedingt gesagt werden sollte und woran ich wirklich glaube. Heute nicht anders als auf meiner Lebensreise, solange ich krank war, muss mein Leben daraus bestehen, dass ich immer von den Menschen umgeben bin, die mich lieben. Dass ich mir selber vergeben und mich lieben konnte, war allerdings der Katalysator dafür, dass ich dies überhaupt zulassen konnte. Es gibt etwas Wichtiges, was ich tun muss, und ich tue es jeden Tag. Deutlich geworden ist es mir durch meine Recherchen und mein unmittelbares Erleben. Es sind nicht nur unsere Entscheidungen, die zu einem Leben in Gesundheit führen. Worauf es ankommt, ist, dass wir lieben und geliebt werden.

Jeden Tag mache ich mich an meine Aufgabe, andere miteinander in Verbindung zu bringen, um sie über AIDS aufzuklären, dessen Gesicht sich wandelt, dessen Infektionsraten aber seit fünfunddreißig Jahren praktisch unverändert sind. Diese Tätigkeit macht mir große Freude. Die Krankheit hat sich in jüngster Zeit eindeutig eine andere Zielgruppe in unserer Gesellschaft gesucht, als ob sie uns vor Augen führen wollte, dass jeder gefragt ist, wenn sich etwas ändern soll. Ein Teil der Tantiemen für mein Buch fließt an gemeinnützige Organisationen, die über AIDS aufklären, und dies leistet meiner Heilung tagtäglich weiter Vorschub. Bei meiner eigenen Nahtod-Erfahrung war es die Begegnung mit meinem Großvater, die das Erlebnis für mich real gemacht und zu meiner persönlichen Wandlung geführt hat. Man kann das nur schwer verstehen, wenn man es nicht selbst erlebt hat. In diesem Geiste erzähle ich meine Geschichte, wo und wann immer möglich. Dies erfüllt mein Herz mit HOFFNUNG, die für alle schlicht alles ist. Es gibt viele „wichtige Dinge", die ich jeden Tag tue. Zum Wichtigsten gehört jedoch, mehr zu geben, als ich bekomme – und so werde ich es halten bis zu meinem letzten Atemzug.

Viele sagen mir, ich sei der positivste Mensch, den sie kennen. Anscheinend verwirrt sie dies angesichts des körperlichen und seelischen Traumata, das ich erlitten habe. Mein Körper befindet sich nach wie vor täglich und minütlich in einem sehr fragilen Zustand. Positiv zu bleiben, war jedoch ganz offensichtlich eine der stärksten Botschaften meines Erlebnisses. Wir können uns unsere Einstellung aussuchen: Der Wesenskern der Liebe zu uns selbst gehört definitiv zu unserer Auswahl. Ich habe kaum noch ein Immunsystem, doch ich entscheide mich dafür, positiv zu bleiben. Mein Körper ist damit einverstanden und reagiert Tag für Tag entsprechend. Wenn ich in Stress gerate, aus dem Gleichgewicht komme oder ins Negative verfalle, verspüre ich sofort einen körperlichen Effekt. Positiv zu bleiben, ist nicht nur ein Geschenk, das ich bei meinem Erlebnis erhalten habe; es ist eine tägliche Notwendigkeit, an die ich ständig erinnert werde.

Meine Reise verlief nicht ohne Prüfungen. Gottseidank; denn manchmal ist dies unsere einzige Möglichkeit, etwas zu lernen. Um es ganz klar zu sagen, ich bin empfindsam und liebevoll geworden, und dies in einer Welt, in der einem das nicht gerade leichtgemacht wird. Die wichtigste Entdeckung, die ich bei dem Mann im Licht gemacht habe, ist mein Potenzial zu Liebe und Vergebung. Es ist die Triebfeder meiner Fähigkeit, alles zu überwinden, und es prägt mein Leben und das der Menschen in meinem Umfeld. Ich lebe in beständiger Dankbarkeit für dieses Geschenk.

Ich hatte Schecks über Liebe ausgestellt, die nicht ehrlich gedeckt waren. Heute liebe ich mit großer Leidenschaft und Emotion. Ich kann einfach nicht anders. Es kann für andere verwirrend sein, wenn sie mit einer derartigen Lebendigkeit leben müssen, aber eines habe ich im Leben gelernt: Entschuldige dich nie dafür, dass du authentisch umwerfend bist. Ich habe einfach keine Zeit für etwas anderes. Meine mutigste Tat, und zugleich etwas, was ich jeden Tag bei anderen sehe, ist die Fähigkeit, verwundbar zu sein. Dies bedeutet für mich Mut. Sich zu öffnen, spirituell „nackt" zu sein und zu lieben, als käme es auf nichts anderes an. Möglicherweise ist dies das Wichtigste im Leben.

Der Mann im Licht und eine große spirituelle Explosion haben mir gezeigt, dass viel zu viel Angst in der Welt ist. Wir sind definitiv großartiger, als man uns glauben macht. Wunder auf der ganzen Welt flüstern uns dies jeden Tag leise zu. Millionen haben von Nahtod-Erfahrungen und den Veränderungen berichtet, die sie mit sich bringen. Aber irgendwann sind Wunder keine Wunder mehr, wenn sie ständig geschehen. Und genau das geschieht gerade.

Die Welt wird sich, wenn auch langsam, des häufigsten Aspekts oder der verbreitetsten Lektion in Nahtod-Erfahrungen bewusst: EINHEIT. Dies ist die erste und wichtigste Nachwirkung jeder Nahtod-Erfahrung. Eine Einheit von ehrfurchtgebietendem Potenzial, doch für die meisten knapp außerhalb ihrer Reichweite. Darin liegt die Schönheit der Reise. Nach einem Jahr als Bestseller-Autor kann ich für eines bürgen: Die meisten Menschen verstehen etwas erst dann vollständig, wenn es ihnen passiert. Wenn also Zweifel aufkommen, sage ich nur: Bring dich mit Haut und Haaren ein. Steig ein und genieße die Fahrt. Liebe, als gäbe es kein Morgen, und entschuldige dich niemals dafür. Das Heute ist in Wirklichkeit alles, worauf es ankommt; der Rest ist bloß Müll.

Eines Tages werde ich wieder vor dem Licht stehen, und dann werde ich bereit sein. Es gibt keine Angst mehr vor dem Tod. Mein Erlebnis hat mich Bände über den Tod gelehrt, aber das war nicht alles. Es hat mich gelehrt zu leben … wahrhaft und frei zu leben … und zu lieben wie es sich die meisten Menschen nie vorgestellt haben … Ja, ich lebe, und wie!

Danke für einen weiteren Tag.

Dies ist ein großartiges Beispiel dafür, wie radikal sich Denken und Lebenseinstellung eines Menschen ändern können. Robert sah Schönheit, wo er sie nie zuvor gesehen hatte. Zum ersten Mal fand er Trost in der Natur und begann, Dinge wertzuschätzen, die er bisher für selbstverständlich gehalten hatte. Jeden Morgen ist Robert dankbar für einen weiteren Tag.

Interessant ist, dass Robert beim Anblick des Fotos von seinem Großvater, der zweiundzwanzig Jahre vor seiner Geburt gestorben ist, ein „Aha-Erlebnis" hatte, und den Mann, dem er bei seiner Nahtod-Erfahrung begegnet war, als seinen Großvater erkannte. Auch dies ist bereits von anderen Nahtod-Erfahrenen so berichtet worden. Ist es möglich, dass Robert dieses Foto schon einmal gesehen hat und das Bild in den Tiefen seines Unbewussten gespeichert war? Aber warum sollte jemand, den er nie kennengelernt hat, in seiner Nahtod-Erfahrung auftauchen, und nicht eher jemand, den er kennt?

Robert nimmt das Leben heute voll und ganz an und führt es so, dass ihm das übergeordnete Wohl der Menschheit am Herzen liegt. Er organisiert ständig Spenden für gemeinnützige Organisationen in der AIDS-Hilfe und ist eine große Unterstützung für das weitere Umfeld.

Dass Robert seit seiner Nahtod-Erfahrung so positiv und dankbar geblieben ist, ist vielleicht der ausschlaggebende Faktor für den Erhalt seiner Gesundheit, obwohl er mit einer vollständig ausgebrochenen AIDS-Erkrankung lebt. Ältere Studien zeigen offenbar, dass

AIDS-Erkrankte, die in Apathie und Depression verfallen, eine geringere Lebenserwartung haben als Erkrankte mit einer positiveren Einstellung. Allem Anschein nach ist die Nahtod-Erfahrung für Roberts vermehrte Positivität verantwortlich. Inwiefern hat die Nahtod-Erfahrung eine so grundlegend erneuerte Einstellung gefördert? Gibt es eine Möglichkeit, dies bei anderen zu wiederholen? All dies sind mögliche Ansätze für künftige Forschungen, die zur Entwicklung von Methoden zur Gesundheitsförderung führen könnten.

17

Gottes Trainingslager

Kelly kam über soziale Medien mit Paul Ammons in Kontakt, nachdem Robert Tremblay die beiden miteinander bekannt gemacht hatte. Paul hat offenbar seit seiner Kindheit eine tiefe Verbindung zur Natur. Eine Begegnung mit dem Tod hat diese Verbindung noch gestärkt, und heute leistet Paul wichtige Arbeit zum Schutz der Bienen.

Schon immer hatte ich das Gefühl, ich sei anders als andere. Ich fühlte mich alleine – als Einzelgänger. Ich ging in die Schule, kam nach Hause, marschierte in mein Zimmer und saß dann in meinem Kabuff und baute Modellflugzeuge. Ich war sehr kreativ und immer auf der Suche nach etwas Neuem, was ich basteln oder tun konnte, damit ich Erfolgserlebnisse hatte. Freunde hatte ich absichtlich nur wenige, damit ich die Lernschwäche verstecken konnte, die mir angehängt worden war.

Bis zum Alter von acht Jahren hatte ich mir eine Reihe geschützter Orte geschaffen, an die ich gehen konnte – sei es ein tiefes dunkles Loch, das ich in die feuchte, kühle Erde gegraben hatte, eine geheime Baumfestung im Wald oder ein winziges Kabuff im Schrank. Als ich eines Tages weinend und ziemlich hoffnungsloser Stimmung in meinem Schrank saß, kam von rechts etwas oder jemand zu mir heran. Es war ein intensives Gefühl, das stärker nachhallte als jede Stimme. Es sagte: „Paul, du bist ein besonderes Kind, wir haben dich auserwählt; du bist in Sicherheit, du wirst geliebt. Lasse dir die Tiere und die Natur immer nahe sein; es wird eine Zeit kommen, da wir dich brauchen. Ich verspreche, wir kommen wieder.“ Ich weiß noch, dass ich mich fragte, was das sollte. Dann nahm ich einen Stift und schrieb auf die Innenseite meines Plastikrings „die Tiere“.

Die Highschool war ein täglicher Kampf. Ich wurde gehänselt, weil ich mich körperlich nicht so schnell entwickelte wie die anderen Jungs. Als ich älter wurde, verblasste die Erinnerung an die Erscheinung im Geheimen mit den „Tieren und der Natur“. Eine Freundin hatte ich erst mit einundzwanzig. Wir waren drei Jahre zusammen, dann heirateten wir. Meine Frau war eine eingefleischte Katholikin, ich hingegen war Agnostiker, wenn nicht gar Atheist. Leider war die Ehe nur von kurzer Dauer, weil ich mich verhielt wie ein Workaholic. Ich war nie da. Mit siebenunddreißig besaß ich mehrere erfolgreiche Unternehmen. Ich verkaufte sie und lebte fortan von dem Erlös. Ich hatte es geschafft, so glaubte ich zumindest. Doch als ich in einem meiner Häuser saß, wurde mir auf einmal klar, dass ich leer war. Ich hatte alles aufgegeben – Familie, Freunde und meine Frau. Alles, was ich hatte, war ein üppiges Bankkonto, das mich glücklich machen sollte. Schon bald fing ich an, zu trinken und Drogen zu nehmen. Nach jedem Vollrausch wachte ich auf und fragte mich, was passiert war.

Dieses Verhalten trug mir eine Einweisung in eine geschlossene Entzugsklinik in Arizona ein. Dort gefiel es mir. Ich fühlte mich geborgen und wollte gar nicht mehr weg. Endlich hatte ich Freunde. Wir hatten etwas gemeinsam. Bald danach ging ich zur Nachbehandlung nach New Mexico, und nach drei Monaten wurde ich entlassen. Ich hatte deutlich über 100.000 Dollar ausgegeben und dachte daher, ich sei wiederhergestellt. Ich kaufte eine Hütte in der Bergkette Sangre de Cristo bei Pecos in New Mexico. Meine Hündin Sheba liebte sie genauso sehr wie ich. Seit ich sechzehn war, zog ich Labrador-Hunde auf und bildete sie aus. Sheba war eine außergewöhnliche Hündin. Wir hatten uns auf einer Verständnisebene miteinander verbunden, die weit über die mit meinem besten menschlichen Freund hinausging.

Im Juni 2002 bildete sich bei mir auf einem Rückflug von einer Afrika-Reise unbemerkt ein Blutgerinnsel (tiefe Beinvenenthrombose). Nach der Landung fuhr ich zu meiner Hütte und holte Sheba von einem Nachbarn ab, der sich während meiner Reise um sie gekümmert hatte. Es war Sonntag, Vatertag, um genau zu sein (in USA der dritte Sonntag im Juni, d. Ü.), und ich versicherte ihm, dass ich am Montag abreisen würde. An jenem ereignisreichen Tag löste sich das Blutgerinnsel und verpasste mir eine doppelte Lungenembolie. Am darauffolgenden Mittwochabend gingen meine Nachbarn an der oberen Straße spazieren. Sheba war durch die Fliegengittertür der Hütte gebrochen, um Hilfe zu holen. Sie wunderten sich, warum Sheba da war, gingen zu meiner Hütte und fanden mich am Rande meines Bettes im Koma liegend. Ich war schon fast tot. Ich hatte einen septischen Schock nach Blutvergiftung; dabei sinkt der Blutdruck so signifikant ab, dass es zu Organversagen, Atem- und Herzstillstand, Schlaganfall und Tod kommen kann. Meine Körpertemperatur lag bei 41,7 Grad; ich hatte Gelbsucht, Nierenentzündung und eine beidseitige Lungenentzündung; die Sauerstoffsättigung meines Blutes lag bei zweiundsiebzig Prozent (Hypoxämie, Sauerstoffunterversorgung); und aufgrund der dünnen Luft auf zweitausendsechshundert Metern Höhe hyperventilierte ich. Wegen der Sepsis blutete ich aus jeder Körperöffnung, und meine Organe quittierten allmählich den Dienst. Durch den Zerfall meines Körpers war ich so aufgedunsen, dass meine Kleidung aufgeschnitten werden musste. Zu diesem Zeitpunkt wusste niemand, dass meine rechte Körperseite gelähmt war, weil ich seit über vier Tagen auf meinem Oberschenkelnerv lag. Nach zwei Stunden kam ein Krankenwagen, der mich ins nächstgelegene (anderthalb Stunden entfernte) Krankenhaus brachte, weil es zu windig war, als dass ein Hubschrauber hätte landen und mich mit einem Rettungsflug abtransportieren können.

Als ich im Krankenwagen auf der Trage lag, kehrte das Leben in mich zurück. Ich setzte mich auf und ließ die Beine über den Rand der Trage baumeln. (Später sagte man mir, in meinem Zustand sei dies eigentlich körperlich unmöglich.) Vor mir waren „Leute“. Ich hörte ein gedämpftes Brummen. Ich sah durch einen hellgrauen Nebel und konnte nur die Umrisse der Leute erkennen. Ein junger Mann der freiwilligen Feuerwehr war schockiert, als er bemerkte, dass ich aufwachte, und noch schockierter, als er mich aufsitzen sah. Das Rettungsteam versuchte, mich dazu zu bringen, dass ich mich wieder hinlegte, aber ich weigerte mich. Ich spürte große Angst, Panik, Anspannung, Traurigkeit und Verwirrung, aber all das gehörte nicht zu mir. Offenbar fühlte ich die Emotionen der Menschen um mich herum. Ich weiß, dass das stimmt, denn ich empfand zugleich ein unglaubliches Gefühl der Liebe, an dem keinerlei Schmerz, Sorgen oder Ängste beteiligt waren; ich kannte nur noch den Moment. Das Merkwürdige war, dass ich das Gefühl hatte, es gäbe keine Zeit. Ich erlebte die höchste Stufe der Glückseligkeit, die man sich nur vorstellen kann. Ich lebte im Jetzt.

Da ich plötzlich wieder zu Bewusstsein gekommen war, fing einer aus dem Team an, mir Fragen zu stellen. Ich fühlte mich verpflichtet, sie zu beruhigen, als müsse ich ihnen in ihrem panischen Zustand helfen. Ich war voller Mitgefühl für sie, und da es mir mehr als gut ging, begann ich, Witze zu reißen, in der Hoffnung, dies würde die Situation entspannen. Einer nahm meine Hand, und bei seiner Berührung verdoppelten sich meine Gefühle der Angst und Anspannung. Er sagte: „Paul, Sie müssen jetzt ernsthaft mit uns reden. Sie sterben.“ Kurzerhand und mit ruhiger Stimme erwiderte ich: „Wir sterben alle.“ Wissen Sie, ich befand mich in einem Zustand der Zeitlosigkeit. Noch im selben Moment, in dem ich diese Worte sprach, beschleunigten sich die Dinge auf unterschiedlichste Art. Ich saß da und konnte plötzlich durch die Wände des Rettungswagens hindurchsehen. Ich sah meine Hütte und die Terrasse in allen Einzelheiten. Der Fluss Pecos und große Ponderosa-Kiefern säumten ihren Rand. Alles wurde still. Ich löste mich von meinem physischen Körper, und meine Seele wurde eins mit dem Universum und allem, was ist.

Es fällt mir sehr schwer, wirklich in Worte zu fassen, was ich erlebt habe, aber es kommt dem am nächsten, wenn ich sage, dass ich alles wurde und alles ich wurde. Noch während ich dies spürte, zerfiel meine Umgebung in Partikel – in unvorstellbar viele Teilchen – auch der Rettungswagen, die Hütte, die Bäume und alles um mich herum. Die Menschen im Rettungswagen oder ihre Angst, Anspannung, Panik und Verwirrung spürte ich nicht mehr; ich spürte etwas viel Größeres. Mit einem Mal stand alles still. Ich schwebte über einem Ort, der größtenteils Finsternis war; der Schein sternenähnlicher Objekte erleuchtete meine Umgebung. Ich befand mich in einer Reihe multipler Dimensionen, scheinbar am Rande der Unendlichkeit. Ich weiß noch, dass ich mich fragte, warum ich mich nicht in die Lichter hineinbegeben konnte, die sich im Uhrzeigersinn in den weißen Kern hineindrehten.

Ich hatte ganz stark das Gefühl, dass sich rings um mich herum Geistwesen befanden, die mich in einer liebevollen und stärkenden Umarmung hielten. Ein Gefühl bedingungsloser Liebe umsorgte mich. Zugleich wurden Informationen in mich heruntergeladen, als wäre ich ein Super-Computer. Mein Erleben war das völlige Gegenteil von Angst und allem, wofür sie steht. Es fühlte sich an wie makellose, reine Liebe aus einer Glückseligkeit, die größer ist, als man sich das als Mensch je vorzustellen vermag. Es war surreal.

Ich beobachtete einen wirbelnden Abgrund aus unendlich vielen Lichtern; für mich waren dies Seelen, die sich nacheinander auf den fernen Strudel zubewegten. Ich fühlte mich ebenfalls zu dem Strudel hingezogen und wollte ihnen dorthinein folgen, doch allem Anschein nach gab es eine Grenze, die ich nicht überschreiten durfte. Für mich war es schlicht noch nicht an der Zeit, mit den anderen Seelen mitzugehen. Ich hörte keine Stimmen und sah auch nichts, was mir bekannt vorkam. Wir waren wie eins und kommunizierten nicht mit Worten, sondern über Gefühle, die lauter waren als Worte und vermischt mit allen anderen Sinnen.

Noch einmal wollte ich dem sternenähnlichen glückseligen Geschehen folgen, aber eine starke Intuition sagte, ich solle mich nicht von der Stelle rühren. So beobachtete ich nur und nahm die ganze Schönheit in mich auf; es war wie ein Ölgemälde aller Liebe und Verbundenheit, die nur möglich sind – ein Bild, das mich in einen Zustand erhöhter Wahrnehmung und Glückseligkeit versetzte. Während ich also weiterhin die wundersame Anordnung der Lichter beobachtete, spürte ich hinter mir die Anwesenheit von Engeln, so kam es mir vor. Einige Lichter waren weit weg und bewegten sich im Uhrzeigersinn auf ihrer Bahn, bis sie sich in den festen weißen Kern hinein verdichteten, während andere in meiner Nähe blieben und mit mir kommunizierten. Bis heute glaube ich, dass das, was ich beobachtet habe, nur Seelen gewesen sein können, die im Himmel eingetroffen sind und dann sortiert wurden.

In diesem Moment kehrte ich in meinen Körper zurück. Ich lag isoliert auf der Intensivstation – ironischerweise also genau so, wie ich den Großteil meines Lebens freiwillig zugebracht hatte – und war in die höchste Notfallkategorie eingestuft worden. Das Krankenhaus verständigte meine Eltern und sagte ihnen, es sei nicht damit zu rechnen, dass ich die Nacht überlebte. Wenn sie mich noch ein letztes Mal lebend sehen wollten, sollten sie so schnell wie möglich kommen.

Am Morgen waren meine Eltern da. Ich atmete noch, dank eines Beatmungsgeräts, und hatte die Nacht überstanden. Die Ärzte meinten, wenn ich nicht sterben würde, läge ich höchstwahrscheinlich dauerhaft im Wachkoma und müsste an ein Dialysegerät angeschlossen bleiben. Sie sagten meinen Eltern, wahrscheinlich stünden sie bald vor der Entscheidung, ob die lebenserhaltenden Maßnahmen aufrechterhalten werden sollten. Die Diagnose war unbekannt, und in den ersten paar Tagen war mein Zustand weiterhin kritisch. Die Ärzte hatten Schwierigkeiten, die Ursache für meine Erkrankung festzustellen. Einig waren sie sich aber, dass man das, was mir in den Bergen passiert war, eigentlich nicht überleben konnte: In verzweifelter Lage über vier Tage lang ohne Nahrung und Wasser in dünner Luft im Koma zu liegen.

Als ich – nach unserem Verständnis – das Bewusstsein wiedererlangte, verspürte ich die schlimmsten Schmerzen und die größte Angst meines Lebens. Das medizinische Personal lief in den gelben Overalls herum, die auf der Quarantänestation getragen werden. Irgendwann glaubte ich, ich würde von Aliens gefoltert. Ich versuchte, mir den Beatmungsschlauch herauszureißen, daher fixierten sie mich am Bett. Mein Gehirn machte mir weis, mir würden Feuerwerksböller an die Arme gebunden und dann angezündet. So und noch schlimmer ging es tagelang, während ich allmählich zu Bewusstsein kam. Mit dem ersten Menschen, der mich ansprach, konnte ich kaum reden. Meine Stimme war so schwach, dass ich meinem ersten Besucher ins Ohr flüstern musste: „Hol mich hier raus. Die foltern mich und bringen mich noch um.“ Man sagte mir: „Alles ist gut. Du bist in Sicherheit.“ Ich weinte rückhaltlos und sagte, ich würde für alle meine Sünden bestraft. Damals erinnerte ich mich nicht mehr an die Botschaft, die ich mit acht Jahren erhalten hatte: „Lasse dir die Tiere und die Natur immer nahe sein.“ Sollten damit meine Labrador-Hündin Sheba und meine Hütte in den Bergen gemeint sein?

Nach einem Monat im Krankenhaus wurde ich entlassen und im Rollstuhl sowie versehen mit einem ganzen Cocktail an Schmerzmitteln nach Hause geschickt. Ich hatte keine Ahnung, was für eine höllische Herausforderung die nächsten dreizehn Jahre werden sollten. In den darauffolgenden Monaten fühlte ich mich anders, so als würde ich wie ein kleines Kind alles zum ersten Mal erleben. Gelegentlich kam es mir so vor, als wäre ich gar nicht richtig da; als wäre ich von der Wirklichkeit, die ich bisher gekannt hatte, abgekoppelt. Ich versuchte, mit meiner Familie und Freunden darüber zu sprechen, stieß aber auf wenig Verständnis und erntete befremdliche Blicke. Aus Frust verhielt ich mich bald wieder so wie früher, egozentrisch und ohne mir Gedanken über andere zu machen. Im Prinzip befand ich mich im Überlebensmodus und handelte meistens aus Angst und nicht aus Liebe. Ich ging zur Physiotherapie, um mein gelähmtes Bein wiederherzustellen, aber der Prozess ging mir zu langsam. Ich kam mir wieder vor wie in der Sonderschule und fühlte mich behandelt wie ein Kind, also beschloss ich, es selbst in die Hand zu nehmen. Ich arbeitete hart, sieben Tage die Woche, von Wassertherapie bis Kraftraum. In acht Monaten gelang mir die Entwicklung vom Rollstuhl zum Extrem-Snowboarden. Zur Überraschung der Ärzte verlief die Heilung sehr schnell. Allerdings war ich aufgrund der Überdosierung der Medikamente schmerzmittelabhängig geworden. Meine Abhängigkeit verfolgte mich mehrere Jahre, bis ich sie endlich heilen und überwinden konnte.

2004 heiratete ich wieder, und bald bekam meine Frau unser erstes Kind. Am 20. Juni 2005, am Vatertag, genau drei Jahre nach meiner Lungenembolie und der Nahtod-Erfahrung in meiner Hütte, entzündete sich ein Flohbiss, den ich mir von einem Wildkaninchen zugezogen hatte. Ich bekam Tularämie, eine extrem seltene, aber lebensbedrohliche, ansteckende bakterielle Erkrankung. Es begann mit grippeähnlichen Symptomen, die sich rasch über meinen gesamten Körper ausbreiteten. Plötzlich verlor ich meine Sehfähigkeit und sah wieder den grauen nebligen Dunst. Ich wurde notfallmäßig ins Krankenhaus eingeliefert, wo mir die Ärzte sagten, wenn ich mich nicht in Behandlung begeben hätte, wäre ich innerhalb von sechs Stunden gestorben. Dank starker Antibiotika erholte ich mich schnell und erlangte auch mein Sehvermögen wieder.

Doch kaum etwas schien gut zu laufen, auch meine Ehe nicht. Das Blutgerinnsel in meinem Bein wurde mit Blutverdünnern behandelt, löste sich aber dennoch nie vollständig auf, was die Ärzte nicht wussten. Nach der Behandlung mit den Blutverdünnern wurde keine Nachuntersuchung gemacht, daher lief ich elf Jahre lang als wandelnde Zeitbombe herum, die schließlich losging.

Nach meiner zweiten Scheidung entwickelte ich eine große emotionale, körperliche und spirituelle Müdigkeit. Da ich mich um meinen Sohn kümmern musste, blieb mir nur wenig Zeit für mich selbst. Alle meine Bemühungen, bald wieder gesund zu werden, lösten sich in nichts auf, und ich geriet in einen sehr gefährlichen Zustand. Im März 2013 löste ein Blutgerinnsel, das ich nicht bemerkt hatte, eine weitere Lungenembolie bei mir aus, und ich fand mich erneut in der Notaufnahme wieder. Als ich schließlich entlassen wurde, war ich ein schwacher, gebrochener Mann, der nun sein Leben lang Blutverdünner nehmen musste. Das Blutgerinnsel war kalsifiziert, also durch Kalkeinlagerungen verhärtet, so hieß es. In kurzer Zeit nahm ich fünfzehn Kilo zu. Aufgrund der schweren Nervenschädigung, die damals zur vorübergehenden Beinlähmung geführt hatte, und der Gewebeschädigung durch die Tularämie hatte ich Schmerzen am ganzen Körper. Ich griff zur Selbstmedikation. Weil ich mir geschworen hatte, nie wieder ein Schmerzmittel anzurühren, wandte ich mich dem Alkohol zu (wobei ich keine Ahnung über die Wechselwirkungen mit den Blutverdünnern hatte). Mein Blut war bereits dreimal dünner als normal, und der Alkohol verschlimmerte dies weiter. Als ich stürzte und auf dem Bauch aufschlug, erlitt ich daher schwere innere Blutungen. Wieder landete ich in der Notaufnahme, wo mir der Magen ausgepumpt wurde und ich mehrere Bluttransfusionen erhielt. Ein geschlagenes Jahr lang kamen solche Unfälle recht häufig vor. Unmerklich beging ich langsam Selbstmord.

Im Dezember 2015 fuhren mein Sohn und ich über Weihnachten nach Texas zu meiner Familie. Ich war am Tiefpunkt meines Lebens angekommen und hatte kaum noch Hoffnung. Von Kindheit an darauf getrimmt, meine Gefühle zu verstecken, verbarg ich sie so gut ich konnte. Während meines Besuches geschah ein Wunder – und als der Traum, den ich nach meiner Nahtod-Erfahrung gehabt hatte, bestätigt wurde, ergab für mich alles einen Sinn.

Im Jahr 2002, ein paar Monate nach meiner Entlassung aus dem Krankenhaus, stieg ich – immer noch an Krücken – mit meiner Hündin Sheba zum ersten Mal seit meinem Koma wieder auf zu meiner Hütte. In jener ersten Nacht hatte ich einen Traum, der ausgesprochen real war. Um fünf Uhr zweiunddreißig wachte ich auf, voller Panik und in Schweiß gebadet. In meinem Traum wurde ich vorgewarnt, dass drei gute Freunde der Familie sterben würden. Ein Todesfall stünde unmittelbar bevor – aber ich glaube, in dieser Phase war mir nicht klar, wie unmittelbar – und die anderen beiden würden Jahre später eintreten. Diese Vorahnungen sollten sich alle bewahrheiten. Der Traum war eines von vielen unerklärlichen Geheimnissen in meinem Leben. Ich versuchte, eine vernünftige Erklärung dafür zu finden, aber mir wollte nichts einfallen. Danach fühlte ich mich einsamer denn je. Da ich nicht für einen Spinner gehalten werden wollte, ließ ich es los. Doch während meines weihnachtlichen Besuches lernte ich jemanden kennen, der die Todesfälle aus meinem Traum in allen Einzelheiten bestätigte. Völlig verblüfft erfuhr ich, dass der erste Todesfall um fünf Uhr zweiunddreißig eingetreten war – genau zu dem Zeitpunkt, als ich in panischer Angst aus meinem Traum erwachte. In diesem Moment sagte ich mir: „Das ist echt. Ab jetzt versuche ich nicht mehr zu behaupten, es sei bloßer Zufall." Es gab einfach zu viele sogenannte Zufälle.

Ich fing an, Nahtod-Erfahrungen zu googeln, und das brachte mich zu Facebook, wo ich mit ein paar Leuten Kontakt aufnahm. Schon bald sollten drastische Veränderungen eintreten. Je mehr ich mich einbrachte und mit anderen Nahtod-Erfahrenen sprach, desto mehr bekam ich zurück, und zwar in Form von Synchronizität. Zugleich gab ich mir Raum zum Nachdenken über alles, was ich durchgemacht hatte, und versuchte, es zu verstehen. Dabei wurde ich zum ersten Mal in meinem Leben von dem Gefühl überwältigt, dass Gottes Gegenwart um mich ist. Plötzlich wusste ich, dass es Gott wirklich gibt und er immer bei mir ist. Damit, dass ich früher immer geglaubt hatte, Gott gäbe es nicht, war ich gründlich danebengelegen. Dann ging mir auf, dass das, was mir als achtjähriger Junge gesagt worden war – „es wird eine Zeit kommen, da wir dich brauchen. Ich verspreche, wir kommen wieder" – durch und durch wahr gewesen war. Gott hatte sein Versprechen gehalten und war wiedergekommen – heute weiß ich, dass er mich nie verlassen hat, ich habe Ihn verlassen.

Mein spirituelles Erwachen hatte sich noch einmal verstärkt. Ich war erfüllt von tiefem Mitgefühl, von Liebe, Hoffnung, Geduld, Bewusstsein und einer positiven Einstellung. Heute tue ich, was ich kann, um meine neuen Eigenschaften Tag für Tag weiterzuentwickeln, und jeden Tag wird mein Leben ein wenig besser.

Mein Erlebnis hat dazu geführt, dass ich mich mit alternativer Medizin beschäftigte. Ich ließ eine Doppler-Untersuchung machen, um den Status meines Blutgerinnsels zu überprüfen. Die Ärztin sah mich an und sagte: „Sie haben kein Blutgerinnsel." Ich lächelte nur. Das alles ist für mich neu. Oder besser, mir ist endlich bewusst geworden, was die ganze Zeit vor sich gegangen ist. Ich habe aus der geistigen Welt die Überzeugung mitgebracht, dass es unsere Lebensaufgabe ist, den „Himmel" auf die Erde und in unseren Alltag zu holen. Offenbar hat der Gott der Schöpfung mich dieses knallharte Trainingslager durchlaufen lassen. Er lehrte mich die Wahrheit und schenkte mir den Mut, das, was ich gelernt habe, anderen mitzuteilen. Ich habe es entgegen aller Wahrscheinlichkeit geschafft, und heute weiß ich, dass ich das nicht alleine bewerkstelligt habe.

Und noch ein positiver Aspekt zeigte sich nach meiner Nahtod-Erfahrung. Ich entwickelte großes Interesse an Honigbienen. Es begann damit, dass ich sie fotografierte, aber schon bald wuchs es sich zu einer wahren Obsession aus. Ich beobachtete die Bienen, sah, wie sie in Harmonie zusammenarbeiteten und wie ein einziger Organismus lebten. Mir ging auf, dass wir von der verschwindenden Honigbiene viel lernen können. 2004 wurde ich Hobby-Imker mit vier Beuten, in denen die Bienenvölker lebten. Ich brachte mir recht schnell bei, wie ich mit ihnen umzugehen hatte, damit sie Honig gäben. 2006 hatte ich schließlich acht Beuten mit Völkern, und mein Interesse ging über die reine Honigernte hinaus. Ich verspürte eine tiefe Verbindung und eine große Liebe zu den Bienen. Zu jedem Volk hatte ich eine persönliche Beziehung, als ob ich mit ihnen vernetzt wäre. Allerdings traten 2006 in Bienenhäusern auf der ganzen Welt die ersten Fälle von Bienensterben auf, was ich damals nicht wusste. In den darauffolgenden Jahren ging es in meinem Leben sehr hektisch zu, und gesundheitlich musste ich einige lebensbedrohliche Situationen überstehen. Meine Leidenschaft konnte dies jedoch nicht bremsen. 2011 machte ich mein Hobby sogar zum Beruf; mein neues Unternehmen nannte ich „Enchanted Honey"

(„verzauberter", aber auch „verzückter Honig", d. Ü.). Ich hatte über 350 Beuten und Völker. In meinem Arbeitsleben ging es jetzt nicht mehr nur ums Geldverdienen; es ging um meine Seelenaufgabe! Darin liegt für mich der Wert.

Die Auswirkungen des Bienensterbens waren verheerend. 2013 verlor ich fünfundneunzig Prozent meiner Völker, aber ich baute sie wieder auf. Jedes Jahr versuchte ich, meine Verluste zu verringern. Doch im Herbst 2015 verkaufte ich meine Firma wegen anhaltenden Völkersterbens und ständiger Gesundheitsprobleme. Die Honigbiene nimmt immer noch einen bedeutenden Platz in meinem Leben ein. Meine Facebook-Seite habe ich behalten und zu einer Seite mit Informationen über Bienen- und Umweltschutz umgewandelt, die gut besucht wird. Heute bin ich wieder Hobby-Imker mit ein paar Beuten. Ich freue mich sehr über die Zusammenarbeit mit einem Team aus Doktoranden und fachkundigen Laien hier in Texas. Wir haben eine revolutionäre Bienenbeute entwickelt, die speziell auf die Beobachtung des Verschwindens der Honigbiene durch das Bienensterben ausgelegt ist – und hoffentlich auch zu Erkenntnissen über dieses Rätsel sowie zu seiner Lösung beitragen kann.

Ein berühmtes Zitat, das Albert Einstein zugeschrieben wird: „Wenn die Biene einmal von der Erde verschwindet, hat der Mensch nur noch vier Jahre zu leben. Keine Bienen mehr, keine Bestäubung mehr, keine Pflanzen mehr, keine Tiere mehr, kein Mensch mehr."

Meine Arbeit mit den Bienen setze ich bis zum heutigen Tage fort. Ich habe die Absicht, das Rätsel um die Vernichtung der Honigbiene zu lösen, damit ich niemals zulasse, dass die Einstein zugeschriebene Behauptung und damit der schlimmste Albtraum der Menschheit Wirklichkeit wird.

Heute kann ich sagen, dass alles, was ich durchgemacht habe, einem Göttlichen Zweck gedient hat: Mich auf meine Lebensaufgabe hier auf Erden vorzubereiten. Jeder Tag bringt einen neuen Anfang. Ich freue mich darauf, meine Erlebnisse anderen mitzuteilen, in der Hoffnung, dass sie auch für ihre Lebensreise sinnstiftend sein können.

Paul sagt, dass er als Kind Einzelgänger war. Als er noch klein war, nahm er plötzlich eine beruhigende Stimme wahr, die ihm sagte, dass er geliebt werde und etwas Besonderes sei. Die Botschaft kam ihm wichtig vor, doch er verstand sie nicht. Daher behielt er sie für sich, und schließlich verblasste die Erinnerung daran. Ist Paul dadurch, dass er wenige Freunde hatte und schon als Kind die Einsamkeit suchte, prädestiniert für eine erhöhte Sensibilität für anomale Phänomene oder eine Nahtod-Erfahrung? Konnte Paul wegen geringerer äußerer Ablenkung eine Fähigkeit zum engeren Kontakt mit seiner Intuition entwickeln?

Aus seiner Schilderung wird deutlich, dass Paul mit den Veränderungen, die mit seiner Nahtod-Erfahrung einhergingen, dreizehn Jahre lang zu kämpfen hatte. Er versuchte, mit Angehörigen und Freunden über sein Erlebnis zu sprechen, aber niemand verstand ihn. Dies kommt sehr häufig vor; wenn man sich nicht ohnehin für Nahtod-Erfahrungen interessiert, kann es sehr schwierig sein, einen Bezug zu etwas zu finden, was offenbar so sehr über alles Fassbare hinausgeht. Erst als Paul im Internet suchte und über Nahtod-Erfahrungen recherchierte, ergab sich für ihn allmählich ein stimmiges Bild, und er entwickelte ein tieferes Verständnis für sein Erlebnis. Ich vermute, dass er jetzt, wo er mit Menschen in Kontakt ist, die ihn verstehen, noch wesentlich mehr entdecken wird.

Es ist faszinierend, von Pauls Arbeit zum Schutz der Bienen zu erfahren. Über die Bedeutung der Bienen für das Ökosystem sind bereits viele Artikel erschienen. Seit seiner Nahtod-Erfahrung ist dies für Paul intuitiv ein wichtiges Anliegen. Wie er bereits gesagt hat, lebt er jetzt seine Bestimmung.

18

Das kleine Soldaten-Mädchen

Kelly kam über die sozialen Medien mit der vierunddreißigjährigen Jessica Harper in Kontakt. Zwischen ihnen entwickelte sich eine Freundschaft und tiefes Vertrauen, so dass Jessica sich öffnen und über ihr Leben erzählen konnte. Jessica lebt in den Vereinigten Staaten, hat einen Bachelor-Abschluss und arbeitet in der Wirtschaft. Sie ist Veteranin der US-Army und war 2003 mit zwanzig Jahren im Einsatz beim Einmarsch im Irak. Den größten Teil ihres Lebens hatte sie mit ihrer Identität zu kämpfen, doch schließlich fand sie ihr wahres Ich – als Frau. Sie hatte sich schon immer als Frau gefühlt. Doch obwohl sie sich in den Härten des Krieges behaupten konnte, fehlte ihr der Mut zum Kampf mit den gesellschaftlichen Auffassungen in Bezug auf ihre Identität.

Der Morgen dämmerte; im Hintergrund konnte ich das eindeutige Geräusch des Funkverkehrs hören. Ich lehnte an einem ungeschützten Holzhaus, das wir vor Monaten gebaut hatten und als Kommando-Hauptquartier nutzten. Ich spürte jeden Muskel in meinem starken, kraftvollen Körper, denn erst vor wenigen Stunden hatte ich einen Achtkilometer-Lauf abgeschlossen. Ich lief jeden Tag, denn ich hatte Angst; ich wusste, dass meine läuferischen Qualitäten, meine Fähigkeit, dem Gegner körperlich überlegen zu bleiben, mit darüber entscheiden würden, ob ich am Leben blieb oder starb. Den Krieg sah ich als sinnlos an, aber ich lernte, den Feind zu hassen. Ich hasste sie nicht, weil ich Amerikaner war und sie einer anderen Nation angehörten oder gar aufgrund eines hirnlosen Patriotismus‘. Ich entwickelte einen Hass gegen sie aufgrund meiner eigenen Erlebnisse und der Geschichten, die meine Waffenbrüder und -schwestern mir erzählten.

Die ständigen Bombenattentate auf offener Straße, die Guerillataktik, das Abschießen unserer Flugzeuge, bei dem unsere Besatzungen umkamen, Leichnam um Leichnam amerikanischer Soldaten sehen zu müssen, bombardiert zu werden, mit Raketen beschossen zu werden, einem kleinen Jungen auf der Straße gegenüberzustehen und entscheiden zu müssen, ob man ihn tötet oder nicht. Das ganze Blutvergießen – und es war nicht bloß ein Film, den man im Kino sieht, es war echt. Die Belastungen eines sechsmonatigen Kriegseinsatzes hatten von meiner Psyche ihren Tribut gefordert, auch wenn das noch nicht offensichtlich war.

Mich an diesen Holzbau anzulehnen, fühlte sich an, als könne meine Seele zur Ruhe kommen. Mit leerem Blick schaute ich in den Abgrund. Keine Erinnerungen mehr an meine Kindheit und den Missbrauch, den ich erlitten und der dazu geführt hatte, dass ich weggelaufen bin und mich bei der Army eingeschrieben habe. Ich empfand nichts. Ich hatte keine Gefühle mehr. Ich fühlte mich von der Welt um mich herum abgekoppelt.

Ich weiß noch, dass ich mich vorbeugte und einen Stock am Boden entdeckte. Ich nahm ihn auf und zeichnete Gesicht und Körper eines Mannes in den Sand. Dann verwischte ich langsam seine harten, markanten Gesichtszüge und gab der Gestalt das Aussehen einer schönen Frau; ich verlieh ihm weiche, sinnliche Lippen, eine hübsche Nase und geschwungene Augenbrauen, langes Haar und eine kurvige Figur. Als ich mein Werk betrachtete, liefen mir Schauer über den Körper. Ich spürte etwas und wischte es dann fort.

Bevor ich in den Krieg zog, hatten Gott und ich eine Übereinkunft getroffen. Ich würde nicht mit ihm reden, und das war in Ordnung, solange ich ihn in der Not nicht um Hilfe riefe. Ich fand, eine Schützengraben-Beziehung wäre irgendwie unehrlich gewesen, da ich nicht aus voller Überzeugung an Gott glaubte. Ich wusste, ich war aus einem bestimmten Grund in dieser Situation, und eines Tages würde mir etwas bevorstehen, das noch viel härter war als dieser Krieg. Innerlich hatte ich mich immer schon anders gefühlt, schon seit meinen frühesten Kindheitserinnerungen mit etwa drei Jahren.

Ich schloss die Augen und versetzte mich in Gedanken an einen fernen Ort. Dort stand ich in einem Weizenfeld, umgeben von sanften Hügeln, schönen Bäumen und einem strahlend blauen Himmel. Ich sah mich in einem Blumenkleid und drehte mich im Sonnenlicht im Tanz. In diesem Moment war ich zum ersten Mal frei. Dann hörte ich den Funkspruch.

In den nächsten sechs Monaten kämpfte ich an der Seite tapferer Männer und Frauen und stand die wohl schrecklichsten Bedingungen auf der Welt durch. Ich war zu nächtlichen Operationen eingeteilt und sollte tagsüber ruhen, doch stattdessen lag ich hellwach und schmorte bei bis zu siebenundfünfzig Grad Celsius in einem Vinylzelt. Da ich nicht auf natürliche Weise einschlafen konnte, verlor ich jeden dritten Tag vor Hitzeerschöpfung das Bewusstsein. Wenn nicht die Hitze einem zu schaffen machte, dann waren es die Fliegen, weil wir keine richtigen sanitären Anlagen hatten.

Die Sandstürme und Staubhosen scheuerten an Lippen und Händen, bis sie einrissen und bluteten. Mir wuchsen Haare an Körperstellen, an denen ich noch nie welche gehabt hatte, und das hatte nichts mit einer verspäteten Pubertät zu tun. Es war, als wüsste mein Körper irgendwie, dass er sich unter solch schwierigen Bedingungen in den Urzustand zurückversetzen musste. Der Dreck hatte meine Poren verstopft; ich sah gealtert aus. Unser Haus, hier an diesem Ort, war ein beliebtes Ziel für Skorpione, Walzenspinnen, Wölfe und Giftschlangen.

Der Krieg war alles andere als schön, aber die Sonnenaufgänge und -untergänge im Irak gehören zu den atemberaubendsten Beispielen für Gottes Werk. Jeden Morgen, wenn meine Schicht zu Ende war, blieb ich geduldig sitzen und wartete, bis die Sonne aufging. Die Gewissheit, dass ich wieder eine Nacht überstanden hatte und ein neuer Tag käme, schenkte mir eine tiefe innere Ruhe. Es ist witzig, aber selbst an den schlimmsten Orten zeigt Gott gebrochenen Männern seine Schönheit und Pracht. Als wir zum Einmarsch im Irak aufbrachen, hatte man uns gesagt, wir wären nur ein paar Monate weg; inzwischen war ein ganzes Jahr vergangen. Zu Hause hatte sich das Leben oft stark verändert. Wir hatten uns verändert.

Vom Krieg versehrt, kehrte ich nach Hause zurück. Das niedliche, weichherzige Kind, den Schlaumeier mit den großen Träumen und Plänen, gab es nicht mehr. Ich verschwand. Ich war kalt. In mir war irgendetwas ausgelöst worden. Ich wusste, wie man tötet, und ich wusste, dass ich töten konnte. Es war beunruhigend, als wäre ich nicht mehr ich selbst. Im aktiven Dienst hatte sich mein psychischer Zustand verschlechtert, und keiner in meinem Umfeld hatte es gemerkt. Ich zeigte Anzeichen einer posttraumatischen Belastungsstörung und von Bulimie, einer schweren Essstörung. Mitte 2005 war meine Zeit in der Army um, und im Herbst desselben Jahres begann ich mit dem College.

Für viele junge Menschen ist das College eine Zeit, in der sie sich selbst ausprobieren und entdecken. Mir kam der Gang in ein Klassenzimmer zum ersten Mal wie ein surreales Schlaraffenland voller bunter Süßigkeiten vor. Ich war mitten unter klugen, fröhlichen, übermütigen jungen Leuten, die gerade erst ihren Highschool-Abschluss hinter sich hatten, und hörte ihnen zu, wie sie liebevoll vom Leben zu Hause und ersten Rendezvous erzählten. Meine Wirklichkeit hatte sich grundlegend verändert. Auch wenn mein Zuhause nur fünfzig Kilometer entfernt lag, mein Geist war immer noch zehntausend Kilometer weit weg. Meine Gedanken pendelten zwischen Kampfszenen und einer schweren Geschlechtsinkongruenz.

Rein um zu überleben und meine obsessiven Gedanken unter Kontrolle zu bekommen, stürzte ich mich aufs Lernen, brillierte im Studium und setzte mich an die Spitze meiner Klasse. Früher hatte ich mir eingeredet, wenn ich zum Militär ginge, würden meine Geschlechtsprobleme sich von allein lösen, aber da hatte ich mich getäuscht. Das Gefühl, eigentlich ein Mädchen zu sein, war kaum weniger geworden. Das langsamere Tempo des zivilen Lebens und die Freiheiten am College ließen den Gedanken Freiraum. Dass ich mein Kampftrauma und meine Geschlechtsidentitätsstörung leugnete, leistete meiner Depression Vorschub.

Es kam so weit, dass ich mit niemandem mehr über meinen Militärdienst sprechen konnte. Ich glaubte, die Leute würden es nicht verstehen, sie wären wütend und würden mich verurteilen, wollten mich unbedingt nur als Mann sehen; daher schwieg ich. Ich konzentrierte mich weiterhin aufs Lernen und verdrängte mein Trauma. Dies leistete einer verschleierten Essstörung Vorschub, die die nächsten zehn Jahre meines Lebens für sich vereinnahmen sollte.

Ich schaffte es ins zweite Studienjahr, verbrachte viele Nächte in der Bibliothek, wo ich den Kopf auf die Bücher legte und darum betete, irgendwie aus diesem Albtraum aufzuwachen. Ich fand, ich war im falschen Körper geboren. Innerlich fühlte ich mich unschuldig und schön, aber äußerlich war ich alles andere als das. Ich war so depressiv, dass ich mehrmals versucht habe, mir das Leben zu nehmen.

Ich wurde als Zwilling geboren. Meine Schwester Sarah, die sechs Minuten nach mir zur Welt kam, ließ mich oft spüren, dass ich das mittlere Kind war. Wir waren zwei Jungen und ein Mädchen. Eine meiner ersten Erinnerungen mit etwa drei Jahren ist, als ich zum ersten Mal entdeckt habe, dass ich ein Junge war. Mein Vater und ich duschten zusammen, und ich sah, dass wir gleich waren. Ich war völlig durcheinander. „Wie kommt es, dass ich ein Mädchen bin, aber aussehe wie Daddy?“, fragte ich mich in Gedanken. Ich weiß noch, dass ich meine Mutter angebettelt habe, sie solle mich eine Ballerina sein lassen; ich wollte ein rosa Tutu tragen; worauf sie erwiderte, männliche Tänzer trügen so etwas nicht. Doch, erwiderte ich, ich könne das sehr wohl. Ich spielte mit Puppen; ich hatte ein rosa Fahrrad; ja, ich trug sogar die Kleider meiner Schwester. Ich dachte, ich könnte irgendwie erwachsen werden und dann ein Mädchen sein.

Das innere Chaos, das dadurch entstand, dass ich Transgender, ein armer College-Student und ein Veteran mit einer verschwiegenen posttraumatischen Belastungsstörung war, löste eine Verzweiflung aus, die mich in ein tiefes schwarzes Loch stürzen ließ. Im Jahr 2008 hatte ich das Gefühl, ich hätte keine andere Wahl und begann mit dem Umwandlungsprozess. Ich glaubte, wenn ich es nicht täte, müsste ich sterben.

Durch ein verqueres Glück hatte die Essstörung meinen früher robusten Körper zerstört. Ich war zerbrechlich geworden, hatte fünfzig Kilo Muskelmasse verloren, was mir einen weiblichen Körperbau verlieh. Ich ließ mein Haar lang wachsen und umfassende gesichtschirurgische Eingriffe vornehmen. Ich wurde allmählich ich. Bei meinem College-Abschluss war ich eine Frau.

Meine Familie hatte mich verlassen; sie konnten es nicht verstehen. Ihren Sohn, den Soldaten, gab es nicht mehr. Diese Frau hatte ihn umgebracht, und sie wollten sie nicht. Da ich nirgendwohin konnte und die Wirtschaft am Boden lag, packte ich meine wenige Habe, kaufte ein billiges Auto und fuhr nach Texas, wo es Arbeit geben sollte, wie ich gehört hatte.

Das folgende Jahr lebte ich in Texas von der Hand in den Mund und traf die schwersten Entscheidungen meines Lebens. In den dunklen und einsamen Stunden jenes Jahres wünschte ich mich manchmal nach Bagdad zurück. Diese Zeit, in der ich auf mich allein gestellt war und die Summe der Härten, die ich durchgestanden hatte, ließen mich noch mehr an der Existenz Gottes zweifeln. Ich fühlte mich von allen und jedem in meinem Leben vollkommen verlassen. Ich fragte mich: „Warum hat Gott mir die Gedanken und Gefühle eingegeben, dass ich in Wirklichkeit eine Frau bin, und gibt mir dann keine Möglichkeit, das auch zum Ausdruck zu bringen? Als ich endlich beschloss, etwas deswegen zu unternehmen, hätte es mich beinahe vernichtet?“ Diese Frage brachte mich um, denn ich fühlte mich von allem Guten restlos verlassen. Ich war gebrochen. Seit fast einem Jahr hatte ich keine Arbeit gefunden. Ich hatte kein Geld, kaum etwas zu essen, und die Banken saßen mir im Nacken. Ich war ganz unten angekommen.

Meine Depression wuchs, und in mir kochte die Wut. In meiner Lage war ich machtlos. Wie konnte Gott zulassen, dass sein Geschöpf solchen Schmerz und solches Leid aushalten musste? Ich entwickelte einen tiefen Hass auf Gott und die Religion und wurde Atheist. In meiner Freizeit las ich atheistische Blogs, sah atheistische Videos und fand Gleichgesinnte unter anderen unzufriedenen Ungläubigen.

Mit der Zeit kam die Wirtschaft wieder in Schwung, und ich fand endlich Arbeit. Bei meiner ersten Stelle blieb ich sechs Monate, bis ich etwas Besseres fand. Das Leben geht weiter, und wir gehen mit. Meine Stimmung hob sich. Ich hatte wieder Selbstwertgefühl. Jetzt, mit Arbeit und Einkommen, musste ich einige gesundheitliche Probleme angehen. Ich suchte mir einen Augenarzt.

An einem Freitagmorgen hatte ich einen Termin zur Operation am Augenmuskel. Seit Jahren hatte ich oft Probleme mit Doppelbildern, deshalb war ich nun endlich entschlossen, das korrigieren zu lassen.

Da ich bereits zwei, allerdings nicht damit zusammenhängende, komplizierte Operationen hinter mir hatte, sah ich diesem kürzeren Eingriff relativ entspannt entgegen. Als wir am besagten Morgen ankamen, beantwortete ich die üblichen Krankenhausfragen und wurde dann rasch für die fünfzehnminütige Operation vorbereitet.

Ich wurde in den Operationssaal geschoben und weiß noch, dass ich angespannt und müde war, weil eine stressige Woche hinter mir lag. Ich erinnere mich, dass ich die kalte Luft in dem Raum gespürt habe und die Decke, an die ich nun ohne meine Brille schaute, ganz verschwommen aussah. Der Anästhesist kam herein und fragte: „Wie viele Margaritas verpassen wir Ihnen denn?“ „Jede Menge“, erwiderte ich mit einem Grinsen. Lächelnd setzte er mir die Atemmaske auf. Ich schaute nach oben, atmete das Gas ein und hörte eine weibliche Stimme im Raum, die rückwärts zählte. Ich rechnete damit, erst später im Aufwachraum wieder wach zu werden. Nach ein paar tiefen Atemzügen war ich bewusstlos.

Als ich aufwachte, stand ich an einem Ort, an dem alles unter mir aus einem wunderschönen hellen goldenen Licht war und mich ein Himmel aus Schwärze umgab. Ich spürte Anflüge einer tiefen Ruhe, und meine Seele sprühte vor Leben. Es war, als sei ich aus dem denkbar friedlichsten Schlaf erwacht. Seltsamerweise wirkte nichts befremdlich. Mir war überhaupt nicht bewusst, dass meine Wirklichkeit sich verändert hatte.

In einigem Abstand sah ich eine Gruppe von vier Menschen, die in einem Kreis zusammenstanden und sich unterhielten. Ich sah mich um, wunderte mich über meine Umgebung und ging auf sie zu. Als ich näherkam, unterbrachen sie ihr Gespräch und wirkten ganz so, als hätten sie mich gar nicht erwartet.

Etwas durcheinander, aber immer noch in der Annahme, ich sei nach der Operation wieder aufgewacht, schaute ich zu dem größten Geistwesen auf. Es strahlte Männlichkeit aus, daher fragte ich: „Sind Sie Dr. Smith?“ Das größte Geistwesen trat aus der Runde der anderen vor, schaute auf mich herunter und blieb schweigend stehen. Ich konnte nicht erkennen, wer es war, da der Körper offenbar aus weißem Licht bestand, das mit einer goldenen Aura umgeben war. Ich schaute wieder zu den anderen hinüber. Allmählich etwas sauer werdend, fragte ich noch einmal: „Sind Sie Dr. Smith? Ich soll von Dr. Smith operiert werden.“

Da ich Antworten verlangte und mir der Ernst meiner Lage immer noch nicht bewusst war, veränderten die Wesen meinen Blickwinkel, so dass ich nun alle vier und mich selbst von Weitem sehen konnte. Dabei wechselte auch die goldene Aura der Wesen zu einem tiefdunklen Stahlblau mit einem schmalen Rand aus goldenem Licht. Jetzt war ihr Körper nicht mehr weiß, sondern schwarz. Das größte Geistwesen ragte hoch über mir auf und sandte stabförmige weiße Lichtstrahlen von seinem Kopf zu meinem.

Aus dieser Perspektive konnte ich erkennen, dass meine äußere Erscheinung die eines jungen Mädchens war. Ich hatte langes, schönes, weiches, gelocktes Haar und feine Gesichtszüge. Mein Körper war nicht menschlich, sondern ähnelte dem der Geistwesen, mit denen ich kommunizierte. Ich trug ein weißes Seidenkleid, und meine zierliche Silhouette war von einer Aura aus weißgoldenem Licht umgeben. Endlich begriff ich, dass ich mich nicht im Aufwachraum befand und nach der Operation aus der Narkose erwachte. Es war ein Moment der Klarheit.

Gebannt von meiner neuen Wirklichkeit, sah ich die Geistwesen voller Erstaunen an. Ich betrachtete sie eingehend und in allen Einzelheiten. Sie hatten kein definierbares Geschlecht und kein Gesicht. Sie bestanden aus reinem weißen Licht und hatten zwar noch menschliche Gestalt, aber ohne Arme und Beine. Goldene Teilchen umgaben ihren Körper. Jedes Teilchen war deutlich erkennbar, als könne man es berühren.

Noch während ich sie betrachtete, trat ein Geistwesen vor und sagte zu dem größten Geistwesen etwas über die Krankenschwester. Was gesprochen wurde, habe ich nicht verstanden. Während die beiden Geistwesen vor mir standen und sich wortlos unterhielten, schaute ich mich um und sah im Hintergrund etwas, das meine Aufmerksamkeit erregte und das ich zuvor gar nicht bemerkt hatte: In der Ferne, am dunkleren Himmel dieser Welt, befand sich eine faszinierende weiße Kugel aus kreisendem Licht. Ein Teil von mir fühlte sich zu ihr hingezogen. Es war wie bei der Begegnung mit der ersten echten Liebe, wenn man sich in die Augen schaut; aber noch schaute ich weg.

Als dies geschah, umschlang mich das Geistwesen und wiegte mich wie ein Vater oder eine Mutter ein Kind im Arm halten würde. Es fühlte sich sehr beruhigend und euphorisch an. Es war, als wären wir ein und dasselbe geworden. Dabei wurden alle Erinnerungen an mein Leben fortgespült, ich stand nur da, schaute nach oben und sah sie an. Meine Emotionen verstärkten sich zu Gefühlen reiner Unschuld. Ich fühlte mich bei ihnen ganz und gar kindlich und geborgen.

Während die Wesen mir die Erinnerungen an mein Leben nahmen, diskutierten sie offenbar untereinander. Ich wusste, dass sie über mich und die Ereignisse in meinem Leben sprachen, durfte aber nicht verstehen, was sie sagen. Ihre Gespräche wurden intensiver, und die Veränderungen in ihren tanzartigen Bewegungen faszinierten mich. Die Aura um ihren Körper veränderte sich von golden zu einem satten Orange. Amüsiert schaute ich zu ihnen auf und beobachtete, wie ihre Körper miteinander interagierten, wobei das Licht umherwirbelte und die Farben zu einer Mischung aus Licht wurden.

Allem Anschein nach war ein Geistwesen sehr aufgebracht über das, was sie in meinem Leben gesehen hatten. Dies löste wohl deutliche Meinungsverschiedenheiten unter ihnen aus, was mit mir zu tun sei. Ihre Unterhaltung wurde immer intensiver, doch ich war des Wartens allmählich müde. Ich schaute in meine eigene Richtung hinüber und sah fünf breite, romanisch wirkende Säulen, die in einer Reihe angeordnet und durch Rundbögen miteinander verbunden waren.

Von meiner Neugier überwältigt, entfernte ich mich von den Geistwesen. Forscherdrang überkam mich. Die Umgebung war freundlich und harmonisch. Die Welt bestand aus goldenem Licht mit Nuancen von Weiß und Elfenbein, doch zugleich war alles klar und durchscheinend. Alles sandte Licht aus. Die Oberfläche war wolkenähnlich, aber fest. Unser Standort war von Dunkelheit umgrenzt. Instinktiv wusste ich, dass ich nicht in die Nähe der Dunkelheit gehen sollte; es war, als befände man sich dort am Rand einer großen Leere.

Wenn ich mich wieder auf die Mauer konzentriere, fällt mir ein, dass ich dort stand, nach oben sah und die Pracht der Säulen bewunderte. Ich war neugierig und wollte wissen, woraus die Säulen bestanden. Ich konnte sie mit den Augen wie mit einem Zoom näher heranholen und erkennen, wie die kristallartigen Strukturen aufgebaut waren.

Als ich wieder nach oben schaute, um die Säulen noch näher zu untersuchen, sah ich auch die Lichtkugel wieder. Ich fühlte mich zu ihrer liebevollen Umklammerung hingezogen und flog rasch auf sie zu. Sofort wurde das Licht größer, bis es mich ganz einhüllte. Jetzt war alles ein durchdringendes hell-weißes Licht. Abrupt begaben sich die vier Geistwesen vor mich, stellten sich u-förmig um mich auf und bremsten mich aus. Dann schoben sie mich immer weiter zurück, bis schließlich alles schwarz war. Das einzig Sichtbare waren ihre dunklen, von einer feinen goldenen Linie umrissenen und mit einer blauen Aura umgebenen Körper.

Streng und hoch aufgerichtet standen die Geistwesen in gerader Linie vor mir, und ich wusste, dass ich nicht weiter vorwärts durfte. Als ich sie ansah, war mir, als würde ich ausgeschimpft, weil ich etwas Falsches getan hatte. Ich wurde weggeschoben, schaute mich aber in diesem letzten Augenblick noch einmal nach ihnen um und sah, dass ihr Körper sich entspannte, als wären sie erleichtert. Ihre Aura wurde wieder goldfarben.

Im Aufwachraum kam ich wieder zu mir und verspürte ein sehr friedvolles und schönes Gefühl. Ich begriff überhaupt nicht, was gerade geschehen war. Ständig streckte irgendwer den Kopf ins Zimmer, und ich spürte, dass die Krankenschwester schockiert war, wie viel Energie ich hatte, als ich geradewegs aufstand, versuchte, mich wieder anzuziehen, und verkündete, ich könne gehen. Die Autofahrt nach Hause war wirklich sehr merkwürdig: Ich hatte ein Auge voller Blut und war genäht worden, doch ich war total glücklich.

Es dauerte mehrere Wochen, bis ich alles verarbeitet hatte. Ich fühlte mich mit der Göttlichen Quelle verbunden. Jeder Gedanke oder jede Frage, die ich zu etwas x-Beliebigem im Universum hatte, wurde beantwortet, noch bevor ich sie gedanklich in Worte fassen konnte. Häufig verfiel ich in einen unbeabsichtigten tiefen Meditationszustand, in dem ich immer wieder die Worte sprach: „Ich möchte Gottes Liebe sein."

Mir war, als würde ich nach meinem Erlebnis den Verstand verlieren. Ich fing an, im Internet zu suchen, und endete schließlich bei einem Gespräch mit meinem Arzt. Ich kam spontan und ohne Termin zu ihm und fragte ihn gerade heraus: „Ist während meiner Operation irgendetwas Ungewöhnliches passiert? Gab es Komplikationen, von denen man mir nichts gesagt hat?“ Ich hatte ihn unvorbereitet erwischt; er lief rot an und antwortete: „Ja, es gab ein Problem mit der Anästhesie, und Sie hatten eine Blockade der Atemwege, die zu Ihrem Tod geführt hätte, wenn wir nicht schnell genug eingegriffen hätten. Ich habe so etwas in meiner langen Zeit als Arzt erst zweimal erlebt.“ Ich erzählte ihm, was ich erlebt hatte, und er hörte mir aufgeschlossen und anteilnehmend zu.

Erleichtert, dass mein Verdacht sich bestätigt hatte, fuhr ich nach Hause. Die meditativen Zustände traten noch etwa eine Woche lang ein, hielten aber nicht an. Bald war ich spirituell wieder kalt, denn ich spürte, dass die anfänglichen Nachwirkungen des Erlebnisses nachließen.

Im Laufe der nächsten Jahre sollten meine Ideale und Überzeugungen im Hinblick auf Gott stark schwanken. Es war schwierig, die Schmerzen, die damit verbunden waren, dass ich auf Erden im falschen Geschlecht geboren worden war, mit meinen Erinnerungen an die Göttliche Verbindung und die Schönheit im Jenseits in Einklang zu bringen.

Meine atheistischen Überzeugungen waren zwar tot, aber ich rang immer noch darum zu begreifen, warum ich diesen Schmerz in meinem Leben erleiden musste, und bat im Gebet um eine Antwort. Ich verlor einen Transgender-Freund wegen Suizids und fiel in tiefe Trauer. Dies war das zweite Mal innerhalb von anderthalb Jahren, dass ich einen Freund, der so war wie ich, an den Freitod verloren hatte.

Eines Nachts erwachte ich nach dem Einschlafen wieder im Himmel. Man könnte glauben, es wäre ein Traum gewesen, aber das war es nicht. Es war wirklicher als wirklich. Ich hatte keinen Körper; ich war ein Lichtfleck. Mit dem Rücken zu mir stand dort ein schönes junges Mädchen. Sie hatte langes blondes Haar, das ihr bis über den Po reichte. Sie war etwas größer als das Mädchen, das ich im Himmel gesehen hatte. Ihr Körper entsprach etwas mehr irdischer Realität, bestand aber aus lebendigem Licht. Rechts von mir spürte ich eine starke, warme, männliche Präsenz; es war das Wesen mit dem schönen weißen Leuchten. Sofort versetzte ich mich in ihren zarten Körper, und als ich darüber nachdachte, wurde mir klar, dass dies in Wirklichkeit ich war. Mein Gesicht konnte ich nicht sehen, aber endlich sah ich mich so, wie Gott mich sieht. Die einzigen Worte, die ich sprach, lauteten: „Ich bin vollkommen." Bei diesen Worten durchfuhr mich ein Blitz, ein durchdringend helles Licht, und es war vorbei. Es war wie ein tiefer Atemzug zurück in die Ewigkeit.

Ich setzte mich im Bett auf, war vollkommen mit mir im Reinen und erfüllt von warmherziger Liebe. Zum ersten Mal fühlte ich mich geheilt. Meine Wut auf Gott war wie weggeblasen. Ich begriff, dass Er mich liebt und alles Sinn und Zweck hat. Es ging um Liebe.

Meine Seele war vollständig verwandelt, und die dunkle Verbitterung der Vergangenheit spürte ich nicht mehr. Obwohl sich in meinem Leben äußerlich nichts verändert hatte, wusste ich jetzt, wie sehr ich geliebt werde, und dass mein Leiden mich immer wieder zur Liebe führen würde. Nun hatte ich Grund, Gott nicht mehr zu hassen. Stattdessen nahm ich mir die Zeit, Ihn kennenzulernen. Ich empfand inneren Frieden, als ich lernte, die, die mich hassen, wertzuschätzen und zu lieben. Zum ersten Mal ließ ich nicht mehr zu, dass man Schindluder mit mir trieb, denn jetzt liebte ich mich so, wie Gott mich geschaffen hatte.

Transgender-Menschen sind stille Seelen. Das kleine Mädchen, das behauptet, ein Junge zu sein, wächst heran und wird jemand wie ich. Manche versteigen sich zu der Behauptung, Transgender sei eine psychische Krankheit. Führende Ärzte hingegen begreifen Transsexualität als körperliche Erkrankung. Wie diese führenden Ärzte bin auch ich der Meinung, dass Transsexuelle Menschen sind, die das Tor zu ihrer Seele öffnen.

Mein Leben ist mit vielen Herausforderungen verbunden. Ich empfinde es jedoch als einen Segen, dass ich eine Reihe spiritueller Erlebnisse hatte, die mir Herz, Verstand und Seele für Gottes unendliche Liebe zur gesamten Menschheit, ungeachtet unserer vielen Unterschiede, geöffnet haben. Wenn ich in diesem Leben einen Wunsch frei hätte, dann den, dass ich einen echten Dialog mit all jenen in Gang bringen kann, die Angst vor transsexuell geborenen Menschen haben und denen es an Verständnis und Mitgefühl für sie fehlt. Ich bezweifle, dass ich ohne meine Nahtod-Erfahrung und meine darauffolgenden Erlebnisse den Mut gehabt hätte, so offen über mein Leben zu sprechen. Ich

weiß, dass ich die Aufgabe erhalten habe, positive Veränderungen auf der Welt anzustoßen. Es ist mir wichtig, dass ich dies auch erreiche. Ich danke Gott dafür, dass er mir diese Bestimmung verliehen und die Chance gegeben hat, etwas zu verändern.

Dies ist ein wahrhaft faszinierender Bericht darüber, wie sehr Nahtod-Erfahrungen und spirituelle Erlebnisse Menschen stärken können. Jessica hat ein Leben voller Widrigkeiten geführt, das von Kindheit an mit vielen Herausforderungen belastet war. Ich finde es beeindruckend, dass ihre Nahtod-Erfahrung der Vorläufer einer Transformation war, und dies sogar noch stärker als der eigentliche Auslöser, den sie beschreibt. Die tiefen Verbindungen, die sie bei ihrer Nahtod-Erfahrung erlebt hat, haben sich mit der Zeit wieder aufgelöst. Das kann passieren. Eine gewisse spirituelle Verbundenheit hat sie sich allerdings offenbar bewahrt, denn sie schreibt auch, dass sie spontan in einen meditativen Zustand verfiel. Ihre Gefühle gegenüber Gott schwankten zwischen Liebe und Hass, da sie mit einer Mischung aus wunderbaren Erinnerungen an ihre Nahtod-Erfahrung und einem Gefühl der Ablehnung, das sie dabei empfand, fertig werden musste. Zwar haben auch andere Menschen, mit denen ich gesprochen habe, ähnliche Gefühle beschrieben, doch insgesamt wird dies wesentlich seltener angegeben.

Der Wendepunkt in Jessicas Transformation kam wenige Jahre später, als sie kurz nach dem Tod ihres innig geliebten Freundes ein spirituell transformierendes Erlebnis hatte. Nach einer Trauerphase kommt dies recht häufig vor. Das Bedeutsame an diesem Erlebnis ist, dass es ihr Denken über sich selbst und ihre Selbstwahrnehmung völlig verändert hat, und dies sogar so sehr, dass sie heute alle früheren Nöte in ihrem Leben als geheilt betrachtet. Alle Bitterkeit und Dunkelheit aus ihrer Vergangenheit sind vollständig transzendiert worden, und sie ist nun fähig, sich so zu lieben, wie es ihrer Meinung nach Gottes Plan ist.

Daher drängt es Jessica nun, öffentlich über ihr Leben zu sprechen. Sie setzt sich leidenschaftlich für andere ein und engagiert sich als Fürsprecherin für mehr Bewusstsein in Transgender-Fragen. Ihre neue Sicht des Lebens hat dazu geführt, dass sie nun einen Sinn und eine Aufgabe im Leben gefunden hat. Heute weiß sie, dass sie dies nur dadurch erreichen konnte, dass sie sich genau so liebt, wie sie ist – vollkommen. Der Mut, den Jessica bewiesen hat, wird für andere mit ähnlichen Problemen Zeichen setzen. Wir fühlen uns geehrt, dass Jessica uns gestattet hat, ihre Geschichte in dieses Buch aufzunehmen, denn hier spricht sie zum ersten Mal öffentlich darüber.

19

Kollektives Bewusstsein

Dr. Bernie Siegel ist Kinderchirurg im Ruhestand und lebt mit seiner Frau Bobbie in einem Vorort von New Haven in Connecticut. Er hat zahlreiche Bücher über die Beziehung zwischen Patient und Heilungsprozess geschrieben, darunter *Prognose Hoffnung: Liebe, Medizin und Wunder* sowie *The Art of Healing*. Bernie wird unter die zwanzig spirituell einflussreichsten lebenden Menschen der Welt gezählt. Es ist uns eine Ehre und ein Privileg, dass er, als wir ihn um Unterstützung für unser Projekt gebeten haben, nicht nur eine Empfehlung für unser Buch geschrieben, sondern freundlicherweise auch vorgeschlagen hat, über seine eigene Nahtod-Erfahrung zu berichten, die er als kleines Kind erlebte. Außerdem erläutert er seine professionelle Sicht des kollektiven Bewusstseins.

Als ich vier Jahre alt war, lag ich wieder einmal mit einer meiner häufigen Ohrenentzündungen zu Hause im Bett. Ich schnappte mir ein Spielzeugtelefon, schraubte die Wählscheibe ab und steckte mir alle Teile in den Mund, wie ich es bei Zimmerleuten beobachtet hatte, wenn sie ein paar Nägel parat haben wollten. Das Problem war, dass ich die Teile aspirierte und einen Stimmritzenkrampf bekam. Ich kann immer noch spüren, wie sich meine Zwischenrippenmuskeln und mein Zwerchfell krampfhaft zusammenzogen bei dem Versuch, etwas Luft in meine Lungen zu pumpen. Aber es klappte nicht, und ich konnte auch keine Geräusche von mir geben, um Hilfe zu rufen. Ich hatte keinerlei Zeitgefühl, doch plötzlich merkte ich, dass ich nicht mehr kämpfte. Ich befand mich jetzt am Kopfende des Bettes und sah mir beim Sterben zu.

Meinen Körper los zu sein, war für mich faszinierend und ein Segen. Ich habe mich immer gefragt, wie es möglich war, dass ich auch außerhalb meines Körpers noch sehen und denken konnte. Es tat mir leid, dass meine Mutter, die gerade in der Küche war, mich tot auffinden würde, aber wenn ich recht darüber nachdachte, fand ich meinen neuen Zustand besser, als am Leben zu sein. Intellektuell habe ich den Tod dem Leben vorgezogen.

Dann hatte der Junge im Bett einen agonalen Krampf, erbrach sich, und sämtliche Spielzeugteile kamen im hohen Bogen wieder heraus. Er fing wieder an zu atmen, und ich war sehr sauer, dass ich gegen meinen Willen wieder in meinen Körper gesteckt wurde. Ich kann mich immer noch erinnern, dass ich brüllte: „Wer war das?" Danach kam mir jedoch, obwohl ich erst vier Jahre alt war, der Gedanke, dass es wohl einen Gott gab, der einen Plan hatte, und ich vermutlich jetzt noch nicht sterben sollte. Heute würde ich es so erklären, dass ein Engel bei mir den `geheimen Handgriff´ angewendet hat.

Aufgrund meiner späteren Lebenserfahrungen bin ich tatsächlich überzeugt, dass wir unbewusst einen Plan für die Zukunft erstellen. Zweimal hatte ich einen Autounfall mit Totalschaden, weil andere eine rote Ampel übersehen hatten, und einmal bin ich von unserem Dach gefallen, als die oberste Sprosse meiner Holzleiter heraussprang. Bei keinem dieser Vorfälle habe ich größere körperliche Verletzungen davongetragen. Jemand sagte, das läge daran, dass ich einen Engel hätte, und er wisse auch, wie dieser heiße. Ich fragte, wie, und der Mann antwortete: „Was haben Sie gesagt, als die Leiter kaputtging?"

„Oh Scheiße!", antwortete ich.

„So heißt er", meinte er.

Ich sollte hinzufügen, dass dieser Engel immer sofort da ist, wenn ich ihn aus vollem Herzen rufe.

Mein nächstes Erlebnis hängt mit der Heilerin Olga Worrall zusammen. Beim Marathon-Training hatte ich mir eine Verletzung am Bein zugezogen. Sie war sehr schmerzhaft und sprach weder auf Ruhe noch auf eine Behandlung an. Bei einer Konferenz der *American Holistic Medical Association* trat Olga als Gastrednerin auf. Meine Frau sagte, ich solle sie bitten, mich zu heilen. Aber das war mir peinlich, und, offen gestanden, ich glaubte auch nicht daran. Dennoch schob meine Frau mich zur Bühne, und Olga ließ mich auf einem Stuhl Platz nehmen und legte mir die Hände aufs Bein. Die Wärme aus ihren Händen war unglaublich. Ich erinnere mich, dass ich meine eigenen Hände auf das andere Bein gelegt habe, um das Wärmegefühl zu vergleichen. Von meinen Händen drang überhaupt keine Wärme durch meine Jeans. Als Olga fertig war, stand ich auf und war vollständig geheilt. Der Schmerz war weg, und ich konnte normal gehen.

Ein anderes Mal kamen Olga und ich bei der Beerdigung eines gemeinsamen Freundes miteinander ins Gespräch. Nach der Feier standen wir in einem verlassenen Flur, und sie fragte: „Sind Sie Jude?"

„Warum fragen Sie?"

„Weil zwei Rabbiner neben Ihnen stehen." Dann nannte sie mir ihre Namen und beschrieb ihre Kleidung, einschließlich Gebetsschal und Kippa. Ihre Beschreibung der beiden stimmte exakt mit dem überein, was ich bei meinen Meditations- und Bilderleben-Sitzungen gesehen hatte. In dieser Form war ich ihnen auf meinem eigenen inneren Weg begegnet.

An einem weiteren Abend hielt ich einen Vortrag, aber es war, als liehe ich nur jemand anderem meine Stimme. Danach kam eine Frau zu mir und sagte: „Während des gesamten Vortrags stand ein Mann vor Ihnen; ich habe ihn für Sie gezeichnet." Wieder waren es genau das Gesicht und die Züge meines inneren Führers. Das Bild hängt bis heute bei uns zu Hause.

Mein nächstes Erlebnis hatte ich, als ich einer Freundin erzählte, wie viel ich zu tun hätte, und sie darauf erwiderte: „Warum führst du so ein Leben?" Damit wollte sie erreichen, dass ich langsamer mache und weniger herumreise, doch ihre Frage versetzte mich in Trance, und ich sah mich sofort mit einem Schwert in der Hand, mit dem ich Leute umbrachte. Mein erster Gedanke war, ich sei doch in diesem Leben Chirurg geworden, um mit einem Messer zu heilen und nicht zu töten.

Ein paar Tage später fiel ich wieder spontan in Trance und sah mich als Ritter – als ein Ritter, der tötete, weil er seinen Herrn fürchtete und Angst davor hatte, was dieser mit ihm machen würde, wenn er seine Befehle nicht befolgte. In dieser Trance brachte ich meine Frau und ihren Hund um. Danach war ich völlig niedergeschlagen. Zugleich zeigte mir dieses Erlebnis aber auch, warum das Gesicht meiner Frau seit jeher geradezu hypnotische Wirkung auf mich hat und warum ich mich so sehr für die Tierrettung engagiere.

Letztendlich hat mich meine Nahtod-Erfahrung gelehrt, auf den wahren Herrn zu vertrauen und – wie Abraham, Jesus, Moses, Noah und andere – zu begreifen, dass das, was unser Gott von uns verlangt, immer dem übergeordneten Wohl des Ganzen dient.

Ich habe daraus gelernt, dass mein Herr mich, wenn ich ihm denn vertraute, gebeten hätte, zwei zerstrittene Familien wieder zusammenzuführen. Die Lösung wäre gewesen, dass die junge Frau und ich heirateten. Als Hochzeitsgeschenk hätten wir das Land erhalten, um das sich der Streit drehte. Dann wären wir eine Familie gewesen, und es hätte nichts mehr zu streiten gegeben.

Vor Kurzem ist eine unserer Katzen verschwunden, weil eine Tür offengelassen worden war. Nach mehreren Wochen ohne ein Lebenszeichen von ihr war ich mir sicher, dass sie einem Raubtier zum Opfer gefallen sein musste. Eine Bekannte, Amelia Kinkade, ist Tiermedium in Los Angeles. Wir wohnen in Connecticut, und Amelia war noch nie bei uns zu Hause oder auch nur in der Nähe. Ich bat sie inständig, mir zu sagen, wo unsere Katze sei. Sie schrieb mir in einer E-Mail, ohne dass ich ihr auch nur ein Bild von der Katze geschickt hätte: „Die Katze lebt, weil ich durch ihre Augen sehen kann." In ihrer Nachricht schilderte sie in allen Einzelheiten Haus, Garten, andere Tiere und Menschen, die im Leben der Katze eine Rolle spielten. Am nächsten Tag machte ich mich auf und fand die Katze genau da, wo sie sich Amelias Angaben zufolge versteckte.

Wenn ich nach alledem nicht ans kollektive Bewusstsein glaube, dann ist mir nicht zu helfen. Ich bin felsenfest davon überzeugt, dass Bewusstsein nichtlokal und nicht auf den Körper beschränkt ist. Ich habe dies auch bei Patienten von mir erlebt, die durch ihre Träume und Zeichnungen ihre Diagnose sowie ihre Zukunftsaussichten erfahren haben. Jung war überzeugt: „Dass die Zukunft sich im Unbewussten auf lange Sicht vorbereitet und darum von Hellsichtigen auch schon lange erraten werden kann."*

* Aus „Der Turm" in Erinnerungen, Träume, Gedanken, Walter 1992, S. 238.

Außerdem habe ich über eine Freundin, die Medium, Mystikerin und ehemalige Patientin ist, mit Verstorbenen kommuniziert. Darüber hinaus höre ich hin und wieder eine Stimme, die zu mir spricht und mir Rat erteilt; ihre Worte haben enorme Auswirkungen auf mein Leben. Ich glaube, dass wir alle bei unserer Geburt mit diesem unbewussten Gewahrsein versehen werden. Ich glaube nicht, dass wir im Wortsinne viele Leben haben; sondern vielmehr, dass wir die Erfahrungen aus früheren Leben mitbringen. Je weiser wir werden, desto besser wird daher die Zukunft für die, welche nach uns kommen.

Es ist sehr interessant, über Bernies Erlebnisse zu lesen, angefangen mit seiner Nahtod-Erfahrung im Alter von vier Jahren. Allem Anschein nach könnte seine Nahtod-Erfahrung sogar seine berufliche Entwicklung beeinflusst haben, weil sie ihm Aufgeschlossenheit und Verständnis für spirituelle Aspekte der Patientenversorgung vermittelt hat. Bernie hat sich bereits vor vierzig Jahren den Kopf rasiert, als man so etwas noch für abnormal hielt. Aus Jungs Werk erfuhr er, dass dies die Entdeckung der eigenen Spiritualität fördert, weshalb Mönche sich rasieren, und dass es einem ermöglicht, wieder wie ein neugeborenes Kind zu sein. Bernie ist ein Wegbereiter und hat Ärzten, die sich mit der Verbindung zwischen Körper und Geist befassen, die Richtung gewiesen.
1978 entwickelte er eine Therapie für Krebspatienten, die sogenannten *Exceptional Cancer Patients*. Dabei handelt es sich in erster Linie um eine Gruppentherapie, bei der auch die Zeichnungen, Träume, Gefühle und Bilder der Patienten eine Rolle spielen. Die Therapie fördert eine Veränderung der Lebensweise durch liebevolle therapeutische Konfrontation, welche in einer unterstützenden, liebevollen Umgebung zur individuellen Stärkung und Heilung der Patienten führt. Bernie beeindruckt mich als ein Mann, der mit der Einführung solcher therapeutischen Verfahren seiner Zeit voraus ist. Heute finden sie zunehmend Verbreitung, da nähere Forschungen bestätigen, wie wichtig es ist, neben den körperlichen auch spirituelle und mentale Aspekte einer Krankheit anzusprechen.
Bernie hat vorhergesagt, dass sich die Forschung in den kommenden Jahren zunehmend auf Spiritualität, Bewusstsein, nichtlokale

Heilweisen, Körpergedächtnis und Herzenergie ausrichten wird. Diese Veränderungen sind bereits im Gange, denn viele spannende Forschungsprojekte sind eingeleitet. Auf Bernies Website heißt es: „Er vertritt eine Philosophie des Lebens und Sterbens, die an vorderster Spitze der Medizinethik und der spirituellen Fragen steht, mit denen die Gesellschaft heute ringt. Er trägt auch weiterhin dazu bei, der Heilung neue Wege zu eröffnen, und bemüht sich auf der persönlichen Ebene darum, die Botschaft der Güte und der Liebe zu leben" – die Kernbotschaft der Nahtod-Erfahrungen.

20

Das Geschenk des Seins

(Barbara Mangos Vater Melville Pollack gewidmet)

Über die sozialen Medien kam Kelly mit der einundsechzigjährigen Dr. Barbara Mango in Kontakt, und sie wurden rasch gute Freundinnen. In den Anfangsphasen der Arbeit an diesem Buch wurde bei Barbaras Vater eine tödliche Krankheit diagnostiziert, und leider verstarb er wenige Monate später. Obwohl diese Zeit für Barbara besonders traumatisch war, hat sie in ihrer Begeisterung für dieses Buch nicht nachgelassen und mit diesem Kapitel dazu beigetragen. Wir stehen tief in Barbaras Schuld, weil sie trotz ihrer emotional schwierigen Situation hingebungsvoll mit uns zusammengearbeitet hat.

Dr. Mango ist Absolventin des *American Institute of Holistic Theology*: Sie hat einen Master-Abschluss in Metaphysical Science und wurde in diesem Fach auch promoviert. Sie hat Blog-, Internet- und Printartikel veröffentlicht und war zu Gast in Funk und Fernsehen.

Eine der stärksten transformierenden Begegnungen meines Lebens hatte ich, als ich bei meinem Vater saß, der Krebs im Endstadium hatte und im Sterben lag. In seinen letzten Lebenswochen hatte er eine Reihe außergewöhnlicher Erlebnisse, die als „Bewusstheit in Todesnähe" bezeichnet werden. Die Stiftung *Eternea* (die sich die Annäherung von Wissenschaft und Spiritualität zur persönlichen und globalen Transformation zum Ziel gesetzt hat) erklärt:

Wenn Menschen, die an einer lebensverkürzenden Krankheit leiden, dem Tode nahe sind, haben auch sie bemerkenswerte Erlebnisse … und entwickeln offenbar ein erweitertes Bewusstsein. Man bezeichnet es als Bewusstheit in Todesnähe, und die damit verbundenen Erlebnisse weisen eindeutige Parallelen zu Nahtod-Erfahrungen auf. Ja, Sterbende können offenbar relativ leicht zwischen dieser Wirklichkeit und der jenseitigen hin und her gleiten. Ihre Versuche, die Wunder dieser Erlebnisse mit Worten oder durch ihr Verhalten mitzuteilen, werden häufig durch unser mangelndes Verständnis für ihre symbolische Sprache vereitelt. Doch sie sprechen, noch während sich das Erlebnis vollzieht.

Nur allzu häufig verwerfen Angehörige diese bildhafte Sprache und bezeichnen sie als „Gefasel“ eines sterbenden Geistes oder medikamentös bedingte Halluzinationen. Doch gerade durch diesen Dialog kommunizieren die Sterbenden mit uns. Wenn wir ihre scheinbar mysteriöse Sprache entziffern wollen, müssen wir mit dem Herzen statt mit dem logischen Verstand zuhören. Botschaften Sterbender beschreiben typischerweise, was sie gerade erleben oder brauchen. Wenn wir wirklich zuhören, nehmen wir an der letzten Reise unserer Lieben teil und verhelfen ihnen zugleich zu einem friedlichen, tröstlichen und beruhigenden Übergang. Leider wird diese Kommunikation häufig als Delirium oder Unruhe betrachtet, die eine Sedierung der Patienten erfordert.

Irgendwie fiel es mir leicht, die Hinweise oder die andere Realität meines Vaters zu verstehen. Dieses „Wissen“ schreibe ich lebenslangen spirituell transformierenden beziehungsweise anomalen Erfahrungen zu. Viele Komponenten meiner Erlebnisse weisen gemeinsame Merkmale mit Nahtod-Erfahrungen oder Bewusstheit in Todesnähe auf: Kommunikation mit Geistwesen oder verstorbenen Angehörigen; das Erleben einer tiefen und friedvollen Liebe, die sich mit menschlichen Begriffen nicht erklären lässt, und die Gewissheit, dass das Bewusstsein nach dem körperlichen Tod weiterlebt.

Durch diese kollektiven Erfahrungen wurde ich psychisch und körperlich geheilt und in meinem spirituellen Wachstum gefördert. Rückblickend betrachtet, sind sie immer genau zum „richtigen“ Zeitpunkt in mein Leben getreten – immer dann, wenn ich eine bestimmte Botschaft, eine Göttliche Inspiration oder liebevollen Rückhalt am dringendsten brauchte. Mit ihrer synchronistischen Art haben sie mich sanft und wiederholt geführt, damit ich der Mensch werden konnte, der ich heute bin. Insgesamt haben sie meine Überzeugung gefestigt, dass Nahtod-Erfahrungen und spirituell transformierende Erlebnisse Einblicke in eine Welt bieten, in die wir uns begeben, wenn unser physischer Körper stirbt; eine Welt Göttlicher Existenz, Einheit und unbeschreiblicher Liebe.

Tiefe und Umfang meiner Erfahrungen könnten ein ganzes Buch füllen, ganz zu schweigen von einem Kapitel. Mein Leben lang haben sie meine Lebensweise immer wieder verändert. Ich habe keinerlei Interesse mehr an materiellen Dingen oder oberflächlichen Tätigkeiten. Ich habe keine Geduld mit spalterischen Absichten, Kreisen um sich selbst, Vorurteilen oder Überlegenheitsgefühlen. Ein Leben als empathischer, toleranter, aufgeschlossener, mitfühlender und liebevoller Mensch ist die einzige Daseinsform, die ich mir vorstellen kann.

Im Mai 2007 hat sich mein Leben dramatisch verändert. Ich arbeitete damals als Erzieherin für Kinder aus einkommensschwachen Hochrisiko-Familien; und ich bin absolut davon überzeugt, dass Synchronizität und unsere gemeinsame Leidenschaft für die Arbeit mit unterprivilegierten Kindern mich später mit Kelly Walsh in Kontakt gebracht haben.

Am 15. Mai 2007 war ein besonders aktiver Dreijähriger auf die Spitze eines sehr hohen Spielgeräts gekraxelt. So schnell ich konnte, kletterte ich hinterher, um meinen energiegeladenen Schützling dort wieder herunter zu holen. Da rutschte ich plötzlich aus und fiel flach auf den Rücken. Ich hatte großes Glück, dass ich nicht gelähmt blieb. Allerdings hatte ich schreckliche Schmerzen. Zwei Monate und zahlreiche Untersuchungen später wurde bei mir ein traumatischer Kreuzbeinbruch mit schwerer Schädigung meines linken Iliosakralgelenks (welches das Kreuzbein mit dem Becken verbindet) diagnostiziert.

Ich war immer körperlich fit und äußerst aktiv gewesen, doch jetzt konnte ich nicht mehr arbeiten und keiner körperlichen Tätigkeit mehr nachgehen. Das Kreuzbein trägt das Gewicht des Oberkörpers; daher konnte ich nicht länger als fünf Minuten sitzen oder stehen, denn beides war mit schrecklichen Schmerzen verbunden. Schon kurze Strecken zu gehen, war eine Herausforderung.

Diese Verletzung war ein riesiger Wendepunkt in meinem Leben. Ich wurde depressiv, sowohl wegen der unablässigen chronischen Schmerzen als auch wegen des Verlusts meiner einst vorhandenen körperlichen Leistungsfähigkeit. Ich triefte vor Selbstmitleid und gab mir größte Mühe zu verstehen, warum mir so etwas „Schreckliches" widerfahren war. „Warum ist das Leben so ungerecht?", schrie ich innerlich. Die Antwort traf mich wie ein Blitz … statt meine Schmerzen und meine körperlichen Einschränkungen zu bekämpfen, beschloss ich, sie anzunehmen, weil mir klar wurde, dass dieser Unfall aus einem göttlichen Grund geschehen war. Meine Verletzung diente als Lektion, die mich auf den Weg spiritueller Entwicklung und zum wahren Sinn des Lebens führen sollte. Allerdings war ich mir immer noch nicht sicher, worin dieser genau bestand.

Körperlich eingeschränkt wie ich war, richtete ich meine Energie nach innen. Weil ich schon mein Leben lang paranormale Erlebnisse gehabt hatte und mich für Metaphysik interessierte, schrieb ich mich für ein Masterstudium in Metaphysical Science ein. Wegen meiner erbarmungslosen Schmerzen war ich mir nicht sicher, ob ich ein Semester, geschweige denn das zweijährige Studium würde abschließen können. Doch mein Studiengebiet schlug mich in seinen Bann, und trotz meiner körperlichen Herausforderungen schloss ich das Studium in elf Monaten ab. Ich schrieb mich sofort für das Promotionsstudium ein. Weil Nahtod-Erfahrungen mich faszinierten, verfasste ich meine Dissertation über sie: *Divided Minds: The Spiritual and Scientific Debate of the Near-Death Experience* (Geteiltes Bewusstsein: Die spirituelle und wissenschaftliche Debatte über Nahtod-Erfahrungen).

Mein Herz und mein Geist waren aber natürlich nicht geteilter Meinung. Ich wusste ohne die geringste Spur eines Zweifels, dass das Leben mit dem physischen Tod nicht zu Ende ist.

Aufgrund meiner lebenslangen Erfahrungen und weil ich auf spiritueller Grundlage erzogen worden war, konnte ich in den letzten Lebenswochen meines Vaters liebevoll und ohne Angst an seinem Bett sein. Im März 2016 war bei ihm Bauchspeicheldrüsenkrebs im vierten Stadium diagnostiziert worden, der bereits metastasiert hatte. Tapfer unterzog er sich sowohl einer Bestrahlung als auch einer Chemotherapie, doch vergeblich. Ich nahm unbezahlten Urlaub und reiste mehrfach zu meinen Eltern nach Florida. Zum letzten Mal flog ich im August 2016 dorthin. Nach einem langen und harten Kampf gegen diese heimtückische Krankheit und zahlreichen Krankenhaus-Aufenthalten wurde mein Vater nun zu Hause palliativ versorgt.

Wie die Schweizer Psychiaterin Elisabeth Kübler-Ross, Pionierin der Nahtod-Erfahrungen und Verfasserin des bahnbrechenden Werkes *Interviews mit Sterbenden* (*On Death and Dying*), gesagt hat: „Der Tod ist kein medizinisches, der Tod ist ein spirituelles Ereignis."

Wie wahr diese Worte für mich waren! Ich war dabei, die tiefgreifendste spirituelle Reise meines Lebens anzutreten. Ohne meinen Glauben, dass das Leben mit dem körperlichen Tod nicht endet, hätte ich es nicht vermocht, im Angesicht einer tödlichen Krebserkrankung ruhig und präsent zu sein. Tatsächlich befreit der Tod lediglich die wunderbare ewige Essenz, die durch das physische Dasein eingeschränkt war.

Nahtod-Erfahrene erleben den klinischen Tod, doch ihr Übergang führt sie am Ende ***fort*** von ihrem göttlichen Erleben und zurück ins physische Dasein. Mir wurde jedoch das Geschenk gemacht, dass ich am Weg meines Vaters ***hin*** zu diesem göttlichen Daseinszustand teilhaben durfte. Plötzlich wurde mir klar, dass diese beiden scheinbar verschiedenen Phänomene in Wirklichkeit zwei Aspekte desselben Kontinuums sind. Die französische Schriftstellerin Anaïs Nin fasst es treffend in Worte: „Das Leben ist ein vollständiger Kreis, der sich ständig erweitert, bis er sich mit den Kreisbewegungen des Unendlichen verbindet."

Es war herzzerreißend, den Verfall meines Vaters mitanzusehen. Jeden Tag schien sein zerbrechlicher Körper in dem Pflegebett weiter zu schrumpfen und zu schwinden. Ich fühlte mich hilflos, überwältigt von Traurigkeit und zuweilen absolut überfordert. Ich schluchzte stundenlang und war psychisch wie körperlich erschöpft. Doch spirituell war ich immer ruhig und zentriert.

Ich saß bei meinem Vater, hielt seine Hand, streichelte seinen Arm und massierte sanft seine Füße. Ich manikürte seine Hände, legte ihm kalte Kompressen auf die Stirn, wenn er Fieberschübe bekam, und strich Pflegebalsam auf seine ausgetrockneten, spröden Lippen. Ich küsste und umarmte ihn, spielte seine klassische Lieblingsmusik und half, ihm das Essen anzureichen. Es waren Akte reiner Liebe.

Mein Vater hatte immer von sich gesagt, er sei ein „atheistischer Jude“, was eigentlich ein völliger Widerspruch in sich ist. Er glaubte, der Tod sei das ENDE, Punkt; keinerlei Jenseits, nur ein ewiger, traumloser Schlaf. Sein ganzes Leben lang hatte er keinerlei Angst vor dem Tod. Deshalb konnten wir offen über Aspekte des Sterbens, das Leben danach und sein Erstaunen über seinen „Schwebezustand“ zwischen der physischen und der nicht-physischen Welt sprechen.

Die Gewissheit, dass mein Vater in seine „wahre“ Heimat zurückkehrte, brachte mir tiefen inneren Frieden. Wir sprachen über besondere Momente, Erinnerungen und unsere Liebe zueinander. Obwohl er mich im Leben mehrfach verletzt und im Stich gelassen hatte, konnte ich jetzt über diese Unvollkommenheiten hinwegsehen und das wunderschöne, spirituell vollkommene Wesen erkennen, das er wahrhaft ist. Solange wir uns in der physischen Inkarnation befinden, versteht niemand den „großen“ Plan oder den Sinn des Lebens. Mit Sicherheit konnte ich weder den meines Vaters noch meinen eigenen erahnen. Wie könnte ich daher in irgendeiner Form ein Urteil fällen?

Das Pflegebett meines Vaters wurde in unser Familien-Wohnzimmer gestellt, das ich bald in „Operationszentrale“ umbenannte. Das Palliativ-Team arbeitete in Zwölfstunden-Schichten, so dass immer mindestens eine Palliativkraft anwesend war. Ich kann das Personal und ganz besonders die Pflegekräfte in der Palliativ-Versorgung nicht genug loben. Viele hatten über fünfunddreißig Jahre Erfahrung in der Pflege am Lebensende. Sie waren liebevoll, geduldig, mitfühlend, kompetent, freundlich und immer ansprechbar. Mit den meisten habe ich mich eingehend unterhalten.

An vielen Tagen saß ich neben dem Bett meines Vaters wie festgenagelt an meinem Laptop und arbeitete fieberhaft an diesem Kapitel. Mehrere Pflegekräfte fragten mich, was ich täte. Ich zögerte, ob ich es ihnen sagen sollte. Dass ich über Nahtod-Erfahrungen promoviert, geforscht, geschrieben und Vorträge gehalten hatte, hatte mich leider nicht immun gemacht gegen irritierte Blicke und den Abbruch von Beziehungen wegen meiner „verqueren Überzeugungen“. Ich bin schon als verrückt, gottlos und etliches wesentlich weniger Schmeichelhaftes bezeichnet worden. Die klassische Wissenschaft macht sich über die Vorstellung lustig, dass das Bewusstsein den Tod überlebt. In der Medizin lehnt man die Echtheit von Nahtod-Erfahrungen im Allgemeinen ab und erachtet sie stattdessen für bloße Halluzinationen. Angehörige und Freunde ringen um ein Verständnis dieses Phänomens. Die meisten Menschen haben Angst vor Erfahrungen, die mit unseren fünf Sinnen nicht zu fassen sind. Leider werden vorschnelle Urteile und Engstirnigkeit durch Angst häufig perpetuiert.

Die Pflegekräfte meines Vaters waren besonders offen, urteilsfrei und annehmend. Sie hörten ihm wirklich zu und äußerten sich weder ablehnend noch geringschätzig über seine Erlebnisse. Daher vertraute ich darauf, dass sie auch meine Sicht verstehen würden, und sprach über meine Lebenserfahrungen, mein Studium, und die Absicht hinter diesem Buch. Tatsächlich wollten sie sogar unbedingt über spirituell transformierende und Nahtod-Erfahrungen sprechen. Welche Erleichterung! Von da an unterhielten wir uns eingehend über Tod, Sterben und Spiritualität. Ich fragte praktisch jede Krankenschwester und jeden Pfleger, ob ihre Patienten eine Nahtod-Erfahrung gehabt hätten, und wenn ja, wie viele etwa. Ihre Antworten waren nahezu identisch. Jeder sagte praktisch wörtlich: „Ja, ziemlich viele – etwa vierzig bis fünfzig Prozent.“

Ich war schockiert; das haute mich geradezu um. Aktuelle Statistiken besagen, dass etwa fünfzehn Prozent der amerikanischen Bevölkerung eine Nahtod-Erfahrung hatten (obwohl vermutet wird, dass die Anzahl tatsächlich weitaus höher liegt). Natürlich sind die Angaben aus der Palliativ-Pflege ungenau und können in keiner Weise als wissenschaftlich valide gelten. Die Pflegekräfte nannten jedoch zwei Gründe, die zu ihrer hohen Schätzung führten.

Erstens verbringen Palliativ-Pflegekräfte, von kurzen Pausen abgesehen, zwölfstündige Sitzungen nicht nur mit der Pflege, sondern mit der *Beobachtung* ihrer Patienten. Anders als im Krankenhaus, verbringen sie den Großteil ihrer Schicht bei einem einzigen Patienten. Zweitens ermöglicht diese Konstellation es den Patienten, sich an ihre Pflegekräfte zu gewöhnen, ja Nähe zu ihnen herzustellen. Ein Hospiz oder die häusliche Palliativ-Versorgung ist ein einzigartiges medizinisches

Setting, in dem Patient und Pflegekräfte das Sterben gemeinsam erleben. In dieser liebevollen und unterstützenden Umgebung fühlen sich die meisten Patienten so sicher, dass sie über ihr spirituelles Erleben sprechen. Auch mein Vater gehörte zu diesen Patienten. Er hatte zwei spirituell transformierende und ein außerkörperliches Erlebnis, alle jeweils wenige Wochen vor seinem Tod.

Ich muss noch einmal betonen, dass mein Vater vollständiger und überzeugter Atheist war und nicht an spirituelle Erlebnisse geglaubt hatte. Punkt! Seine Skepsis macht diese Vorfälle daher besonders erstaunlich. Eines Morgens wachte ich auf und stolperte noch ganz benommen in die Küche. Mein Vater rief meine Mutter und mich mit höchster Dringlichkeit an sein Bett. Er bestand darauf, dass ich mir Papier und Stift besorge und GANZ GENAU aufschriebe, was er sagte. Dann erzählte er uns Folgendes:

> Heute Morgen habe ich ein Wesen gesehen, keinen Menschen. Es war eindeutig kein Mensch. Gemeinsam schwebten wir über dem Fußende meines Bettes. Wir schauten auf mich im Bett herunter. Das leuchtende Wesen sagte mir, es sei an der Zeit, dass ich aufhörte, meine Sachen zu verschenken. Dieses Lichtwesen sagte, mir zu Ehren solle ein Fest ausgerichtet werden, und ich sei der Ehrengast. Doch da Mam (meine Mutter) nicht kommen wollte, musste das Fest abgesagt werden.

Ich fand dies faszinierend, und zwar aus zwei Gründen. Erstens war mein Vater zu dem Zeitpunkt äußerst luzide und stand nicht unter Medikamenten. Zweitens wissen wir aus der Traumpsychologie (oder der Psychologie des Unbewussten), dass das Weggeben von Geschenken oder „Opfergaben“ ein Anzeichen dafür ist, dass man sich auf dem Weg zur spirituellen Erfüllung befindet. Ich wusste ohne jeden Zweifel, dass mein Vater tatsächlich seine erste spirituelle Begegnung gehabt hatte.

Ich bin fest davon überzeugt, dass meine Mutter gar nicht anders konnte, als die Echtheit der Gespräche meines Vaters zu bestreiten, weil sie emotional nicht dazu in der Lage war, seinen bevorstehenden Tod zu akzeptieren. Obwohl ich es vollkommen verstand, dass sie seine ergreifenden Botschaften aus einem tiefen Bedürfnis heraus ablehnen musste, brach es mir doch das Herz. Mein Vater suchte verzweifelt, ihre Zustimmung zu seinem letzten Wunsch zu erhalten – ihn „in Liebe gehen zu lassen“. Ohne diese Unterstützung fühlte er sich in seinem physischen Körper gefangen – und nicht fähig, an der herrlichen Willkommensfeier teilzunehmen, die ihn erwartete.

Tage später wollte er noch einmal unbedingt mit uns sprechen. Dieses Mal beschrieb er mehrere Lichtwesen, die ihn, lächelnd vor Freude und Güte, auf eine jüdische rituelle Reinigungszeremonie vorbereiteten. Das rituelle jüdische Reinigungsbad, die *Mikwe*, ist das Reinigungsritual für einen jüdischen Mann, bevor er zur Ruhe gebettet wird und seine Seele in den Himmel aufsteigt. Die Wesen, die bei ihm waren, sagten, sie könnten die rituelle Reinigung nicht abschließen, da sich meine Mutter erneut nicht daran hatte beteiligen wollen.

Der dritte Vorfall ereignete sich am frühen Morgen meines Abreisetages. Bevor ihre Schicht zu Ende war, fasste mich die Nachtschwester am Arm. Sie sagte mir, in all den Jahren ihrer Hospizarbeit habe sie noch nie einen so schönen und transformierenden Abend erlebt. Mitten in der Nacht war mein Vater aufgewacht und hatte darauf bestanden, dass sie einen besonders schönen Hymnus spielte, den sie selbst noch nie gehört hatte. Sie fand den Hymnus auf ihrem Smartphone und spielte ihn meinem Vater vor. Er singt äußerst selten, und soweit ich weiß, kennt er den Text von keinem einzigen Hymnus oder religiösen Lied. Doch er legte seine schwachen, zitternden Hände zum Gebet zusammen, sah gezielt zur Decke hinauf und sang jedes Wort klar und deutlich. (Im Judentum werden spirituelle Gesänge als *Nigunim* oder „Lieder der Freude“ bezeichnet. Sie werden gesungen, um tiefen Frieden und Nähe zu Gott/der Quelle zu finden.) Unmittelbar danach sah er, dass über ihm sein Name „geschrieben stand“ und war in tiefem Frieden. Die „Wesen“ warteten auf ihn! Die Schwester sagte: „Ich wusste, dass es einen ganz bestimmten Grund dafür gab, warum ich heute Abend zum Dienst in diesem Haus eingeteilt worden bin. Es war der friedvollste und schönste Abend, den ich in meiner fünfunddreißigjährigen Tätigkeit je erlebt habe. Die Energie im Zimmer war von einer solch heiteren Ruhe, dass sie förmlich greifbar war.“ Aus dem Mund einer so erfahrenen Palliativ-Schwester bedeutet dies viel.

Meinem Vater in seinen letzten Wochen auf Erden beizustehen, war abwechselnd herzzerreißend, überwältigend sowie psychisch und körperlich kräftezehrend. Doch zugleich war es fraglos auch die liebevollste, sanfteste und transzendenteste Erfahrung meines Lebens – ein profundes Geschenk. Ich habe meinen Vater schon immer geliebt, aber jetzt war meine Liebe tiefer. In seinen letzten Lebenswochen haben wir unsere Beziehung stärker, ehrlicher und bedeutungsvoller gestalten können.

Dieses Erlebnis hat mich dramatisch verändert. Ähnlich hat sich auch mein Vater auf zuvor unvorstellbare Weise gewandelt. Seine Wut und sein passiv-aggressives Verhalten wichen einer ruhigen Sanftmut. Konnte er früher Zuneigung nicht ausdrücken, so konnte er mir jetzt sagen, dass er mich liebhatte, überhäufte mich ständig mit Küssen und umarmte mich. Der Mann, dem es immer außerordentlich schwergefallen war, über Gefühle zu sprechen, sprach nun offen über seine größten Ängste und Wünsche, über Reue und seine Hoffnungen für die Zukunft, wenn er nicht mehr da wäre. Zutiefst getröstet durch die Transzendenz seiner Reise, entwickelte er ein erweitertes spirituelles Bewusstsein. Ich vergleiche die Bewusstheit in Todesnähe, die mein Vater erlebt hat, mit dem Schälen einer Zwiebel. Jede Schale steht für einen Aspekt des Egos. Beim Abschälen der scheinbar unendlichen Schichten wird schließlich der innere Kern oder die Seele freigelegt.

Zahllose Menschen bezweifeln, ob es wichtig ist, in den letzten Lebenswochen bei einem Angehörigen zu sitzen. Warum sollte das so wichtig sein? Wichtig ist es wegen der Bedeutung, die wir unserer Anwesenheit geben. Das vielleicht schönste Geschenk, das wir einem lieben Menschen im Übergang machen können, ist, ihn spüren zu lassen, dass wir dieses Erleben *gemeinsam* bestehen. Mit anderen Worten, das schlichte, aber wirkungsvolle Geschenk liebevoller Anwesenheit oder einfach zu *sein*.

Es ist allerdings von entscheidender Bedeutung, dass Pflegende und Angehörige den Menschen, die Bewusstheit in Todesnähe erleben, mit bedingungsloser Liebe, Verständnis und Empathie begegnen. So schwierig es ist, wir müssen unseren Lieben offenen Herzens und aufgeschlossenen Verstandes zuhören. Bei der Bewusstheit in Todesnähe gibt es nicht nur Schwarz oder Weiß. Es handelt sich dabei vielmehr um eine transzendente Begegnung mit tausend Grautönen. Wir müssen begreifen, dass die bildhafte Sprache der Sterbenden nicht weniger real ist, nur weil sie sich von der der Lebenden unterscheidet. Wir dürfen nicht davon ausgehen, dass diese Gespräche lediglich eine Folge der verabreichten Medikamente oder von Sauerstoffmangel sind oder es sich dabei um Halluzinationen handelt. Die Anwesenheit eines Pflegenden, der darüber Bescheid weiß, ist unschätzbar wertvoll und kann letzten Endes sowohl dem Pflegenden als auch dem Patienten eine wunderbare Chance zu innerem Wachstum und Heilung bieten.

Ein Erlebnis kann dann als spirituell transformierend gelten, wenn es dazu führt, dass die Betroffenen sich tiefgreifend verändern und dauerhaft andere Überzeugungen, Prioritäten sowie ein Gefühl der Sinnhaftigkeit des eigenen Daseins entwickeln. Solche Erlebnisse können durch unterschiedliche Vorfälle ausgelöst werden. Dies können unter anderem (aber nicht ausschließlich) Nahtod-Erfahrungen, außerkörperliche Erfahrungen, Kommunikation mit Verstorbenen und, wie mein Vater zeigt, Bewusstheit in Todesnähe sein; denn am Ende enthalten sie alle dieselbe universelle Botschaft von Göttlicher Liebe, von Frieden und von der Verbundenheit von allem mit allem.

Barbara hatte ihr Leben lang viele spirituelle Erlebnisse, was mit ein ausschlaggebender Grund dafür war, dass sie sich in ihrer Doktorarbeit mit Nahtod-Erfahrungen auseinandergesetzt hat. Manche Menschen haben eine Nahtod-Erfahrung und daraufhin eine zweite Chance im Leben, wohingegen andere nichts Außergewöhnliches erleben und erst im Angesicht des herannahenden Todes solche Erfahrungen machen. Der Tod ist ein natürlicher Prozess, der uns alle erwartet. Wenn wir anfangen, uns mit unserer Sterblichkeit auseinanderzusetzen, können unsere Ängste sich allmählich legen. Barbara hatte die Gabe, bei ihren Eltern zu sein und sich in den letzten Lebensmonaten um ihren Vater zu kümmern. Es ist nicht leicht, den körperlichen Verfall eines geliebten Menschen mitanzusehen, doch Barbara konnte auch die spirituellen Erfahrungen miterleben, die zum Übergang ihres Vaters in den Tod dazugehörten.

Postskriptum

Meere überqueren für die Liebe

Ein Faktor, den alle Mitwirkenden an diesem Buch verspürt haben, ist die Liebe. Ihr Erlebnis hat ihnen die Liebe in einer Tiefe eröffnet, die sie in vielen Fällen noch nie erlebt hatten. Wenn wir uns nun dem Ende dieses Buches nähern, möchten wir ein kurzes Postskriptum von zwei Mitwirkenden einfügen. Durch eine synchronistische Verbindung in den ersten Planungsphasen dieses Buches haben sie sich ineinander verliebt.

Ainsley Threadgold

Ich möchte mir die Zeit nehmen, diesen Teil meiner Geschichte zu erzählen. Er ist schön, ergreifend und erfüllt von der bedingungslosen, göttlichsten Liebe. In diesem Teil meiner Lebensreise bin ich neu geworden. Davor war ich eine Raupe; jetzt bin ich ein schöner, herrlicher Schmetterling. Krista ist der Wind unter meinen Flügeln und die vielen Farben, die sie tragen. Ihr habe ich mein Herz geschenkt. Durch sie habe ich die wahre Liebe gefunden und auch die Fähigkeit, sie zu zeigen.

Unsere ersten Kontakte waren durchflutet von Energie. Wenn ich heute zurückblicke, denke ich, es war, als hätten wir einen ersten verlockenden Vorgeschmack auf eine Verbindung erhalten, die weit über alles hinausgeht, was wir beide bis dahin kannten. Leider waren wir beide nicht in der Lage, diesem Vorgeschmack nachzugeben. Zwischen uns lagen über siebentausend Kilometer, wir waren beide anderweitig verheiratet, und ich war gerade erst Vater geworden. Aber ich konnte mich einfach nicht dagegen wehren, dass ich mich zu ihr hingezogen fühlte. Ich spürte, dass ein göttlicher Funke mich in ihre Richtung zog, und wie bei Magneten wurde die Anziehung zwischen uns umso größer und die Freundschaft umso stärker, je näher wir uns kamen.

Obwohl ganz offensichtlich war, dass uns sehr aneinander lag, musste ich mich zurückziehen. Mich plagte ein lebenslanger emotionaler Schmerz, und nun musste ich mir zum ersten Mal ausgiebig und unerbittlich ansehen, wer ich war. Dies bedeutete den Rückzug von Krista; damals konnte ich nicht zulassen, dass mein Schmerz einen Schatten auf sie wirft.

Wochen später fand Krista jedoch durch eine Reihe synchroner Ereignisse eine Möglichkeit, die Mauern, die ich um mich hochgezogen hatte, zu durchbrechen. Sie schrieb mir die herzerwärmendste Nachricht; wie eine sanfte warme Brise durchdrang sie mein gesamtes Wesen. Es war sofort klar, dass ihr unsere Freundschaft genauso viel bedeutete wie mir, und das Universum wusste es; es würde nicht zulassen, dass sich unser Ego einer Entwicklung in den Weg stellte, die, wie es wusste, göttlich schön werden sollte.

Damit sollte für uns beide eine riesige Welle der Veränderung losbrechen. Mir wurde immer klarer, dass meine damalige Beziehung gescheitert war; schlimmer noch: Meine Anwesenheit verschlimmerte den Schmerz nur noch.

Heute weiß ich, dass jede Nahtod-Erfahrung zwar einzigartig ist, dass es aber im Kern auch Ähnlichkeiten gibt. Entsprechend gibt es auch Parallelen in den transformierenden Nachwirkungen: Ich kenne eine ganze Reihe von Fällen, in denen Menschen wieder in ihr altes Leben zurückgekehrt sind und gemerkt haben, dass sie nicht mehr hineinpassen. Mir erging es nicht anders, und nach einem karmischen Tritt in den Hintern in Gestalt einer Tarot-Lesung sah ich den Weg, vor dem ich mich gedrückt hatte. Seit einigen Jahren lebte ich in einer Beziehung, in der beide Partner eine eklatante Wahrheit leugneten: Unser Zusammensein zerriss uns. Manchmal ist es das Liebevollste, wenn man das tut, was am meisten schmerzt. Deshalb zog ich Anfang Juli zu Hause aus. Ich hatte nur noch eine Reisetasche, die ich mein eigen nennen konnte, und wusste nicht, wohin ich sollte.

Doch schon bald war ich wieder in der Lage, mich selbst, meine Frau und meine Tochter zu versorgen und hatte meinen eigenen Freiraum. Dies weckte alte Energien, die wie durch die nur scheinbar destruktive Kraft eines Waldbrandes gereinigt werden mussten. Wieder zog ich mich zurück. Mich zu öffnen, war zu viel; ich zog wieder meine Mauern hoch und machte zu. Erneut zog ich mich von Krista zurück. So weh es ihr auch tat, mit der Großzügigkeit eines Engels gewährte sie mir freundlich den Freiraum, den ich brauchte, um das Notwendige zu tun.

Wenn das Feuer erloschen ist, keimt neues Leben auf. Zwei Tage danach erhielt ich eine Nachricht von Krista, die den nächsten Schritt tun wollte. Später erfuhr ich etwas, das mich bis heute bis ins Innerste erschüttert. Nachdem sie mehrere Tage in ihrem Ego still vor sich hin gelitten hatte, hatte Krista ein Erlebnis, das sie in das Gefühl bedingungsloser Liebe eintauchen ließ. Da wusste sie, dass es uns bestimmt war, mehr zu sein und zu tun; und sie wusste, dass sie Anteil an meinem Leben haben wollte. Sie durchbrach meine Mauern und zeigte mir, dass ich mich selbst lieben konnte und es in Ordnung ist, verwundbar zu sein.

Die vielen Ereignisse, die nun folgten, bewiesen, über jeden Zweifel erhaben, dass aus unserer Freundschaft Liebe wurde, die, um mit dem Bild der Alpenblumen zu sprechen, auch unter den widrigsten Bedingungen wuchs. Eine menschlich verständliche Reaktion darauf ist, die Blume versetzen zu wollen. Doch die Blume weiß nur, dass sie die Sonne braucht. Krista war die Sonne, die ich benötigte, damit ich meine zarten Blütenblätter öffnen und zum ersten Mal erkennen konnte, dass meine Narben schön waren, weil sie zu mir gehörten.

Es gibt so vieles, was ich hier gerne mitteilen würde: Über Synchronizität – über Schmerz durch Stagnation, Schmerz durch Veränderung – und auch über inneres Wachstum, doch dieses Mal möchte ich mich den eher persönlichen Veränderungen zuwenden, die meine Nahtod-Erfahrung mir ermöglicht hat. Schließlich geht es hier nicht nur um die Erfahrung als solche, sondern darum, wie ich mich seither entwickelt habe, wie ich zurecht gekommen bin, nachdem ich wieder und wieder neu wurde. Ich habe mehrere Sprünge nach vorne gemacht, in meinem Inneren und in Bezug auf die Gaben, die ich entwickle, um allen Göttlichen Seelen zu helfen, mit denen ich durch Gnade in Berührung kommen darf.

Eine der ersten Veränderungen, die ich verspürt habe, war das Bedürfnis, mehr über mich selbst zu erfahren. Ich erwachte wieder in einem Leben, das so verschlossen war, emotional so sehr gefangen, dass ich mich fragte, wie ich den nächsten Schritt tun und wo ich anfangen sollte, meinem Leben einen Sinn abzugewinnen.

Ich hatte mehrere Hypnose-Sitzungen bei meiner Hypnotherapeutin Karen. Es ging darin um heutigen Schmerz, und wir fanden heraus, dass die Hauptursache sehr häufig nicht nur in diesem, sondern in vielen früheren Leben lag. Je mehr ich an mir arbeitete, desto offener wurde ich und desto mehr Liebe konnte ich mir selbst entgegenbringen. Ich entdeckte, dass der Schlüssel zu allen Fortschritten darin lag, dass ich mir selbst vergab, dass ich zum ersten Mal lernte, mich als der zu lieben, der ich bin, und die Liebe nicht außerhalb von mir zu suchen. Der SCHLÜSSEL dazu, dass man anderen wirklich Liebe und Mitgefühl entgegenbringen kann, liegt darin, sich beides zuerst selbst entgegenzubringen.

Dies war ein sich ständig weiterentwickelnder und zusehends heilsamerer Teil meiner Arbeit an mir selbst und der Arbeit, die ich gemeinsam mit Krista geleistet habe. Wir sind im tiefsten Wesen miteinander verbunden. Was sie erlebt, spüre ich auch, und umgekehrt. Obwohl über siebentausend Kilometer und fünf Stunden Zeitunterschied zwischen uns liegen, können wir einander spüren. Wenn Krista aufgewühlt ist oder einen bestimmten Aspekt in sich heilt, fühle ich das mit ihr zusammen und erlange dadurch oft selbst Heilung. Wo ich früher damit zu kämpfen hatte zu erzählen, wie es mir geht oder was ich empfinde, kann ich nun bei Krista vollkommen offen sein, und ich weiß, dass sie bei mir vollkommen offen sein kann. Sie hat mir geholfen, meine intuitiven Fähigkeiten zu entwickeln; und dies wiederum hat mich meiner Fähigkeit zum Channeln von Informationen geöffnet. Oft verspüre ich die Inspiration, zu einem bestimmten Thema zu schreiben. Dann fühle ich, wie die Worte durch mich hindurchfließen, als ob das Universum mich dazu benutzte, seine Göttliche Melodie zu schreiben: Es sind Botschaften der Liebe, der Hoffnung und der Inspiration gekommen, und ich habe sie gepostet. Danach habe ich dann oft erfahren, dass es genau das war, was jemand hören musste, oder dass es aussprach, was andere empfanden und was ihnen half, dies zu verstehen.

Dies hat sich zu meiner Fähigkeit weiterentwickelt, Botschaften für bestimmte Menschen zu channeln, entweder von den universellen Energien, von Geistführern und höheren Mächten oder von verstorbenen Angehörigen. Diese Nachrichten haben sich als sehr zutreffend erwiesen, wobei ich für die Menschen, für die ich channelte, Dinge erfuhr, die ich nicht hatte wissen können. Der Prozess verläuft meist so, dass ich mich öffne und beim Schreiben alle Inspirationen durch mich hindurchfließen lasse. Ich habe auch schon Botschaften an Menschen überbracht. Zunächst verspüre ich eine subtile Veränderung in mir, dann habe ich das Gefühl, dass die Worte, die ich sage, vermehrte Kraft haben, und ich weiß, dass sie einem höheren Zweck dienen.

Ich habe meine verlorenen Erinnerungen wiedergefunden. Sie wiederzugewinnen, hat mich verändert und zu einem besseren Menschen gemacht; ich habe dadurch gelernt, dass wir alle durch die Liebe miteinander verbunden sind, dass Liebe uns vereint und zusammenhält. Wir sind wie einzelne Zellen im Körper des Universums, wobei jede den Göttlichen Funken in sich trägt und ein kleines Abbild des Ganzen ist. Wir sind alle einzigartig und auf einzigartige Weise miteinander verbunden; hinter dem allgemeinen Kampf verbirgt sich ein allgemeines Ziel. Wir sind alle hier, um die Liebe wieder zu erlernen, aus der wir bestehen, und um die lebendige Erfahrung des Wissens von allem, was ist, zu sein.

Dadurch, dass ich dies entdeckt habe, konnte ich es in mir zum Ausdruck zu bringen, und dies hat mir geholfen, mich (wieder) mit der Liebe meines Lebens zu verbinden. Sie gefunden zu haben, zu entdecken, dass dies eine Liebe ist, die nicht nur dieses eine Leben bestimmen wird, sondern bereits viele Leben bestimmt hat, zu wissen, dass wir auf einer Seelenebene hier sind, um diese Liebe weiterzugeben, ist wunderbar. Ich, ja eigentlich wir, empfinden es wahrhaft als Ehre, das, was wir haben, an die Welt weiterzugeben. Wir möchten beide, dass die Menschen erkennen, dass Liebe der Schlüssel zu wahrer Größe ist;

sie ist der Schlüssel, mit dem Leben erschlossen werden. Wir haben zusammen eine Reihe sehr liebevoller Umstände geschaffen, unter denen wir Meere überquert haben, um beieinander zu sein. Außerdem wissen wir, dass wir miteinander leben, lieben und arbeiten wollen.

Abschließend möchte ich sagen, dass alle Menschen Liebe sind, auch die, deren momentane Inkarnation das Gegenteil zeigt; sie sind dennoch Liebe, weil sie helfen, sie zu definieren. Jedes weltverändernde Ereignis, bei dem Menschen schreckliche Dinge tun, oder Naturkatastrophen haben unmittelbar zur Folge, dass Menschen sich in Liebe zusammenfinden und alle Unterschiede vergessen sind, denn in diesen Momenten werden wir von unserer innersten Natur bewegt. Diese Natur ist die Liebe.

Krista Gorman

Die Entscheidung, mich aus meiner Ehe zu lösen, hat mich neuen Möglichkeiten geöffnet, bei denen ich – die ich mich bisher machtlos und von meinem wahren Selbst abgekoppelt gefühlt hatte – plötzlich spürte, dass ich versuchen musste, das Beste aus meinem momentanen Selbst zu machen. Meine Zukunft, so glaubte ich, lag in meiner Hand, doch das war ein Irrtum, wie er größer nicht hätte sein können. Eine der heilsamsten und schönsten Erfahrungen meines Lebens habe ich durch eine Göttliche Beziehung höchster Ordnung mit jemandem gemacht, dem ich infolge unserer beiderseitigen Nahtod-Erfahrung begegnet bin. Ainsley und ich haben uns durch mehrere ganz erstaunliche Fälle von Synchronizität kennengelernt, und seit wir uns begegnet sind und unsere Seelen wieder miteinander verbunden haben, ist Synchronizität noch viel häufiger eingetreten.

Der Weg zu unserer Verbindung begann mit Dr. Penny Sartori. Auf der Suche nach einem Verlag für mein Buch stieß ich auf einen Verleger in Großbritannien und sah mir dessen bisherige Veröffentlichungen an. Unter den Autoren war auch Dr. Sartori, und ihr Thema zog mich sofort an. Da Penny Intensivkrankenschwester war und sich mit Nahtod-Erfahrungen befasste, verspürte ich sofort eine Verbindung zu ihr und schickte ihr eine E-Mail, um mich kurz vorzustellen. In ihrer warmherzigen Antwort verwies sie mich an Kelly Walsh, die ebenfalls eine Nahtod-Erfahrung erlebt hat und in Großbritannien lebt. Nach meinem Gespräch mit Kelly hatte ich das Gefühl, eine alte Freundin, eine Seelenschwester, wiedergetroffen zu haben. Wir hatten sofort eine Verbindung zueinander, und ich beteiligte mich an ihrer Facebook-Gruppe *Positivity Power*. Dort sah ich ein Video, das Ainsley gepostet hatte. Er sprach darüber, dass wir alle unsere Schwächen haben und diese Schwächen uns zueinander führen. In diesem Zueinanderfinden liege das Potenzial, durch Liebe Veränderungen zum Besseren auf der Welt anzustoßen. Es war ein aus tiefstem Herzen kommender Aufruf zum Handeln, und mir war, als hätte mich ein Blitz getroffen. Etwas in mir veränderte sich auf einer sehr tiefen Ebene, und intuitiv wusste ich, dass Ainsley jemand ganz Besonderer in meinem Leben war.

Bald danach wurden Ains und ich Freunde und hatten fast sofort eine sehr tiefe Verbindung zueinander. Wir entdeckten, wie viele Parallelen es in unser beider Leben gab, und uns war, als seien wir zu einem höheren Zweck zusammengeführt worden, einem Zweck, der weit höher war, als wir damals begreifen konnten. Für diese synchronen Ereignisse gibt es keine andere Erklärung, als dass sie eingerichtet und von uns zusammen mit der liebevollen Intervention des Universums miterschaffen worden waren. Seither hat sich unsere Verbindung auf so wunderbare, so göttliche Weise vertieft, und sie tut dies jedes Mal wieder, wenn wir die Schranken des Egos öffnen und zulassen können, dass wir mehr Liebe geben und nehmen. Bei Ains und auch bei mir war es so, dass wir dadurch, dass wir einander gefunden und unsere Verbindung gepflegt haben, lebenslange emotionale Wunden heilen und eben jene göttliche Liebe erfahren konnten, die wir sind. Das Annehmen war das Schwierigste, so geht es ja uns allen. Doch mit fortschreitender Beziehung wurde dieses Hindernis immer schwächer und meine Liebe zu mir selbst, meine göttliche Verbindung zu mir selbst, tiefer. Mit meiner Selbstliebe wächst auch meine Fähigkeit, mehr zu lieben. Es ist ein hinreißender Tanz des Lebens, der bestimmt, warum wir hier sind. Ich habe das Geschenk erhalten, die Liebe, wie sie im Jenseits ist, auch in diesem Leben zu erfahren, und ich weiß und kann wertschätzen, was für ein göttliches Wunder sie ist. Wenn mein letzter Atemzug kommt, kann ich sicher sein, dass ich durch diese Liebe mit der Erfahrung beschenkt worden bin, wie es sich anfühlt, wirklich *lebendig* zu sein.

Das Schöne daran ist, dass wir alle dieses Geschenk erhalten können. Von Ains und mir wurde dafür nur verlangt, dass das Ego in die hinterste Reihe tritt. Wir mussten die emotionale energetische Arbeit leisten, sozusagen innerlich aufzuräumen, damit wir das Höchstmögliche aus uns machen konnten – nicht nur für uns selbst und einander, sondern für alle, für die wir hier sind und denen wir dienen dürfen. Das Ego stört da nur und vernebelt die Liebe, die wir sind, doch es ist ein notwendiger Gegensatz zu ihr. Ohne Ego würden wir den anderen nicht erkennen. Eigentlich steckt überhaupt kein Geheimnis hinter unserer gelungenen Verwandlung von beschädigten und kaputten zu geheilten und ganzen Menschen. Vereinfacht gesagt, liegt der Schlüssel zu unserem Erfolg darin, dass wir uns für die Liebe statt für die Angst entscheiden. Der Schlüssel zu allem heißt: Wenn wir uns für die Liebe entscheiden, blüht das Leben auf allen Ebenen auf.

Wir kommen alle mit demselben Schlüssel hier an, aber wir vergessen, dass wir ihn haben. Wir sind hier, um uns zu erinnern und zu sammeln, um das, was in uns zerbrochen ist, wieder zusammenzufügen, mit Liebe als Leim, damit wir diese Liebe wieder werden können.

Ich weiß, dass es möglich ist. Ich habe erlebt, wie es sich anfühlt, und ich erlebe es jeden Tag wieder. Mehr zu lieben, ist die Methode, durch die wir heilen und zugleich eine liebevollere Welt erschaffen können. Liebe einfach mehr. Und dann liebe noch mehr. DANKE!

Schluss

Dr. Penny Sartori

Für mich ist es ein großes Privileg, dass ich die Gelegenheit hatte, mit den Mitwirkenden an diesem Buch zu arbeiten. Ich finde, mit den einzelnen Kapiteln ist es gelungen, relevante Punkte ans Tageslicht zu bringen, die immer noch der Diskussion bedürfen, obwohl Nahtod-Erfahrungen heute allgemein bekannt sind.

Ein ausschlaggebender Punkt – das streicht dieses Buch heraus – ist die Notwendigkeit eines größeren Bewusstseins und Verständnisses für Nahtod-Erfahrungen, damit die Betroffenen psychologisch besser unterstützt werden können, wenn sie versuchen, ein derart tiefgreifendes und lebensveränderndes Erlebnis zu begreifen und zu verarbeiten. Viele Menschen haben jahrelang zu kämpfen, bis sie mit ihrem Erlebnis zurechtkommen, und einige Forschungsergebnisse deuten darauf hin, dass die Scheidungsrate nach einer Nahtod-Erfahrung relativ hoch ist. Es erscheint absolut unfassbar, dass Ericas Nahtod-Erfahrung im Jahr 2002 trotz aller Informationen über Nahtod-Erfahrungen in den Medien fälschlich als psychotische Episode verstanden wurde und man sie daraufhin in eine psychiatrische Klinik eingeliefert sowie ihr Erlebnis mit Medikamenten unterdrückt hat. Wir hatten das Jahr 2002 und nicht 1902! Dies ist der Inbegriff für die Arroganz und Ignoranz der Medizin in wichtigen spirituellen Fragen, da sie sich einzig auf den Körper konzentriert. Innerhalb des heutigen Gesundheitssystems wird stark zwischen Psyche, Körper und Geist unterschieden, weil die Wissenschaft nur zur Behandlung des Physischen gerüstet ist – Psyche und

Geist können nicht gemessen werden und werden folglich einfach nicht berücksichtigt oder angesprochen.

Ein weiterer auffälliger Punkt ist, dass einige Betroffene offenbar auch in ihrer Kindheit eine Sensibilität für ähnliche Erlebnisse hatten. Dies war auch Ring und Rosing (1990) in ihrer Studie aufgefallen, mit der sie untersuchen wollten, ob es einen bestimmten Persönlichkeitstyp gibt, der besonders zu Nahtod-Erfahrungen neigt. Daran zeigt sich noch einmal, wie wichtig es ist, dass Kinder unterstützt werden, wenn sie ungewöhnliche Phänomene schildern. Berichte über nicht alltägliche Realitätszustände sollten nicht verworfen werden; man sollte Kinder vielmehr dazu ermutigen, zum Ausdruck zu bringen, was sie erlebt haben. Glücklicherweise konnte Dr. Bernie Siegel seine Nahtod-Erfahrung in der Kindheit annehmen und in sein Leben integrieren, und zwar dergestalt, dass er dadurch eine therapeutische Methode zu entwickeln vermochte, die seine medizinische Ausbildung als Kinderchirurg ergänzen und damit vielen seiner Patienten sehr helfen konnte. Mit seiner Arbeit verfolgt er das Ziel, die Medizin in Studium und Praxis zu humanisieren sowie über Methoden zur Funktionsverbesserung des Immunsystems aufzuklären und damit die Patienten in ihrer Selbstwirksamkeit zu stärken.

Paradoxerweise schließt sich in der Wissenschaft heute offenbar ein Kreis, und erste Studien bestätigen die spirituelle Dimension. Die großen Fortschritte in der Medizintechnik und die ständige Optimierung der Reanimationsmethoden bedeuten, dass immer mehr Menschen bisher lebensverkürzende Krankheiten überleben. Daher erscheint die Vorhersage, dass auch immer mehr Menschen über eine Nahtod-Erfahrung berichten werden, nur logisch. Die klinische Forschung zu Nahtod-Erfahrungen begann in den Siebzigerjahren, und in den darauffolgenden Jahrzehnten wurden mehrere prospektive Studien veröffentlicht, die bestätigen, dass Nahtod-Erfahrungen vorkommen und reale Nachwirkungen haben.

Als ehemalige Krankenschwester bin ich fest davon überzeugt, dass Nahtod-Erfahrungen grundlegender Bestandteil der Ausbildung aller medizinischen Fachkräfte (und auch der allgemeinen Schulbildung, angefangen bei Grundschulkindern) sein sollten. Nahtod-Erfahrungen treten im Allgemeinen in einer Phase der Bewusstlosigkeit ein, und die ersten Menschen, mit denen die Patienten in Kontakt kommen, sobald sie das Bewusstsein wiedererlangt haben, sind Pflegekräfte oder Ärzte. Deshalb ist es von entscheidender Bedeutung, dass Patienten, die eine Nahtod-Erfahrung hatten, in der Genesungszeit die richtige Unterstützung und Anleitung erhalten. Die Patienten müssen sich oft von kräftezehrenden körperlichen Erkrankungen erholen, doch die psychische Genesung wird häufig allzu leicht übersehen. Die Versorgung der Patienten könnte stark verbessert werden, wenn jede medizinische Fachkraft darin ausgebildet wäre, eine Nahtod-Erfahrung zu erkennen und angemessen darauf zu reagieren. Eine weitere wünschenswerte Verbesserung in der Gesundheitsversorgung wäre, dafür zu sorgen, dass jeder Patient, der eine kritische Erkrankung überlebt, gezielt befragt wird, ob er sich an ein ungewöhnliches Erlebnis erinnern kann. Wenn ja, könnten die Betroffenen an die entsprechenden Fachkräfte weiterverwiesen werden, die sie bei der Verarbeitung dieses Erlebnisses in geeigneter Weise unterstützen.

Besonders beeindruckend fand ich immer, dass Nahtod-Erfahrungen im Trauerprozess helfen. Wer eine Nahtod-Erfahrung hatte, erlangt dadurch im Allgemeinen die Gewissheit, dass ihn etwas Spektakuläres erwartet, wenn es für ihn an der Zeit ist zu sterben. In ähnlicher Weise können auch Menschen, die zwar selbst keine Nahtod-Erfahrung hatten, sich aber tief auf Nahtod-Erfahrungen einzulassen vermögen, ein neues Verständnis des Lebens gewinnen. Bevor ich vor über zwanzig Jahren mit meiner Forschung begann, habe ich den Tod völlig anders gesehen als heute, und es fiel mir unglaublich schwer, mit dem Verlust von Familienangehörigen oder dem Trauerprozess zurechtzukommen. Jetzt, da ich von meinen Untersuchungen über den Tod und über Phänomene in Todesnähe profitieren konnte, habe ich ein völlig anderes Verständnis, das mir seither die Kraft gibt, ganz anders mit meiner Trauer umzugehen. Ich verspüre immer noch eine tiefe Traurigkeit und ein Gefühl des Verlusts, wenn ein geliebter Mensch stirbt – doch durch meine Forschungen kann ich diese Gefühle leichter verarbeiten.

Wenn ich über die Todesfälle in meiner eigenen Familie nachdenke, fällt mir ein, wie sehr ich den Tod verleugnet habe, als bei meinem Großvater väterlicherseits ein Gehirntumor diagnostiziert wurde. Von meinen vier Großeltern sollte er als Erster sterben, und ich weiß noch, mit welchem Nachdruck ich darauf bestanden habe, dass er es mit jeder Behandlung versucht, die ihm angeboten wird. Inzwischen sind auch meine übrigen drei Großeltern gestorben, aber zu der Zeit hatte ich bereits begonnen, über Nahtod-Erfahrungen zu forschen und sie zu untersuchen. Meine Haltung hat sich grundlegend geändert, und aus Leugnung wurde Akzeptanz. War mir noch verboten worden, mit meinem Großvater über den Tod zu sprechen, so konnte ich mit meinen drei anderen Großeltern vor ihrem Tod lange Gespräche über meine Forschung führen, was sie alle sehr getröstet hat.

Jetzt, da ich dieses Schlusswort schreibe, ist es einen Monat her, dass mit meiner Großmutter mütterlicherseits die letzte meiner Großeltern gestorben ist. Sie war ins Krankenhaus eingeliefert worden, und zwei Tage später erhielt ich kurz nach meiner Ankunft am Arbeitsplatz einen Anruf von meiner Familie. Sie sagten mir, das Krankenhaus habe angerufen und sie verständigt, dass es meiner Großmutter sehr schlecht gehe. Die Universität, an der ich arbeite, liegt direkt neben der Klinik, in der sie behandelt wurde; daher war ich noch vor meiner übrigen Familie an ihrem Bett. Der Arzt sprach mit mir über die Möglichkeit einer nicht invasiven Atemunterstützung. Ich erklärte, ich sei früher Intensivschwester gewesen und glaube nicht, dass meine Großmutter die Maske zulassen würde. Stattdessen riet ich zu einer Palliativ-Versorgung und sagte dem Arzt, dass wir dies in der Familie so besprochen hatten.

Dankenswerterweise war der Arzt damit einverstanden, und meine Großmutter hatte einen sehr friedlichen, würdigen Tod im Kreise der Familie. Dies steht im krassen Gegensatz zu meiner Einstellung beim Tod meines Großvaters vor dreiundzwanzig Jahren. Ich vermute, es hatte auch sehr viel damit zu tun, dass meine Großmutter neunzig Jahre alt war, mein Großvater damals hingegen erst achtundsechzig, aber ich habe auch den Eindruck, dass ich heute eher in längeren Zeiträumen denken kann. Eines Tages holt der Tod uns alle ein, aber meine Forschung hat mich gelehrt, den Tod anzunehmen, statt ihn zu fürchten, sowie mich auf das Leben zu konzentrieren und es wertzuschätzen.

Viele Fachleute, die Trauerbegleitung anbieten, wissen sehr gut über Nahtod-Phänomene und Kommunikation mit Verstorbenen Bescheid.

Häufig nutzen sie auch Berichte über Nahtod-Erfahrungen, um ihre Klienten zu unterstützen. Ich habe sogar selbst entsprechende Fortbildungen für Trauerbegleiter gegeben. Dass das Wissen um Phänomene in Todesnähe so sehr helfen kann, erhöht die Bedeutung dieser Erlebnisse und ihres therapeutischen Nutzens. Diese „Welleneffekte" der Nahtod-Erfahrungen sind für mich besonders interessant, weil sie weiterentwickelt werden können, um anderen zu helfen. Sehr viele Menschen haben schwer mit ihrer Trauer zu kämpfen. Wenn die Gesellschaft mehr über diese Erlebnisse erfährt, wird sie allmählich anders über den Tod denken. Dabei könnte sich ein tieferes Verständnis und eine größere Akzeptanz dieses Aspekts unseres Menschseins entwickeln, der uns schließlich allen bevorsteht.

Die Arbeit von William Peters, der das in Kapitel Fünfzehn beschriebene *Shared-Crossing*-Projekt ins Leben gerufen hat, ist aus seinen Nahtod-Erfahrungen hervorgegangen. Sie ist sehr wichtig, denn sie hilft allen, die den Verlust eines lieben Menschen betrauern. Williams Arbeit ermöglicht die Prozessbegleitung von empathischen Erlebnissen mit Sterbenden, und anhand der entsprechenden Fälle in meinen Akten zeigt sich, dass Menschen, die ein solches Erlebnis hatten, ihre Trauer wesentlich schneller verarbeiten konnten als andere, die nie ein solches Erlebnis hatten.

Aus gesundheitsmedizinischer Sicht faszinieren mich auch die bemerkenswerten Heilungen, über die einige Betroffene nach einer Nahtod-Erfahrung berichten. Tatsächlich wurde ich im Rahmen meiner klinischen Forschung selbst Zeugin eines solchen Falles und schrieb daraufhin einen Aufsatz über *Patient Zehn* (Sartori, Badham and Fenwick 2006), der die Heilung von einer angeborenen Bewegungseinschränkung erfuhr, mit der er vor seiner Nahtod-Erfahrung sechzig Jahre lang gelebt hatte. Aufgrund einer Zerebralparese war seine rechte Hand seit seiner Geburt dauerhaft kontrahiert, doch nach seiner Nahtod-Erfahrung konnte er sie vollständig öffnen. (Alle Angaben wurden von seiner Schwester bestätigt.) Die Ärzte und Physiotherapeuten konnten nicht erklären, wie dies möglich war.

Auch andere haben von einer bemerkenswerten Genesung nach einer Nahtod-Erfahrung berichtet, und es gibt zahlreiche Beispiele in der Literatur, etwa von Mellen-Thomas Benedict und Anita Moorjani. In

Kapitel Sechs schildert David Bennett, dass bei ihm nach seiner Nahtod-Erfahrung Krebs diagnostiziert wurde, der bereits in viele andere Körperregionen gestreut hatte, er die Krankheit jedoch überwinden konnte. Hatte sich durch Davids Nahtod-Erfahrung an seiner Einstellung etwas verändert, das diese Genesung von einer oftmals tödlich verlaufenden Krankheit möglich gemacht hat?

Shelley Parker, die in meinem Buch *Nahtod-Erfahrungen als Neuanfang* vorkommt, hat als Jugendliche in einer Vorahnung vorausgesehen, dass sie mit etwa Mitte dreißig an Krebs erkranken würde; aber es wurde ihr auch versichert, dass sie überleben würde. 2009 wurde bei Shelley eine seltene Form eines Lymphoms diagnostiziert, und man gab ihr noch fünf Wochen zu leben. Während ihrer Krebsbehandlung hatte sie außerkörperliche Erlebnisse. Ihr Gesundheitszustand verschlechterte sich so sehr, dass sie glaubte, sie werde sterben. An diesem Punkt hatte sie eine Nahtod-Erfahrung, in der sie erfuhr, dass ihr Verlobter sterben würde. Tragischerweise kam ihr Verlobter, der Hubschrauberpilot war, tatsächlich am darauffolgenden Tag bei einem Hubschrauberabsturz ums Leben.

Was ich an Shelley so besonders inspirierend finde, ist die Art, wie sie mit dem Verlust ihres Verlobten, ihrer großen Sandkastenliebe, umgegangen ist, besonders in einer Zeit, in der es ihr selbst aufgrund ihrer Krebserkrankung sehr schlecht ging. Zahlreiche Studien zeigen, dass Verlust und Trauer sich negativ sowohl auf die psychische als auch auf die körperliche Gesundheit auswirken können.

Shelleys Fall macht deutlich, welch starke Wirkung Nahtod-Erfahrungen haben können. Nach einem Trauerfall sind viele Menschen gesundheitlich angeschlagen, doch bei Shelley ist offenbar das genaue Gegenteil geschehen. Obwohl ihr der Arzt sagte, sie werde die Nacht wahrscheinlich nicht überleben, und obwohl sie mit den negativen Folgen des Verlustes ihres Verlobten fertig werden musste, hat sie sich erholt und ist seit sieben Jahren krebsfrei. Ich glaube, dass wir viel von Nahtod-Erfahrungen lernen und in die künftige Behandlung von Krebs-Erkrankungen einfließen lassen könnten.

Shelleys Nahtod-Erfahrung beeinflusste später ihre Lebensführung. Sie sagt: „Dieses Erlebnis hat mir das Leben gerettet. Ich weiß jetzt zweifelsfrei, dass es einen Gott gibt (früher war ich immer Agnostikerin, gelegentlich an der Grenze zur Atheistin) und wir alle aus einem bestimmten Grund hier sind. Als ich bei Gott war, hatte ich ganz stark das Gefühl, dass die Ruhe und der Frieden, den ich dort verspürte, für uns alle hier auf Erden etwas Erstrebenswertes sind."

Die Nahtod-Erfahrung motivierte Shelley außerdem zu einem Berufswechsel:

> Trotz meines akademischen Abschlusses und obwohl ich erfolgreiche Kinderbuchautorin war, wusste ich, dass ich vor meinem Krebs mein Leben quasi im Leerlauf zugebracht hatte. Plötzlich kam es mir lächerlich sinnlos vor, meine Zeit für etwas zu verschwenden, das ich nicht liebte; und ein Jahr nach dem Abschluss meiner Chemotherapie begann ich meine Ausbildung zur Psychotherapeutin. Das hatte ich schon lange tun wollen, aber jahrelang vor mir hergeschoben. 2014 erhielt ich meine Zulassung, und heute arbeite ich als Gesprächs-Psychotherapeutin.
>
> Durch meine Erfahrung habe ich erkannt, dass wir hier sind, um ein erfülltes Leben zu führen und das zu tun, was uns glücklich macht – und was zugleich anderen Menschen hilft. Wir sind wirklich alle eins. Bei meiner Nahtod-Erfahrung gab es ein sehr starkes Gefühl der Zugehörigkeit; dass wir dies alle gemeinsam erleben, und wie viel glücklicher und „vollständiger" wir wären, wenn wir erkennen würden, dass es sehr viel mehr Ähnlichkeiten als Unterschiede zwischen uns gibt, und dass wir sehr viel erreichen können, wenn wir uns zusammentun und einen.

Shelleys abschließende Gedanken werden so oder so ähnlich von den meisten Nahtod-Erfahrenen geäußert, auch von Robert Tremblay. Dass bei Robert AIDS im Endstadium diagnostiziert und er zum Sterben in ein Hospiz verlegt wurde, nur damit eine Nahtod-Erfahrung seine gesamte Lebenseinstellung verändern sollte, belegt wiederum, welche Macht Nahtod-Erfahrungen haben. Auch vier Jahre nach seinem prognostizierten Tod engagiert er sich noch in der Spendensammlung und Aufklärung über AIDS.

Ich staune wirklich, wie wenig Aufmerksamkeit den Fällen von bemerkenswerter Gesundung geschenkt wird. Warum interessieren sich offenbar nur so wenige dafür? Als Carlyle Hirshberg und Marc Ian Barasch (1995) Fälle bemerkenswerter Heilung untersuchten, stellten sie fest, dass viele nie in der Literatur besprochen worden waren, und vermuteten sogar, dass weniger als zehn Prozent aller bemerkenswerten Heilungen je in Fachzeitschriften erwähnt werden. So schreiben sie auf Seite eins ihres Buches: „Bemerkenswerte Gesundung ist als Phänomen so spektakulär, ephemer und wissenschaftlich geradezu anrüchig, dass sich nur wenige Forscher die Mühe gemacht haben, sie zu suchen, geschweige denn ihre Konsequenzen zu erforschen. Wenn sie nicht als Fehldiagnose verworfen wird, gilt sie fast schon als Ärgernis ..." Es macht Mut zu sehen, wie viele positive Veränderungen in jüngerer Zeit im Hinblick auf Nahtod-Erfahrungen eingetreten sind. Ich bin optimistisch, dass es auch in Zukunft engagierte medizinische Fachleute geben wird, die von diesen Fällen ebenfalls beeindruckt sind und Forschungen unternehmen, um diese Aspekte näher zu untersuchen.

Jeder, der dem Tod um ein Haar entkommen ist, hat wahrscheinlich eine andere Einstellung zum Leben, nachdem er seine zweite Chance erhalten hat. Ist dies nur bei Nahtod-Erfahrenen der Fall oder werden alle Menschen, die den Tod überleben, gleichermaßen verändert? Diese Fragen stellten sich die klinischen Psychologen Gary Groth-Marnat und Roger Summers, die ihre Forschungen 1998 im *Journal of Humanistic Psychology* veröffentlicht haben.

An der Studie nahmen dreiundfünfzig Nahtod-Erfahrene sowie eine Kontrollgruppe aus siebenundzwanzig Menschen teil, die dem Tod knapp entronnen waren, aber nicht von einer Nahtod-Erfahrung berichtet hatten. Außerdem gab es eine weitere Gruppe aus wichtigen Bezugspersonen der Studienteilnehmer, die die genannten Veränderungen im Leben der Betroffenen bestätigen sollten. Die Autoren untersuchten Veränderungen im Leben der Studienteilnehmer in Bezug auf Werte, Überzeugungen und Einstellungen nach ihrer Begegnung mit dem Tod.

Zu den merklichen Veränderungen gehörten eine verminderte Angst vor dem Tod sowie eine stärkere Überzeugung von einem Leben danach, ein geringeres Interesse an materiellem Besitz, vermehrte transzendentale Erlebnisse, stärkere Anteilnahme, höheres Selbstwertgefühl, eine erhöhte Fähigkeit für „paranormale" Phänomene und eine größere Wertschätzung für Naturphänomene.

Die Analyse der Ergebnisse zeigte, dass Nahtod-Erfahrene größere Veränderungen aufwiesen als diejenigen, die dem Tod knapp entronnen waren, jedoch keine Nahtod-Erfahrung gehabt hatten. Die Veränderungen wurden jeweils von den Bezugspersonen bestätigt. Außerdem zeigte sich, dass es bei denen, die von einer tieferen Erfahrung berichtet hatten, mehr positive Veränderungen gab. Insgesamt kam die Studie zu dem Schluss, dass die Lebensveränderungen durch die Nahtod-Erfahrung als solche und nicht lediglich durch die Todesnähe initiiert worden waren. Obwohl diese Forschungsergebnisse vor nunmehr fast zwanzig Jahren veröffentlicht worden sind, scheint die Medizin immer noch nicht gewillt, die Konsequenzen, die sich daraus ergeben, zu akzeptieren. Warum sind nicht mehr Menschen neugierig auf diese Erkenntnis? Wodurch wird eine Nahtod-Erfahrung so mächtig, dass sie buchstäblich das Leben verändert? Dies interessiert und inspiriert mich, und es macht mir Hoffnung, dass eines Tages die Mittel vorhanden sein werden, dies weiter zu untersuchen, damit wir innerhalb unseres Gesundheitssystems neue Behandlungsformen entwickeln können, die unsere Spiritualität und unsere psychische Gesundheit ebenso berücksichtigen wie unsere körperliche.

In seinem 1902 erschienenen Buch *Die Vielfalt religiöser Erfahrung* schrieb der Harvard-Psychologe William James: „An ihren Früchten sollt Ihr sie erkennen." Wie wunderbar alle Mitwirkenden an diesem Buch dieser Aussage gerecht werden! Viele haben neue Formen der Unterstützung oder neue Interventionen entwickelt, die große Vorteile für Gesundheit und Wohlergehen anderer haben. Sie sind den Menschen in ihrer Umgebung ein Licht, aber sie haben auch eine große Vision für die gesamte Menschheit. Sie sind nicht mehr der Dreh- und Angelpunkt ihrer eigenen kleinen Welt, sondern sehen sich als Teil des großen Ganzen der Menschheit und der Erde. Ihr Handeln und ihre Erfolge – von der persönlichen Transformation bis zur Einrichtung von Heilzentren und Selbsthilfegruppen – heben sie aus der Masse heraus. Jeder von ihnen ist ein Schritt hin zu einer positiveren und liebevolleren Welt.

Ein weiterer Grund, warum wir dieses Buch geschrieben haben, ist, dass wir das große Potenzial deutlich machen wollen, das Nahtod-

Erfahrungen für das künftige Wohlergehen und die Entwicklung der Menschheit haben. Das Vordringlichste und wohl Größte, was Nahtod-Erfahrungen vermitteln, ist das Gefühl reiner, bedingungsloser Liebe. Diese Liebe wird in bisher nicht gekannter Tiefe erfahren, und Nahtod-Erfahrene scheinen sie auszustrahlen. Liebevoll und mitfühlend zu anderen zu sein, wird für sie zur natürlichen Daseinsform.

Eine so tiefgreifende Verwandlung, wie sie alle Mitwirkenden an diesem Buch gezeigt haben, unterstreicht die Macht von Nahtod-Erfahrungen. Sie lassen sich nicht mehr als Halluzinationen abtun. Tatsächlich dienen alle Methoden, die Diane Goble, Krista Gorman, Barbara Ireland, Katherine Baldwin und andere Nahtod-Erfahrene entwickelt haben, der Gesundheitsförderung, was sich wiederum positiv auf unsere Evolution als Menschheit auswirken wird.

In Kapitel Zehn schrieb Diane Goble: „Wir erheben uns über unsere animalische Natur und entwickeln uns zu vollständig integrierten geistig-menschlichen Wesen." Außerdem glaubt sie, ihre Aufgabe sei es heute, das Bewusstsein der Menschheit zu erweitern. Etwas Ähnliches schrieb Richard Maurice Bucke in seinem 1901 erschienenen Buch *Das kosmische Bewusstsein*. Er glaubte, dass sich das Bewusstsein der Menschheit gerade auf eine nächsthöhere Stufe entwickelte. Wenn Menschen sich mit der Botschaft der Nahtod-Erfahrungen beschäftigen, wird ihnen eine tiefere Dimension des Lebens bewusst, und sie erkennen sich als Teil eines großen Ganzen. Intuitiv spüren sie, dass alle Menschen auf der Erde miteinander verbunden sind und das Verhalten jedes Einzelnen Auswirkungen auf den gesamten Planeten haben kann. Wer dies einmal verstanden hat, lebt sein Leben aus der Perspektive der Liebe und der Achtung – für andere ebenso sehr wie für die Umwelt. Doch nicht nur das Bewusstsein der Menschheit entwickelt sich weiter, sondern auch die Erde; denn wenn wir reifen und uns der Umweltschäden bewusst werden, die das Verhalten des Menschen verursacht, dann gehen wir dieses Problem an und achten darauf, dass wir für die Erde ebenso gut sorgen wie für uns selbst.

Bevor ich dieses Buch beschließe, möchte ich erwähnen, dass es ohne Kellys Beharrlichkeit und ihre überwältigende Begeisterung nie zustande gekommen wäre. Meine Verpflichtungen in Beruf und Familie nahmen mich so sehr in Anspruch, dass ich keinerlei Zeit mehr für das Projekt erübrigen konnte, doch Kellys langfristige Vision und andere Projekte, die sie plante, haben mich überzeugt, mich daran zu beteiligen. Kelly hat hinter den Kulissen den weitaus größten Teil der Arbeit geleistet, auch die Kontakte mit den einzelnen Mitwirkenden gepflegt und Verbindung zum Verlag aufgenommen. Es war großartig, mit Kelly zusammenzuarbeiten. Immer wenn ich mich von meinem Arbeitspensum überfordert fühlte, war sie da, sprach mir Mut zu und bot mir Hilfe an.

Bei ihrem Erlebnis im Krankenhaus sagte sie den anderen Patienten in ihrer Umgebung: „Gleichgesinnte Seelen würden zusammenarbeiten, um die Welt zu verändern." Diese Worte wurden noch einmal bestätigt, als sie vor Kurzem Kontakt mit Caz Simms aufnahm, einer ihrer Mitpatientinnen. Caz meinte, Kelly tue nun genau das, worüber sie im Krankenhaus gesprochen habe. Kellys Motivation, dem gemäß zu handeln, was sie bei ihrem Erlebnis erfahren hatte, war nicht weniger geworden. Ganz im Gegenteil, trotz aller Schwierigkeiten, die sie überwinden musste, wächst sie ständig. Obwohl sie sehr damit zu tun hatte, ihr Erlebnis und die damit verbundenen Veränderungen wirklich zu verarbeiten – den Suizid ihres Vaters, danach die verächtliche Reaktion und Ablehnung durch ihre Familie – versucht sie immer noch, etwas zu verändern und anderen zu dienen.

Kelly bewirkt bereits positive Veränderungen auf der Welt durch ihre *Positivity-Power*-Bewegung und die Stiftung *Love Care Share*, auch wenn diese sich noch in den Anfangsstadien befinden. Wenn beides erst einmal sein volles Potenzial entfaltet, werden Kellys Entschlossenheit und ihr hoher Einsatz künftigen Generationen ein Vermächtnis sein.

Sobald man sich mit der Botschaft der Nahtod-Erfahrungen beschäftigt, wird sie „ansteckend". So hat Professor Kenneth Ring Nahtod-Erfahrungen mit einem „benignen Virus" verglichen. In den Achtzigerjahren führte er faszinierende soziologische Forschungen über Nahtod-Erfahrungen durch und gab auch einen Kurs über diese Erlebnisse. Dabei stellte er fest, dass seine Kursteilnehmer allein durch ihr gewonnenes Wissen über Nahtod-Erfahrungen häufig ähnliche Veränderungen erlebten wie diejenigen, die ein solches Erlebnis tatsächlich gehabt haben. Die Veränderungen waren nicht ganz so signifikant wie bei den eigentlichen Betroffenen, dennoch handelte es sich um merkliche positive Veränderungen.

Da immer mehr Menschen sich mit der Botschaft der Nahtod-Erfahrungen beschäftigen, werden große Fortschritte in unserer Entwicklung eintreten, wie ich glaube, weil wir allmählich begreifen, dass wir alle miteinander verbunden sind und unser Handeln letzten Endes wieder auf uns zurückfällt. Dann werden wir anfangen, aus der Liebe und nicht aus der Angst heraus zu leben.

In diesem Buch werden nur eine Handvoll Fälle dargestellt, und es gibt noch viele mehr, die darauf warten, von uns entdeckt zu werden. Ich möchte alle Menschen dazu ermutigen, solche Personen zu suchen, sich von ihnen inspirieren zu lassen und von ihnen zu lernen. Auch Sie können dabei eine Rolle spielen, nämlich dadurch, dass Sie sich mit der Botschaft der Nahtod-Erfahrungen beschäftigen und sie weiterverbreiten.

Epilog

Kelly Walsh

Dieses Buch war von der Idee bis zur Fertigstellung eine Herzensangelegenheit, und wir hoffen, dass es jede Leserin und jeden Leser an Herz, Geist und Seele berührt.

Nahtod-Erfahrungen entfalten bei den meisten Menschen transformierende Wirkung. Oft sind sie aber auch mit Herausforderungen verbunden, und zuweilen können sich viele Betroffene, auch ich, recht einsam und isoliert fühlen, wenn sie nicht im Kontakt mit Menschen stehen, die das, was wir durchgemacht haben, voll und ganz verstehen und annehmen.

Für mich kam der Wendepunkt, als ich mit Dr. Penny Sartori in Kontakt kam und daraufhin über die sozialen Medien Verbindung mit vielen anderen Betroffenen in aller Welt aufnehmen konnte. Es war, als käme ich wieder mit meiner Seelenfamilie zusammen, die ich lange vermisst hatte, und ich empfand es als große Erlösung.

Am meisten beeindruckt mich bei Kontakten mit anderen Betroffenen, dass die große Mehrheit, unabhängig von Hautfarbe, Glaube, Geschlecht, Sexualität, religiöser Überzeugung oder anderer Unterschiede, aus ihrem Erlebnis eine ähnliche Botschaft der Einheit und der bedingungslosen Liebe mitgenommen hat. Noch interessanter ist, dass viele, auch ich, nach ihrem Erlebnis ihr Lebensziel neu formuliert und in manchen Fällen lebensverändernde Entscheidungen getroffen haben, die dem weiteren Verlauf nicht nur ihres Lebens, sondern auch des Lebens der Menschen in ihrem Umfeld eine neue Richtung gegeben haben.

Die Erkenntnis, dass sehr viele Menschen nach ihrem Erlebnis die gleichen Auswirkungen erfahren haben wie ich, weckte in mir die Idee für das Konzept dieses Buches. Die Worte, die ich nach meiner Nahtod-Erfahrung herausgeschrien hatte – „gleichgesinnte Seelen würden zusammenarbeiten, um die Welt zu verändern“ – haben mich seither immer begleitet, und ich wusste, eines Tages würde ich meine Erfahrungen und mein Wissen in Zusammenarbeit mit anderen weitergeben, um dadurch einen positiven Beitrag zum kollektiven Bewusstsein unserer Erde zu leisten.

Meine Freude war groß, als Penny sich bereiterklärte, dieses Buch zusammen mit mir zu schreiben. Zwischendurch sahen wir uns vor einige Herausforderungen gestellt, die dazu führten, dass sich sein Erscheinungstermin um zwölf Monate verschob. Ich glaube allerdings fest, dass es im Leben Ebbe und Flut gibt und die Dinge dann geschehen, wenn sie geschehen sollen, alles in einer perfekten göttlichen Zeitordnung. Oft erhalten wir von Gott und dem Universum kleine Anstöße und Hinweise, damit wir erkennen, wann der richtige Zeitpunkt gekommen ist. Um Ihnen ein Beispiel dafür zu nennen, möchte ich von meiner Hündin Coco und dem Einfluss erzählen, den dieses kleine Welpenmädchen auf Timing und Bedeutung dieses Buches genommen hat.

Nach dem Freitod meines Vaters schlug mein Partner vor, mir einen Welpen zu kaufen, um meinen Heilungsprozess zu unterstützen. Interessanterweise habe ich mir aus vielen verschiedenen Rassen ausgerechnet Coco ausgesucht. Sie ist eine Zwergschnauzer-Hündin, und überrascht stellte ich fest, dass sie an einem 9. Oktober geboren wurde, dem Jahrestag meiner Nahtod-Erfahrung. Ein paar Monate nachdem ich Coco bekommen hatte, fühlte ich mich wieder wesentlich stärker und schrieb Penny eine SMS, um ihr zu sagen, wir sollten überlegen, das Buch jetzt fertigzustellen, denn ich spürte intuitiv, dass der richtige Zeitpunkt dafür gekommen war. Penny war einverstanden, und noch am selben Tag schaltete ich mein Notebook ein, um mit der Arbeit an dem Projekt zu beginnen. Plötzlich lief Coco über die Tastatur, und es erschien eine Website mit dem Titel „Gottes neue Botschaft an die Welt“, die dann nicht mehr von meinem Bildschirm wegzubekommen war. Damals dachte ich: *Toll, meine Intuition hat recht. Hier kommt die Bestätigung und das Okay von Gott und dem Universum.* Ich vermute mal, so mancher hätte seine Schwierigkeiten mit meiner Ansicht und würde eher sagen, dass solche Vorfälle bloßer Zufall sind. Darauf kann ich nur lächelnd erwidern, dass unsere lieben Verstorbenen, Gott und die Engel ständig mit uns kommunizieren; ob wir allerdings dafür aufgeschlossen sind, diese Botschaften zu akzeptieren und zu empfangen, ist allein uns und unserem spirituellen Bewusstsein überlassen.

Wenige Tage nach dem ersten Jahrestag des Übertritts meines Vaters ins Jenseits saß ich an der abschließenden Überarbeitung dieser Worte für den Epilog. Ich befand mich in einer kontemplativen Stimmung und dachte daran, was ich in den vergangenen achtzehn Monaten durchgemacht hatte. Diese Phase meines Lebens war bisher mit Abstand die schwierigste gewesen. Zeitweise hatte ich mit Gefühlen der Isolation zu kämpfen gehabt und mich immer wieder gefragt: „Warum?“ Erst als ich jetzt darüber nachdachte, wurde mir klar, dass das Wissen und die Weisheit, die ich bei meiner Nahtod-Erfahrung erhalten habe, mir in dieser schmerzlichen Zeit enorm geholfen haben, insbesondere dadurch, dass sie mir vor Augen geführt haben, wie sehr ich – wie wir alle – von unserem Schöpfer geliebt werden und dass das Leben wirklich ewig ist.

Wenn Sie dies lesen und gerade zu kämpfen haben, sei es wegen des Verlustes eines geliebten Menschen oder aus anderen Gründen, dann halten Sie bitte an der Heilkraft der Göttlichen Liebe fest und seien Sie gewiss, dass die dunklen Wolken vorüberziehen und schon sehr bald wieder die Sonne scheint. Sie sind jederzeit gehalten in sicheren, beschützenden, liebevollen Armen.

Lassen Sie mich Ihnen versichern, dass Sie aus einem bestimmten Grund geführt worden sind, dieses Buch zu lesen. Nichts geschieht zufällig oder durch eine Laune des Schicksals. Vielleicht hat es Ihren Weg gekreuzt, um Sie auf Ihrer Heilungsreise zu unterstützen oder ganz einfach um Ihnen zu helfen, Herz, Geist und Seele neuen Denk- und Lebensweisen zu öffnen. Es gibt keine richtige oder falsche Antwort; nur Sie allein kennen den wahren Grund, warum Sie sich dieses Buch ausgesucht haben, und nur Sie allein werden wissen, welche Auswirkungen es auf Ihr Leben hat.

Ich glaube, dass zur göttlichen Absicht für dieses Buch auch gehört, gleichgesinnte Seelen zusammenzuführen, die leidenschaftlich positive Veränderungen auf der Welt bewirken wollen. Wenn Sie, wie ich, möchten, dass dies nicht das Ende, sondern erst der Anfang ist, dann schließen Sie sich bitte unter www.positivitypowermovement.com unserer wachsenden weltweiten Gemeinschaft an und gehen Sie neue Freundschaften mit Menschen ein, die sich hingebungsvoll für eine liebevollere, fürsorglichere und stärker Anteil nehmende Welt einsetzen.

Allein haben wir oft das Gefühl, dass wir nicht genug tun können, um die dauerhafte Veränderung herbeizuführen, die unsere Erde braucht, und ein Gefühl der Ohnmacht kann uns beschleichen. Deshalb versuche ich, den Menschen vor Augen zu führen, dass wir mit vereinten Kräften und mit der Konzentration auf das, was wir tun *können*, und wenn es nur ein Lächeln für jemand ist, der sich niedergeschlagen fühlt, eine Kultur der Güte, der Einheit und der Liebe erschaffen und damit Wellen der Veränderung auslösen können, die sich über den ganzen Globus ziehen.

Zusammen können wir eine bessere Welt erschaffen; eine Welt, in der Kinder genug zu essen haben, in der die Menschen in Frieden und Harmonie leben, in der alles Verbindende das Trennende weit übersteigt. Durch das Werk einer mitfühlenden und liebevollen, fürsorglichen und Anteil nehmenden weltweiten Gemeinschaft kann eine vereinte Menschheit eine bessere Welt errichten.

Sie tragen dazu bei, indem Sie ganz einfach dieses Buch kaufen und andere ebenfalls dazu ermutigen. Jeder einzelne Cent unserer Tantiemen aus dem weltweiten Verkauf wird zur Unterstützung der Projekte für Kinder verwendet, welche die Stiftung *Love Care Share* fördert.

Danke, dass Sie sich an unserer individuellen und kollektiven Reise beteiligen, und wir hoffen, dass sie Sie dazu anregt, in dieser transformierenden Bewegung eine Rolle zu spielen. Wenn dieses Buch eine klare und knappe Botschaft hat, dann die: Wir alle können in unserem Leben tiefgreifende Veränderungen bewirken, und wenn wir uns mit gleichgesinnten Seelen zusammenschließen, haben wir das Potenzial, die Welt zu verändern. Viele Menschen werden sich gerade der tieferen Erkenntnis bewusst, dass wir alle eine Spiegelung des Göttlichen sind. Dies kann in Liebe zu sich selbst, zu anderen, zu anderen Lebensformen und zur Welt zum Ausdruck kommen. Jeder kann Angst, Isolation, Trauma und so weiter erleben, aber solche „Schatten“-Erfahrungen sind integraler Bestandteil unseres Heilungswegs. In dieser schwierigen Zeit lautet die Lektion für uns alle, fest daran zu glauben, dass wir Schwierigkeiten wie Angst, Schuld oder Hass in Liebe, Vergebung und Mitgefühl verwandeln können. Eines kann ich mit wachsender Überzeugung sagen: Je mehr wir lieben, desto mehr sorgen wir füreinander und desto mehr teilen wir miteinander. Dies sind die Grundlagen der Macht der Positivität, die die Welt verändern kann.

Liebe überwindet alles!

Nachwort

Neale Donald Walsch

Spirituell transformierende Erlebnisse sind tatsächlich höchst unterschiedlicher Natur. Ich selbst hatte zwar nie eine Nahtod-Erfahrung wie sie in diesem bemerkenswerten Buch erforscht werden, aber ich hatte in meinem Leben drei außerkörperliche Erfahrungen – und fasziniert habe ich festgestellt, dass die Berichte über Nahtod-Erfahrungen hier sich nur sehr wenig von meiner erstaunlichsten außerkörperlichen Erfahrung unterscheiden, die auf diesen Seiten ebenfalls zu finden ist.

Die Berichte der Mitwirkenden an diesem Buch stimmen in vieler Hinsicht auch mit den Botschaften über das Leben nach unserem Weiterlebenstag überein, die ich in Dialogen empfangen habe, welche unter dem Titel *Gespräche mit Gott* erschienen sind. Daher bin ich also gleich doppelt motiviert, Sie dazu zu ermutigen, sich die Informationen, die Sie hier finden, zu Herzen zu nehmen.

Zu den vielen besonderen Erfahrungen in meinem Leben gehört auch, dass ich die Ehre hatte, im persönlichen Umfeld von Dr. Elisabeth Kübler-Ross zu arbeiten, einer Ärztin und Psychiaterin, die vielleicht mehr als jeder andere Mensch dafür getan hat, dass sich unser Verständnis des Todes verändert und wir ihn als einen natürlichen und freudigen Teil des Lebens annehmen können. Uns, die wir um sie waren, hat Elisabeth bestimmt hundert Mal gesagt: „Den Tod gibt es nicht. Wenn du keine Angst mehr vor dem Sterben hast, hast du auch keine Angst mehr vor dem Leben.“

Das Buch, das Sie in der Hand halten, kann mehr für die Befreiung der Menschheit von ihrer Angst vor dem Sterben tun als jedes andere, das mir aus der letzten Zeit in Erinnerung ist. Wenn Sie die Inhalte der Reihe *Gespräche mit Gott* als hilfreich empfunden haben oder wenn Sie die Schriften von Dr. Ross kennen – mit die wunderbarste Mentorin in meinem Leben – dann bin ich sicher, dass Sie diese persönlichen Geschichten als eine zeitgemäße, kraftvolle, vielstimmige Bestätigung dafür empfunden haben, was uns erwartet, wenn wir in das eingehen, was wir üblicherweise als das Jenseits bezeichnen – und auch als eine Bestätigung für die Realität und das Wesen Gottes.

In *Ein unerwartetes Gespräch mit Gott: Das Erwachen der Menschheit* werden Menschen von überallher eingeladen, sich selbst auszuerwählen und unter denen zu sein, die sich auf die Weiterentwicklung ihrer persönlichen Evolution einlassen, indem sie die Geschichte ihres Lebensweges so erzählen, dass es dem Erwachen der gesamten Menschheit dient, damit diese erkennen kann, wer und was alle Menschen eigentlich sind, nämlich eine Individuation des Göttlichen. Dasselbe haben all jene getan, die sich bereiterklärt haben, mit ihrem persönlichen Zeugnis zu dieser außergewöhnlichen Fallsammlung beizutragen: Sie bieten uns aus erster Hand Einzelheiten ihrer mit Sicherheit intimsten und heiligsten Erfahrung. Damit haben sie ihre Rolle in dieser Mission angenommen und uns bewusstgemacht, was William Shakespeare meinte, als er schrieb: „Es gibt mehr Dinge im Himmel und auf Erden, als eure Schulweisheit sich träumt, Horatio."

In einem der Dialoge in *Zuhause in Gott: Über das Leben nach dem Tode* habe ich Gott gebeten, Tod zu definieren. Die Antwort lautete: „Der Tod ist ein Prozess der Neuidentifikation." So hatte ich bis dahin nie über den Tod gedacht. Jetzt haben die Mitwirkenden hier ein Ausrufezeichen hinter Gottes Satz gesetzt. Was sie auf diesen Seiten mitgeteilt haben, kann Trost und Klarheit, Frieden und tiefe Gewissheit über Gottes Güte bringen, ist direktes Zeugnis Seiner bedingungslosen Liebe zu uns und eine Bestätigung, dass wir uns absolut sicher sein können, das Ende dieses physischen Lebens nie mehr fürchten zu müssen.

Für alle, die im Sterben liegen; für alle, die einen lieben Menschen haben, der dem Tod nahe ist, und für alle, die gestorben und wieder ins

Leben zurückgekehrt sind und sich nun fragen, ob sie mit dem, was sie erlebt haben, alleine sind, kann ich mir kein größeres Geschenk vorstellen. Ich weiß, dass Tausende, die dieses Buch lesen, Penny Sartori und Kelly Walsh dankbar sein werden, dass sie es uns zur Verfügung stellen. Auch sie haben sich selbst erwählt – zu unserem Wohl.

Danksagungen

Wir möchten sehr vielen Menschen danken, die dazu beigetragen haben, dass dieses Buch Wirklichkeit werden konnte. Der Verkaufserlös trägt zur Finanzierung von Projekten für Kinder auf der ganzen Welt bei.

Als Erstes möchten wir uns gegenseitig sowie unseren Partnern danken, Kellys Verlobtem Neil und Pennys Mann Enrico, die uns durch alle Höhen und Tiefen bis zur Fertigstellung dieses Buches unterstützt haben.

Herzlichen Dank allen Mitwirkenden: Sue Stone, Dr. Mick Collins, Neale Donald Walsch, Gigi Strehler, Krista Gorman, Ainsley Threadgold, Tibor Putnoki, David Bennett, Penny Wilson, Mike Moon, Jeff Olson, Diane Goble, Barbara Ireland, Deidre DeWitt Maltby, Erica McKenzie, Katherine Baldwin, William Peters, Robert Tremblay, Paul Ammons, Jessica Harper, Dr. Bernie Siegel, Dr. Barbara Mango und Shelley Parker. Eure Liebe zu diesem Projekt und Eure Hingabe sind uns stets gegenwärtig.

Danken möchten wir Peter Furness von *Stratagem* für seine Arbeit als Designer, Alex Young von *Wish Designs* für Aufbau und Entwicklung unserer Online-Community und der Website unserer gemeinnützigen Stiftung, Alistair Ruane von *Awakening Media / Voices and Video* für die Produktion unserer PR-Videos und der Zeichentrick-Prinzessin, der elfjährigen Beth Vizard aus Großbritannien für die Stimme der Prinzessin, Joshua Graham von *Living in Your Truth Coaching and Mentoring* sowie den Mitwirkenden Penny Wilson und Barbara Mango für ihre redaktionelle Unterstützung und Susan Dolan von *Google Expert UK* für Management und Verbreitung unserer Kampagnen in den sozialen Medien. Mit euren vereinten Kräften und der Unterstützung weiterer Engagierter wird dieses Buch weltweit beworben werden und weitere Mittel für positive Veränderungen im Leben von Kindern einbringen.

Zu guter Letzt möchten wir beide ganz persönlich Michael Mann, Jo Lal und dem Team des Watkins-Verlags dafür danken, dass sie an uns und unsere Vision für dieses Buch geglaubt haben. Es wird zum Nachdenken anregen und möglicherweise die Welt verändern.

Mitwirkende

Zu den meisten Mitwirkenden an diesem Buch kann man über die Website unserer Gemeinschaft, www.positivitypowermovement.com, Kontakt aufnehmen. Darüber hinaus können einige Mitwirkende direkt über ihre eigene Website kontaktiert werden.

Sue Stone
www.suestone.com und www.suestonefoundation.com

Mick Collins
www.epizoetic.co.uk

Neale Donald Walsch
www.CWGConnect.com

Dr. Penny Sartori
www.drpennysartori.com

Kelly Walsh
www.kellymichellewalsh.com
www.positivitypowermovement.com
www.positivityprincess.com

Gigi Strehler
www.neardeathexperienceuk.com

Krista Gorman
www.kristagorman.net

Ainsley Threadgold
www.positivitypowermovement.com

Tibor Putnoki
www.szeretetfenye.hu

David Bennett
www.Dharmatalks.com
Podcasts: „Contemplative Living“ auf PodBean – http://contemplativeliving.podbean.com

Penny Wilson
www.positivitypowermovement.com

Mike Moon
www.positivitypowermovement.com

Jeff Olsen
www.jefferycolsen.com und www.atONEnow.com

Diane Goble
www.BeyondtheVeil.net

Barbara Ireland
www.HowToStopNegativeThoughts.com

Deirdre deWitt Maltby
www.whileiwasout.com

Erica McKenzie
www.ericamckenzie.com

Katherine Baldwin
www.angelsoulhealing.com.au

William Peters
www.sharedcrossing.com

Robert Tremblay
www.twenty-seconds.net

Paul Ammons
www.positivitypowermovement.com

Jessica Harper
www.positivitypowermovement.com

Dr. Bernie Siegel
www.berniesiegelmd.com

Dr. Barbara Mango
www.drbarbaramango.vpweb.com

Quellen und Literaturempfehlungen

Bennett, D.; *Voyage of Purpose: Spiritual Wisdom on the Road Back to Life*, Findhorn Press 2011.

Bucke, R. M.; *Cosmic Consciousness: A Study in the Evolution of the Human Mind*, E. P. Dutton and Company 1901

Collins, M.; *The Unselfish Spirit: Human Evolution in a Time of Crisis*, Permanent Publications 2014

Futterman, A. D., Kemeny, M. E., Shapiro, D. und Fahey, J. L.; „Immunological and physiological changes associated with induced positive and negative mood", *Psychosomatic Medicine* 56(6), November-December 1994, S. 499-511.

Goble, D.; *Beyond the Veil: Our Journey Home*, Cosmic Creativity 2015.

Gorman, K.; *I Died and Learned How to Live*, CreateSpace Independent Publishing Platform 2014

Groth-Marnat, G. und Summers, R.; „Altered Beliefs, Attitudes and Behaviors Following Near-Death Experiences". *Journal of Humanistic Psychology* 38(3), Summer, S. 110-125.

Hirshberg, C. und Barasch, M. I.; *Remarkable Recovery: What Extraordinary Healings Can Teach Us About Getting Well and Staying Well*, Headline Book Publishing 1995; deutsch: *Gesund werden aus eigener Kraft: Spontanheilung bei Krebs*, aus dem Amerikanischen von Enrico Heinemann, Droemer Knaur 1997.

Ireland, B.; *How to Stop Negative Thoughts: What My Near-Death Experience Taught Me About Mind Loops, Neuroscience and Happiness*, CreateSpace Independent Publishing Platform 2016.

James, W.; *Varieties of Religious Experience: A Study in Human Nature*, Longmans, Green and Co. 1902; deutsch: *Die Vielfalt religiöser Erfahrung: Eine Studie über die menschliche Natur*, aus dem Englischen von Eilert Herms und Christian Stahlhut, mit einem Vorwort von Peter Sloterdijk, Insel 1997.

Kübler-Ross, E.; *On Death and Dying*, The Macmillan Company 1969; deutsch: *Interviews mit Sterbenden*, aus dem Amerikanischen von Ulla Leippe, Kreuz-Verlag 1971.

Maltby, D.; *While I Was Out ...: My Near-Death Experience and Soul Altering Journey*, XLibris Corporation 2012.

McKenzie, E.; *Dying to Fit In*, CreateSpace Independent Publishing Platform 2015.

Mellen-Thomas, B.; „Through the Light and Beyond" in Lee W. Bailey und Jenny Yates (Hrsg.), *The Near-Death Experience: A Reader*, Routledge 1996.

Montgomery, R., *Strangers Among Us: Enlightened Beings From a World to Come*, Putnam Publishing Group 1979.

Moorjani, A.; Dying to Be Me: My Journey From Cancer to Near-Death to True Healing, Hay House 2012; deutsch: *Heilung im Licht: wie ich durch eine Nahtoderfahrung den Krebs besiegte und neu geboren wurde*, aus dem Englischen von Susanne Kahn-Ackermann, Arkana 2012.

Olsen, J.; *I Kew Their Hearts: The Amazing Story of a Journey Beyond the Veil to Learn*, Plain Sight 2012.

Beyond Mile Marker 80: Choosing Joy After Tragic Loss, Plain Sight 2014.

Prakasha, P. A.; *The Christ Blueprint: 13 Keys to Christ Consciousness*, Findhorn Press 2010.

Putnoki, T.; *9 Perc: Utam a Fenybe*, Szeretet Fenye Kozhaszu Alaptivany 2014.

Ring, K. und Valarino, E.; *Lessons From the Light: What We Can Learn from the Near-Death Experience*, Moment Point Press 1998; deutsch: *Im Angesicht des Lichts: was wir aus Nah-Tod-Erfahrungen für das Leben gewinnen*, aus dem Amerikanischen von Heinrich F. Tophinke, Hugendubel 1999.

Sartori, P.; *The Wisdom of Near-Death Experiences: How Understanding NDEs Can Help Us Live More Fully*, Watkins Publishing 2014; deutsch: *Nahtod-Erfahrungen als Neuanfang: was wirklich wichtig ist im Leben*, aus dem Englischen von Astrid Ogbeiwi, Aquamarin 2015.

Sartori, P., Badham, P. and Fenwick, P.; „A Prospectively Studied Near-Death Experience with Corroborated Out-of-Body Perceptions and Unexpected Healing, *Journal of Near-Death Studies* 25(2), Winter 2006, S. 69-84.

Siegel, B.; *Love, Medicine and Miracles*, Rider Books, Neuausgabe 1999; deutsch: *Prognose Hoffnung: Liebe, Medizin und Wunder*; aus dem Englischen von Charlotte Franke, Ullstein 2003

Stone, S.; *Love Life, Live Life: How to Have Happiness and Success Beyond Your Wildest Expectations*, Piatkus 2010.

Trembley, R.; *Twenty Seconds: A True Account of Survival and Hope*, Balboa Press 2015.

Walsch, N. D.; *Conversations with God, Book 1: An Uncommon Dialogue*, Hodder & Stoughton 1997; deutsch: *Gespräche mit Gott – Band 1: Ein ungewöhnlicher Dialog*, aus dem Englischen von Susanne Kahn-Ackermann, Arkana 1997.

Conversations with God – Book 4: Awaken the Species – A New and Unexpected Dialogue, Watkins Publishing 2017; deutsch: *Ein unerwartetes Gespräch mit Gott: Das Erwachen der Menschheit*, aus dem Amerikanischen von Thomas Görden, Trinity 2017.

Was wirklich wichtig ist im Leben

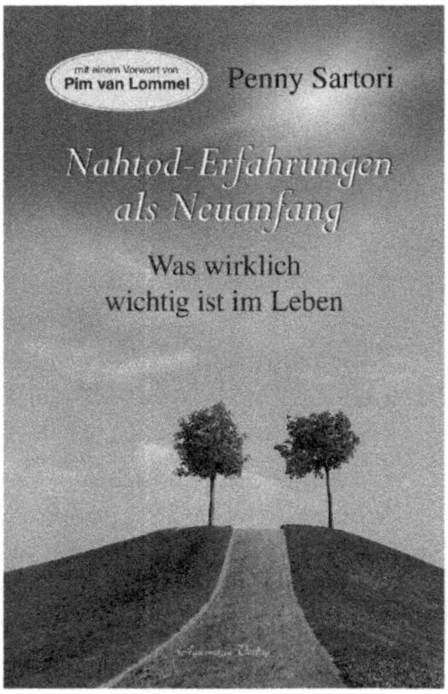

Durch ihre Forschungen hat Penny Sartori ihre Vorstellungen vom Leben nach dem Tod völlig verändert. Sie schildert beeindruckende Geschichten von Patienten. – Ein sehr erhellendes Buch nicht nur für Mitarbeiter im Gesundheitswesen, sondern auch für Schwerkranke und ihre Familien!"

Prof. Dr. Pim van Lommel

Dr. Penny Sartori ist die führende Nahtod-Expertin in Großbritannien. Sie schrieb ihre Doktorarbeit als Ergebnis einer fünfjährigen Feldstudie in Unfallkliniken und an den Krankenbetten von Menschen, die am Rande des Todes gestanden haben. Ihre Arbeit ist die erste wissenschaftliche Langzeitstudie über Nahtoderfahrungen, die für viele Jahre Standards für die Beschäftigung mit dem Thema setzen wird.
Den Schwerpunkt ihrer Untersuchungen richtete Penny Sartori auf die Erforschung der langfristigen Auswirkungen der einschneidenden Erfahrungen der von ihr behandelten Patienten; vor allem im Hinblick auf eine völlige Veränderung von Lebensgewohnheiten, auf eine mögliche Transformation der Persönlichkeitsstruktur und auf eine signifikante Verbesserung der Gesundheit.
Ein bewegendes Buch über Menschen, die eine andere Dimension des Lebens erfuhren und danach eine radikal neue Einstellung über den Sinn des Daseins gewannen!